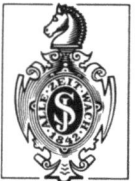

Katatone und dyskinetische Syndrome

Herausgegeben von
H. Hippius, E. Rüther und M. Schmauß

Mit 39 Abbildungen

Springer-Verlag Berlin Heidelberg New York
London Paris Tokyo Hong Kong

Prof. Dr. HANNS HIPPIUS
Direktor der Psychiatrischen Klinik und Poliklinik der
Universität München, Nußbaumstraße 7
D-8000 München 2

Prof. Dr. ECKART RÜTHER
Direktor der Psychiatrischen Klinik der
Universität Göttingen, v.-Siebold-Straße 5
D-3400 Göttingen

Dr. MAX SCHMAUSS
Oberarzt, Psychiatrische Klinik und Poliklinik der
Universität München, Nußbaumstraße 7
D-8000 München 2

CIP-Titelaufnahme der Deutschen Bibliothek
Katatone und dyskinetische Syndrome / Hrsg.: H. Hippius ... – Berlin; Heidelberg;
New York; London; Paris; Tokyo: Springer, 1989
  ISBN-13: 978-3-540-50501-3   e-ISBN-13: 978-3-642-83654-1
  DOI: 10.1007/ 978-3-642-83654-1
NE: Hippius, Hanns [Hrsg.]

Dieses Werk ist urheberrechtlich geschützt. Die dadurch begründeten Rechte, insbesondere die der Übersetzung, des Nachdrucks, des Vortrags, der Entnahme von Abbildungen und Tabellen, der Funksendung, der Mikroverfilmung oder der Vervielfältigung auf anderen Wegen und der Speicherung in Datenverarbeitungsanlagen, bleiben, auch bei nur auszugsweiser Verwertung, vorbehalten. Eine Vervielfältigung dieses Werkes oder von Teilen dieses Werkes ist auch im Einzelfall nur in den Grenzen der gesetzlichen Bestimmungen des Urheberrechtsgesetzes der Bundesrepublik Deutschland vom 9. September 1965 in der Fassung vom 24. Juni 1985 zulässig. Sie ist grundsätzlich vergütungspflichtig. Zuwiderhandlungen unterliegen den Strafbestimmungen des Urheberrechtsgesetzes.

© Springer-Verlag Berlin Heidelberg 1989

Die Wiedergabe von Gebrauchsnamen, Handelsnamen, Warenbezeichnungen usw. in diesem Werk berechtigt auch ohne besondere Kennzeichnung nicht zu der Annahme, daß solche Namen im Sinne der Warenzeichen- und Markenschutz-Gesetzgebung als frei zu betrachten wären und daher von jedermann benutzt werden dürften.
Produkthaftung: Für Angaben über Dosierungsanweisungen und Applikationsformen kann vom Verlag keine Gewähr übernommen werden. Derartige Angaben müssen vom jeweiligen Anwender im Einzelfall anhand anderer Literaturstellen auf ihre Richtigkeit überprüft werden.

Satz: Druckerei Parzeller, Fulda
2125/3130-543210 – Gedruckt auf säurefreiem Papier

Katatone und dyskinetische Syndrome als praktische und wissenschaftliche Aufgabe der Psychiatrie und der Neurologie

Die „Nervenheilkunde" war in den letzten Jahrzehnten einem tiefgreifenden Wandel unterworfen.

Neurologie und Psychiatrie sind in zunehmendem Umfang immer deutlicher getrennte Wege gegangen – in mancher Beziehung besteht jetzt sogar schon die Gefahr, daß beide Tochterdisziplinen der *„Nervenheilkunde"* den Kontakt zueinander verlieren.

So notwendig und wichtig die *Aufgliederung* der Nervenheilkunde in *Psychiatrie und Neurologie* nun auch war – es gibt und wird auch in Zukunft immer Probleme und Fragestellungen der Klinik und der Forschung geben, bei deren Bearbeitung die Kooperation beider Fächer notwendig ist. Als Beispiele hierfür seien die Epilepsie und die Altersabbaukrankheiten (die Demenzen vom Alzheimer-Typ), die Schlafstörungen und die Schmerzsyndrome, die zerebralen Gefäßerkrankungen und die zerebralen Werkzeugstörungen genannt. Auch die *Störungen der Psychomotorik* sind ein Gebiet, das nur dann sachgerecht bearbeitet werden kann, wenn nicht nur die Aspekte der Neurologie *oder* der Psychiatrie zum Tragen kommen – Störungen der Psychomotorik müssen in der Klinik und in der Forschung unter der Perspektive der Neurologie *und* der Psychiatrie betrachtet werden.

Der Titel eines Buches über katatone und dyskinetische Syndrome erweckt nun vielleicht den Eindruck, als seien in diesem Buch Beiträge zu zwei völlig verschiedenen Gruppen von Krankheitsbildern willkürlich zusammengestellt worden, womöglich mit dem Ziel, Ärzte beider Fachdisziplinen als Leser zu gewinnen.

Dyskinetische Syndrome sind Störungen der Motorik, für die sich primär der *Neurologe* zuständig hält, auch wenn solche Syndrome – als unerwünschte Nebenwirkungen der Neuroleptika – durchaus auch im Erfahrungsbereich des Psychiaters vorkommen. Demgegenüber werden motorische Störungen, sobald sie als *katatone Symptome* eingestuft werden, als Domäne des Psychiaters angesehen. Diese Zuordnung bestimmter Krankheitsbilder einerseits zum Aufgabenbereich der Neurologie, andererseits zum Aufgabenbereich der Psychiatrie mag auf den ersten Blick einleuchten – gerechtfertigt ist sie nicht. Schon im Rahmen der praktischen klinischen Diagnostik gibt es immer wieder konkrete differentialdiagnostische Probleme, die die Fragwürdigkeit einer scharfen Grenzziehung aufzeigen. Besonders problematisch ist die apriorische Unterscheidung von katatonen und dyskinetischen Syndromen aber auch vom Standpunkt der Grundlagenwissenschaftler, die sich die Aufklärung der beiden Syndromgruppen zugrundeliegenden pathogenetischen Mechanismen zum Ziel gemacht haben.

Solange in der Vergangenheit Psychiatrie und Neurologie die miteinander verzahnten Teilbereiche des Gesamtgebiets der „Nervenheilkunde" waren, gab es diese Probleme nur in einem sehr viel geringeren Maße. Bei jedem Patienten mit motorischen Störungen wurden bei der Diagnostik und bei der Therapie neurologische *und* psychiatrische Gesichtspunkte zugleich berücksichtigt. In jüngerer Zeit kann es nun aber durchaus geschehen, daß die motorische Symptomatik beim gleichen Patienten unterschiedlich diagnostiziert und interpretiert wird – je nachdem, ob dieser Patient einen Psychiater oder einen Neurologen aufsucht!

Die Skizzierung dieser Situation sollte man nun aber keinesfalls als ein Argument für das Wiederzusammenführen von Psychiatrie und Neurologie auffassen. Die Aufgliederung der „Nervenheilkunde" in Psychiatrie und Neurologie war notwendig und erfolgreich. Eine von Neurologen und Psychiatern gemeinsam verfaßte Darstellung dyskinetischer und katatoner Syndrome soll nur beispielhaft aufzeigen, daß es Bereiche gibt, in denen die enge Kooperation beider Disziplinen dringend notwendig ist, wenn Erkenntnisfortschritte nicht unnötig erschwert werden sollen.

Es war in den zurückliegenden Jahrzehnten ohne Frage unabdingbar, daß sich auch in Deutschland Neurologie und Psychiatrie als eigenständige, voneinander getrennte Fachgebiete etablierten. Das war vor allem in Hinblick auf die Forschung zwingend notwendig. So vollzog sich diese Entwicklung zuerst an den Universitäten – sehr bald danach hat sie sich dann aber auch auf die praktische Patientenversorgung ausgewirkt. Inzwischen ist im Bereich der stationären Versorgung die Aufgliederung in Neurologie und Psychiatrie in der Bundesrepublik Deutschland weitestgehend verwirklicht worden. Und für die ambulante Versorgung ist dieser Differenzierungsprozeß seit geraumer Zeit – völlig zurecht – nun auch im vollen Gange. In größeren Städten gibt es überall schon die Praxen der niedergelassenen Neurologen und die der niedergelassenen Psychiater – und diese Entwicklung wird weiter voranschreiten.

So begrüßenswert dies ist, die mit der Aufgliederung der Nervenheilkunde in Psychiatrie und Neurologie entstehenden Probleme dürfen nicht übersehen werden. Zu diesen Problemen gehören in erster Linie die praktische Beschäftigung und die wissenschaftliche Erforschung der Krankheitsbilder, für die eine der beiden Disziplinen die alleinige Kompetenz beansprucht, obwohl eine sachgerechte Bearbeitung – in der Praxis wie in der Forschung – nur durch gegenseitige ergänzende Kooperation aussichtsreich ist.

Ein Beispiel für ein derartiges Problem sind – wie bereits dargelegt wurde – die die Psychomotorik betreffenden dyskinetischen und katatonen Syndrome. Deswegen wurde 1985 auf einer Tagung der Bayerischen Nervenärzte der Versuch unternommen, möglichst viele Teilaspekte dieser Syndrome sowohl von Neurologen wie Psychiatern darstellen zu lassen. Das Ergebnis dieser gegenseitigen Information ist der vorliegende Band.

Bemerkenswert bei diesem Zusammentreffen und charakteristisch für den dabei in Gang gekommenen Gedankenaustausch zwischen Neurologen und Psychiatern über „dyskinetische" und „katatone" Störungen der Motorik war die Tatsache, daß die neurologische Forschung bei der wissenschaftlichen Bearbeitung dieser Phänomene immer von der *vorurteilsfreien Phänomen-Beschreibung*, einer *deskriptiven Syndromatik* ausgeht, während im Bereich der Psychiatrie unverändert – sogar noch bei vergleichsweise weitreichenden Bemühungen um Syndrom-Deskriptionen oft sehr frühzeitig – meiner Ansicht nach oft sogar vorschnell – *nosologische Gruppierungen* zum Ziel hat.

Damit wird ein generelles Problem der psychiatrischen Forschung berührt. Seit Beginn dieses Jahrhunderts wird in der Psychiatrie des deutschen Sprachraums immer

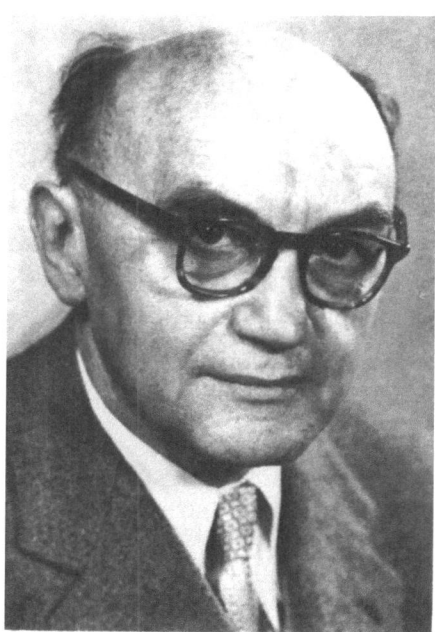

K. LEONHARD †

wieder die Frage aufgeworfen, ob es sich bei den in der zweiten Hälfte des 19. Jahrhunderts in erster Linie von Griesinger, Kahlbaum und Kraepelin beschriebenen Krankheitsbildern um „nosologische Entitäten" oder um „Syndrome" mit womöglich unterschiedlicher Ätiologie und Pathogenese handelt. In diesem Zusammenhang hat – im Hinblick auf die Bewertung katatoner Symptomatik – K. Leonhard einen besonders wichtigen, wenngleich auch umstrittenen Beitrag geliefert. Ausgehend von meisterhaften Syndrombeschreibungen ist er zu einer sehr differenzierten Systematik verschiedener Katatonien im Sinne nosologischer Entitäten gekommen. Einzelne Psychiater in Schweden und England haben sich seiner Auffassung angeschlossen und sind der Ansicht, ihn bestätigen zu können. Von vielen Seiten wird die Berechtigung der Leonhardschen Systematik jedoch in Frage gestellt.

K. Leonhard hat bis zu seinem Tode (23. April 1988) vehement den Standpunkt vertreten, daß seine Untersuchungen immer aufs neue die von ihm entworfene Systematik – vor allem auch hinsichtlich der verschiedenen Katatonien – beweisen würden. Auch wenn man diese Auffassung nicht teilt und lediglich eine syndromatische Betrachtungsweise für gerechtfertigt hält – unbestritten ist, daß Leonhard die differenziertesten Deskriptionen katatoner Syndrome gegeben hat. Bis zu diesem Schritt ist ihm einschränkungslos zu folgen. Kritik muß allerdings da ansetzen, wo seine Interpretationen und Argumentationen in einem nosologischen System enden. Um Leonhards Standpunkt in dieser noch nicht beendeten wissenschaftlichen Diskussion möglichst unverfälscht vor Augen zu haben, wurde er eingeladen, den ersten Beitrag zum Thema der katatonen und dyskinetischen Syndrome selbst zu leisten. Er hielt am Vorabend des Kongresses der Bayerischen Nervenärzte am

28. November 1985 in München einen Vortrag zu diesem Thema und schrieb später auf der Grundlage des Textes dieser gehaltenen Gastvorlesung ein wichtiges Kapitel für das vorliegende Buch.

Um den sich seit den Auseinandersetzungen zwischen Kraepelin und Hoche hinziehenden Streit über die Beweisbarkeit nosologischer Entitäten in der Psychiatrie vielleicht einmal durch empirische Untersuchungen eines Tages ein Ende machen zu können, ist es notwendig, erst einmal die Grundlagen für operationalisierbare Syndrombeschreibungen zu schaffen. Das ist – nach einer zusammenfassenden Darstellung über das „Depressive Syndrom" (Selbach u. Hippius 1968) – ein Ziel unserer Münchener Arbeitsgruppe. Deswegen sollen – in Fortsetzung der vor 20 Jahren in Berlin begonnenen Arbeit – Veröffentlichungen über Kongresse und Symposien erscheinen, bei denen sich die Thematik auf ein „Syndrom" konzentriert.

So wurde 1987 ein Bericht über „Störungen des Schlafens und des Wachens" (Hippius, Rüther und Schmauß) und 1988 ein Bericht über „Angst" als Syndrom (Hippius, Ackenheil und Engel) vorgelegt; in dem vorliegenden Band über „Katatone und dyskinetische Syndrome" sehen wir einen weiteren Baustein der geplanten Bestandsaufnahme im Sinne einer „syndromorientierten" Beschreibung von Krankheitserscheinungen.

München, im Sommer 1989   H. Hippius

Inhaltsverzeichnis

A. Weindl
Neurotransmitter und Neuropeptide in den Basalganglien
des Menschen. Mit 5 Abbildungen 1

A. Struppler und M. Jahnke
Sensomotorische Kontrolle am Beispiel der Arm- und
Fingermotorik. Mit 10 Abbildungen 13

W. Schiefenhövel
Vom physiologischen Reflex zur Botschaft – Über evolutions-
biologische Zwänge und semiotische Entwicklungslinien in der
menschlichen Mimik. Mit 10 Abbildungen 27

M. Ermann
Psychogene Bewegungsstörungen – Schiefhals und Schreibkrampf
im Verständnis des erweiterten Konversionsmodells 41

U. Knölker
Katatone Syndrome bei Psychosen im Kindes- und
Jugendalter 47

J. Martinius
Tic-Erkrankungen im Kindes- und Jugendalter 55

R. Baer
Historische Entwicklung und regionale Unterschiede der
Diagnostik schizophrener Erkrankungen 61

K. Leonhard
Katatonie in der Perspektive der psychiatrischen Nosologie 71

E. Eben
Katatonie – von der Krankheitseinheit zum Syndrom 85

H. Sass
Die Stellung katatoner Syndrome zwischen den affektiven
und schizophrenen Psychosen 95

A. STRAUSS, E. EBEN, E. FRANZEK, H. OBER, M. VONDERSCHMID,
D. LINDMAIR und E. RÜTHER
Die Katatonie — Gibt es schizophrene Verläufe mit
einer langzeitstabilen katatonen Symptomatik? 107

V. HÖMBERG, H. HEFTER und H. J. FREUND
Pathophysiologie von extrapyramidalen Syndromen mit
Hyperkinesen. Mit 6 Abbildungen 115

J. DICHGANS und A. BRINKMANN
Zur Therapie von Dystonien und Athetosen 127

R. W. HECKL
Das Stiff-man-Syndrom. Mit 2 Abbildungen 145

D. SCHMIDT
Paroxysmale Choreoathetosen 149

H. J. MÖLLER
Medikamentöse Therapie der katatonen Schizophrenie.
Mit 2 Abbildungen 157

H. LAUTER und H. SAUER
Zur Elektrokrampftherapie bei Katatonie 165

C. SPIESS-KIEFER
Malignes neuroleptisches Syndrom 171

J. TEGELER
Klinik der Spätdyskinesien 197

W. GREIL, H. HAAG und E. RÜTHER
Untersuchungen zur Entstehung und Behandlung von Spätdyskinesie.
Mit 4 Abbildungen 213

Sachverzeichnis 225

Mitarbeiterverzeichnis

BAER, R., Prof. Dr.
Psychiatrische Klinik der Universität Erlangen, Schwabachanlage 6,
D-8520 Erlangen

BRINKMANN, A., Dr.
Neurologische Klinik der Universität Tübingen, Liebermeisterstr. 18,
D-7400 Tübingen

DICHGANS, J., Prof. Dr.
Neurologische Klinik der Universität Tübingen, Hoppe-Seyler-Str. 3,
D-7400 Tübingen

EBEN, E. Dr.
Vertrauensärztliche Dienststelle der LVA Oberbayern,
Abteilung Krankenversicherung, Charles-de-Gaulle-Str. 2,
D-8000 München 83

ERMANN, M., Prof. Dr.
Psychiatrische Klinik der Universität München,
Abteilung Psychotherapie und Psychosomatik, Nußbaumstr. 7,
D-8000 München 2

FRANZEK, E.
Psychiatrische Klinik der Universität München, Nußbaumstr. 7,
D-8000 München 2

FREUND, H.J., Prof. Dr.
Neurologische Klinik der Universität Düsseldorf, Moorenstr. 5,
D-4000 Düsseldorf

GREIL, W., Dr.
Psychiatrische Klinik der Universität München, Nußbaumstr. 7,
D-8000 München 2

HAAG, H., Dr.
Psychiatrische Klinik der Universität München, Nußbaumstr. 7,
D-8000 München 2

HECKL, R.W., Dr.
Rehabilitationskrankenhaus Karlsbad, Neurologische Abteilung,
D-7516 Karlsbad 1

HEFTER, H., Dr.
Neurologische Klinik der Universität Düsseldorf, Moorenstr. 5,
D-4000 Düsseldorf

HIPPIUS, H., Prof. Dr.
Psychiatrische Klinik und Poliklinik der Universität München,
Nußbaumstraße 7,
D-8000 München 2

HÖMBERG, V., Dr.
NTC Neurologisches Therapiezentrum gem.GmbH, Hohensandweg 37,
D-4000 Düsseldorf 13

JAHNKE, M., Dr.
Neurologische Klinik der Technischen Universität München, Möhlstr. 28,
D-8000 München 80

KNÖLKER, U., Prof. Dr.
Klinik für Kinder- und Jugendpsychiatrie,
Medizinische Universität Lübeck, Triftstr. 139,
D-2400 Lübeck

LAUTER, H., Prof. Dr.
Psychiatrische Klinik der Technischen Universität München,
Ismaningerstr. 22,
D-8000 München 80

LEONHARD, K., Prof. em. Dr. †
Bereich Medizin der Humboldt-Universität Berlin,
Nervenklinik, Schumannstr. 20/21,
D-1000 Berlin

LINDMAIR, D.
Psychiatrische Klinik der Universität München, Nußbaumstr. 7,
D-8000 München 2

MARTINIUS, J., Prof. Dr.
Institut für Kinder- und Jugendpsychiatrie der Universität München,
Heckscherstr. 4,
D-8000 München 40

MÖLLER, H. J., Prof. Dr.
Psychiatrische Klinik der Technischen Universität München,
Ismaningerstr. 22,
D-8000 München 2

OBER, H.
Psychiatrische Klinik der Universität München, Nußbaumstr. 7,
D-8000 München 2

RÜTHER, E., Prof. Dr.
Psychiatrische Klinik der Universität Göttingen, v.-Siebold-Str. 5,
D-3400 Göttingen

SASS, H., Prof. Dr.
Psychiatrische Klinik der Universität München, Nußbaumstr. 7,
D-8000 München 2

SAUER, H., Dr.
Psychiatrische Universitätsklinik Heidelberg, Voßstr. 4,
D-6900 Heidelberg

SCHIEFENHÖVEL, W., PD Dr.
Forschungsstelle für Humanethologie in der Max-Planck-Gesellschaft,
Von-der-Tann-Str. 3–5
D-8138 Andechs

SCHMAUSS, M., Dr.
Psychiatrische Klinik und Poliklinik der Universität München,
Nußbaumstraße 7,
D-8000 München 2

SCHMIDT, D., Prof. Dr.
Neurologische Klinik der Universität München, Klinikum Großhadern,
Marchioninistr. 15,
D-8000 München 70

SPIESS-KIEFER, C., Frau, Dr.
Psychiatrische Klinik der Universität München, Nußbaumstr. 7,
D-8000 München 2

STRAUSS, A., Dr.
Psychiatrische Klinik der Universität München, Nußbaumstr. 7,
D-8000 München 2

STRUPPLER, A., Prof. Dr.
Neurologische Klinik der Technischen Universität München, Möhlstr. 28,
D-8000 München 80

TEGELER, J., Dr.
Rheinische Landesklinik,
Psychiatrische Klinik der Universität Düsseldorf, Bergische Landstr. 2,
D-4000 Düsseldorf 12

VONDERSCHMID, M., Dr.
Psychiatrische Klinik der Universität München, Nußbaumstr. 7
D-8000 München 2

WEINDL, A., Prof. Dr.
Neurologische Klinik der Technischen Universität München, Möhlstr. 28,
D-8000 München 80

Neurotransmitter und Neuropeptide in den Basalganglien des Menschen*

A. WEINDL

Einleitung

Psychiatrische Erkrankungen zeigen z. T. sehr ausgeprägte motorische Begleitphänomene. Eine der schwerwiegendsten motorischen Störungen bei einer psychiatrischen Erkrankung ist die maligne Katalepsie bei schizophrenen Psychosen. Die neuronalen Prozesse, die zu dieser Störung führen, sind noch weitgehend ungeklärt (s. Spieß-Kiefer, in diesem Buch S. 171). Bei der Ratte wurde experimentell eine der Katalepsie vergleichbare Starre durch die Gabe von Opiaten bzw. Opioidpeptiden erzeugt; diese Starre läßt sich durch die Gabe des Opiatantagonisten Naloxon aufheben (Guillemin et al. 1977). Da insbesondere in den Basalganglien eine große Zahl von Opioidpeptide enthaltenden Neuronen gefunden wurde (Gramsch et al. 1979; Khachaturian et al. 1985), ist die Kenntnis der in den Basalganglien von Mensch und subhumanen Primaten nachweisbaren Neuropeptide und Neurotransmitter und ihrer Rezeptoren von großem Interesse für die Aufklärung neuronaler Mechanismen „extrapyramidal-motorischer" Störungen, die einerseits bei Psychosen beobachtet werden, andererseits als ungewollte Nebenerscheinungen bei der Behandlung von Psychosen mit Neuroleptika auftreten.

Struktur und Verbindungen der Basalganglien

Die Basalganglien bestehen beim Menschen aus Striatum (Nu. caudatus, Putamen, Nu. accumbens, Globus pallidus externus und internus, Nu. subthalamicus und Substantia nigra pars reticulata, die anatomisch noch dem Mittelhirn zugeordnet wird). Das Striatum erhält Zustrom von allen Bereichen der Großhirnrinde (Neokortex), entorrhinalem Kortex (Paläokortex), aber auch von limbischen Strukturen wie Gyrus cinguli und Hippokampus (Archikortex) (DeLong u. Alexander 1987). Das Striatum wird daher u.a. als eine Integrationsstelle zwischen Psyche und Motorik angesehen.

Vom Striatum projizieren Neurone zu Globus pallidus externus und internus, Substantia nigra pars reticulata und vom Globus pallidus über Ansa und Fasciculus lenticularis zum Nu. ventralis anterior und Nu. ventralis lateralis

---

* Mit dankenswerter Unterstützung durch die Deutsche Forschungsgemeinschaft (We 608/8−2)

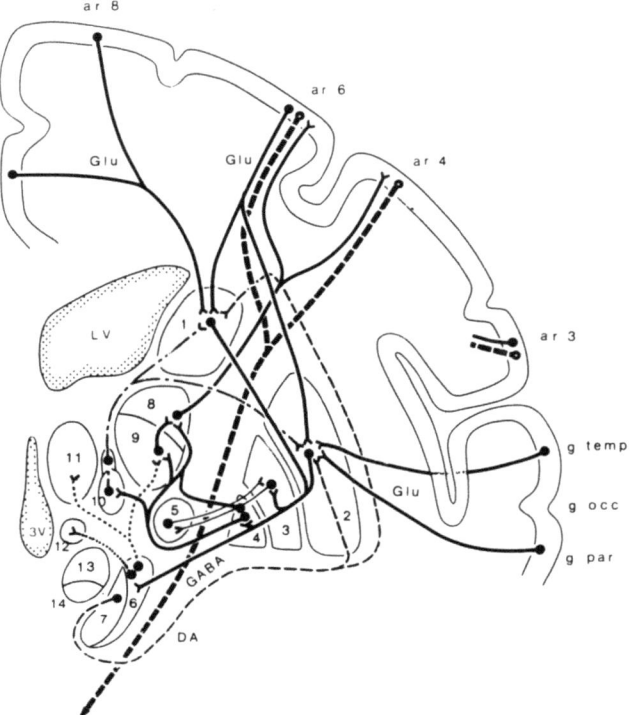

Abb. 1. Neuronale Schaltkreise der Basalganglien des Menschen (modifiziert nach Nieuwenhuys et al. 1988). Glutamat/Aspartat-erge corticale Neurone von Area 4, 6, 8, 3 sowie von anderen Rindenfelder (gyrus temporalis, occipitalis, parietalis) projizieren zu Nu. caudatus (*1*) und Putamen (*2*). Vorwiegend GABA-erge Neurone projizieren vom Striatum (*1, 2*) zu Globus pallidus externus (*3*) und internus (*4*), substantia nigra pars reticulata (*6*). GABA-erge Neurone projizieren vom Pallidum zum Nu. ventrolateralis (*VL, 8*) und ventralis anterior (*VA, 9*) sowie Nu. centromedianus (*10*) der intralaminären Kerne des Thalamus. Neurone mit noch unbekannten Transmittern projizieren von VA und VL zur Hirnrinde (*area 6, 4*) und von den intralaminären Kernen zum Striatum (*1, 2*). Eine reziproke Verbindung besteht zwischen Globus pallidus und Nu. subthalamicus (*5*). Von der Substantia nigra pars reticulata projizieren Neurone zu VA (*9*), Nu. medialis thalami (*11*) sowie zum Colliculus superior (*12*). Dopamin-Neurone der Substantia nigra pars compacta (*7*) projizieren reziprok zum Striatum (*1, 2*). Die Pyramidenbahn (Tr. corticospinalis) nimmt ihren Ursprung von *area 4, 6* und *3*. Nu. ruber pars parvocellularis (*13*) und pars magnocellularis (*14*).

des Thalamus und von dort zurück zur Hirnrinde (Abb. 1 und 2). Von der Substantia nigra pars reticulata ziehen Fasern zum Thalamus und von dort zur Großhirnrinde. Ferner erfolgt von der Substantia nigra die Ankoppelung an absteigende tektospinale und retikulospinale Bahnen der Motorik. Eine Art Nebenschlußkreis stellen reziproke Verbindungen zwischen Pallidum und Nu. subthalamicus dar (Abb. 1).

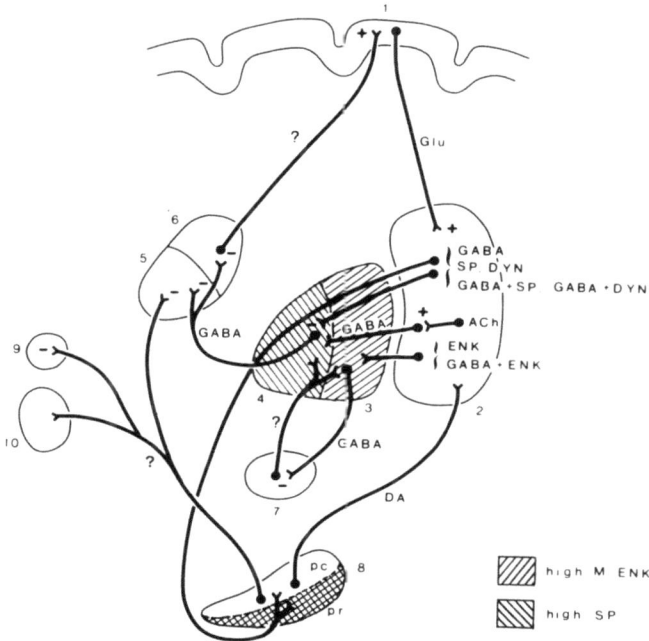

Abb. 2. Neurotransmitter und Neuropeptide kortiko-striato-pallido-nigro-thalamokortikaler Schaltkreise. Glutamat-Aspartat-Neurone des Kortex (*1*) projizieren zum Striatum (*2*). GABA, Substanz P, Dynorphinneurone, in denen diese neuroaktiven Substanzen z. T. kolokalisiert sind, projizieren zu Pallidum und Substantia nigra (*8*). Intrinsische Azetylcholinneurone des Striatums enden an GABA-Neuronen, die zum Globus pallidus internus (*4*) projizieren. Enkephalin bzw. Enkephalin/GABA-Neurone projizieren zum Globus pallidus externus (*3*). GABA-Neurone projizieren vom Globus pallidus externus (*3*) zum Nu. subthalamicus (*7*); der Transmitter der reziproken Projektion ist nicht bekannt. GABA-Neurone projizieren vom Pallidum zum Nu. ventralis anterior (*6*) und Nu. ventralis lateralis (*5*) des Thalamus. Der Transmitter der thalamokortikalen Projektion ist nicht bekannt. Eine hohe Dichte an Metenkephalinfasern wird in Globus pallidus externus (*3*) und Substantia nigra pars reticulata (*pr*), eine hohe Dichte an Substanz-P-Fasern in Globus pallidus internus (*4*) und Substantia nigra pars reticulata gefunden. Dopaminneurone projizieren von der Substantia nigra pars compacta (*pc*) zum Striatum. Unbekannt ist der Transmitter der Projektion von Substantia nigra pars compacta zu Thalamus, Colliculus superior (*9*) und Nu. tegmenti pedunculopontinus (*10*). (Modifiziert nach Graybiel 1986)

Sowohl anatomisch als auch funktionell läßt sich im Striatum und Pallidum ein dorsales und ventrales System abgrenzen. Das ventrale Striatopallidum besteht aus ventralem Striatum und ventralem Pallidum (Abb. 3). Dem ventralen Striatum gehören außer ventralen Teilen von Caudatus und Putamen, das Tuberculum olfactorium und der Nu. accumbens septi an. Diese Strukturen haben primäre afferente und efferente Verbindungen zu limbischen Strukturen. Afferenzen stammen von der mesolimbischen Area tegmentalis ventralis (Dopamin/CCK), von Amygdala und Hippokampus. Efferenzen ziehen zu Septum, Area praeoptica, Hypothalamus, mesenzephalem zentralen

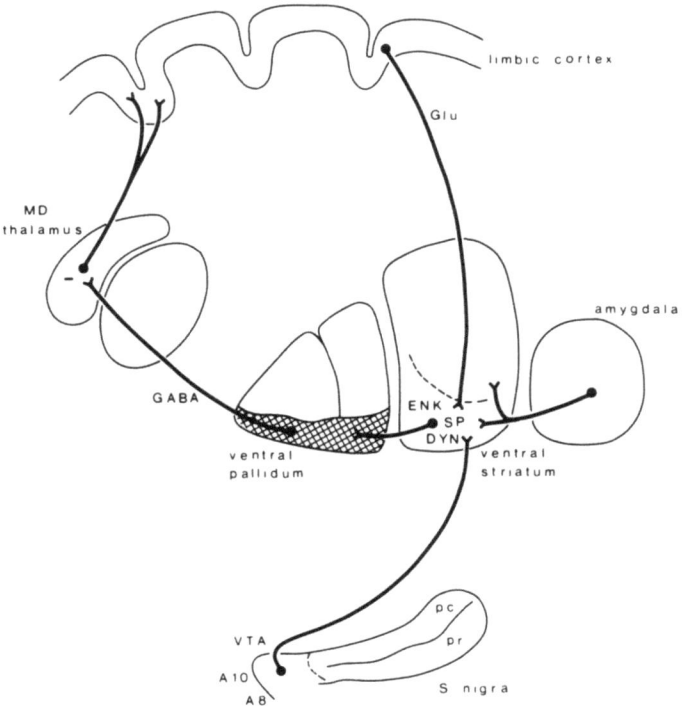

Abb. 3. Einige Faserverbindungen des ventralen Striatums und ventralen Pallidums, die mit dem limbischen System in Verbindung stehen und reich an Peptidneuronen sind. Glutamat-Aspartat-Neurone des Gyrus cinguli enden vorwiegend im ventralen Striatum, ebenso Fasern aus den Amygdala. Enkephalin, Substanz-P- und Dynorphin-Neurone projizieren vom ventralen Striatum zum ventralen Pallidum. GABA-Neurone projizieren vom ventralen Pallidum zum Nu. mediodorsalis (*MD*) des Thalamus. Von dort projizieren Neurone zurück zur Hirnrinde. Dopamin und CCK-positive-Neurone der Area tegmentalis ventralis (*VTA*) projizieren zum Striatum. (Modifiziert nach Graybiel 1986)

Höhlengrau, Raphekernen und Area tegmentalis ventralis. Das ventrale Pallidum und seine Projektionen sind reich an Peptiden. Es wird diskutiert, daß das ventrale Striatum neuronale Prozesse bei Schizophrenie beeinflußt (Graybiel 1986). Das ventrale Pallidum erhält Afferenzen vom ventralen Striatum. Efferente Verbindungen gehen zum Nu. mediodorsalis des Thalamus und von dort zum Cortex praefrontalis. Auch das ventrale Pallidum ist besonders reich an Peptiden. Dem ventralen striatopallidalen System wird starkes klinisches Interesse gewidmet, wegen möglicher Beziehungen zu kognitiven, affektiven und motivationalen Prozessen, die assoziiert sind mit Störungen extrapyramidaler Vorderhirnregionen und ihrer Dopaminneurone (Mackay et al. 1982; Stevens 1973).

Zytoarchitektonisch können aufgrund von Nißl-Färbungen und Golgi-Imprägnationen folgende Neuronentypen in den Basalganglien unterschieden werden (DiFiglia et al. 1980): Die meisten Neurone (ca. 70–80%) sind mittelgroße bedornte Neurone (spiny Typ I), die beim Menschen größer sind, eine geringere Synapsendichte und größere Dendritenfelder haben als beim Affen (DiFiglia et al. 1980; Graveland et al. 1985a,b). Ein zweiter Typ (ca. 10%) ist mittelgroß (10−20 μm Durchmesser) bis groß mit gering bedornten Dendriten (spiny Typ II). Zwei Typen unbedornter Neurone werden unterschieden, ein mittelgroßer (aspiny Typ I) und großer (aspiny Typ II). Die unbedornten Zellen (ca. 10−20%) (Ferrante et al. 1985) haben beim Menschen einen eingekerbten Zellkern. Die fünfte Zellgruppe besteht aus kleinen Neuronen mit unterschiedlicher Dendritenstruktur (1−2%). Retrograde Transportstudien bei einigen Säugern haben gezeigt, daß die mittelgroßen Neurone überwiegend Projektionsneurone sind, während die unbedornten Neurone ausschließlich innerhalb des Striatums Kontakte aufnehmen (Graybiel u. Ragsdale 1978, 1983; Somogyi u. Smith 1979).

Transmitter und Peptide in den Basalganglien und ihren Verbindungen

Bei Mensch und subhumanen Primaten sind folgende Transmitter (bzw. transmitterspezifische Markerenzyme) und Peptide immunhistochemisch in den Basalganglien gefunden worden (Abb. 4) (Graybiel u. Ragsdale 1978, 1983; Graybiel 1986): Bedornte Neurone enthalten GABA bzw. dessen biosynthetisches Enzym Glutaminsäuredecarboxylase (Oertel u. Struppler 1987). Etwa die Hälfte dieser Neurone enthält zusätzlich Met-, und Leukenkephalin (Graybiel u. Ragsdale 1978, 1983). Substanz P und Dynorphin sind ebenfalls in dieser Gruppe von Neuronen enthalten (Graybiel u. Ragsdale 1978, 1983).

Die unbedornten Neurone enthalten sehr unterschiedliche neuroaktive Substanzen. Einige enthalten Glutaminsäuredecarboxylase (Graybiel u. Ragsdale 1978, 1983). Ferner werden Somatostatin, Neuropeptid Y, Cholezystokinin-8 (CCK), Neurotensin und CRH in dieser Gruppe gefunden (DiFiglia et al. 1982; DiFiglia u. Aronin 1984). Die großen unbedornten Neurone enthalten Cholinazetyltransferase und Azetylcholinesterase. Somatostatin und Neuropeptid Y sind in einem Teil der mittelgroßen unbedornten Neurone kolokalisiert (Weindl et al. 1987). In allen Somatostatin- und NPY-Neuronen ist das Enzym NADPH-Diaphorase nachweisbar (Kowall u. Martin 1987; Vincent u. Johansson 1983; Vincent et al. 1983). Diese Neuronen stellen ca. 5−10% aller Striatumneurone des Menschen dar. Vasoaktives intestinales Polypeptid (VIP) und CCK werden vereinzelt in unbedornten Neuronen gefunden (Kowall u. Martin 1987).

Die von Graybiel u. Ragsdale (1978, 1983) beschriebenen Striosomen enthalten Opioidpeptide und Substanz P; diese Zonen werden von azetylcholinesterasepositivem Neuropil umgeben, in dem Somatostatinneurone gefunden werden.

Viele neuroaktive Substanzen sind in Fasern enthalten, die zum Striatum projizieren: Von der Substantia nigra pars compacta im Mesenzephalon stam-

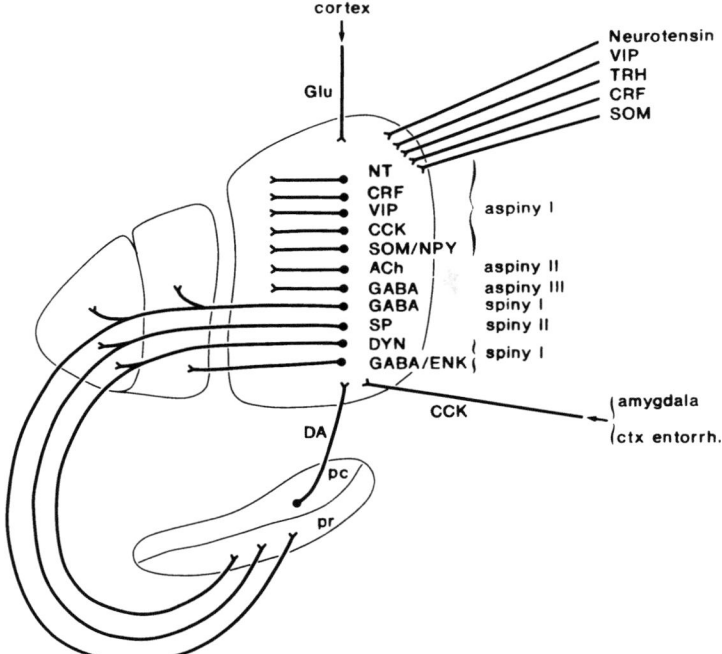

Abb. 4. Neurotransmitter und Neuropeptide in den Basalganglien des Menschen. Das Striatum enthält Neurone mit unbedornten Dendriten (aspiny Typ I–III; intrinsische lokale Neurone) und Neurone mit bedornten Dendriten (spiny Typ I, II; Projektionsneurone). Aspiny-I-Neurone enthalten Neurotensin (*NT*), *CRF, VIP, CCK*, Somatostatin (SOM) und *NPY*, Aspiny-II-Neurone Azetylcholin, Aspiny-III-Neurone GABA. Spiny-I-Neurone enthalten GABA, Dynorphin, Enkephalin, z. T. kolokalisiert. Spiny-II-Neurone enthalten Substanz P. GABA-Neurone projizieren zu Globus pallidus externus, internus und Substantia nigra pars reticulata (*pr*), Substanz-P- und Dynorphin-Neurone zu Globus pallidus internus und Substantia nigra pars reticulata, GABA/Enkephalin-Neurone zu Globus pallidus externus. Das Striatum erhält Afferenzen von Kortex (Glutamat), Substantia nigra pars compacta (*pc*) (Dopamin), von Amygdala und Cortex entorrhinalis (*CCK*) sowie von anderen Regionen wie Hypothalamus, Mesenzephalon, Hirnstamm (Neurotensin, *VIP, TRH, CRF*, Somatostatin)

men Dopaminfasern, vom Locus coeruleus Noradrenalin- und von den mesenzephalen Raphekernen Serotoninfasern (Graybiel u. Ragsdale 1978, 1983). Fasern, die VIP, Corticotropin Releasing Hormon (CRH, CRF) oder Vasopressin enthalten, stammen von Neuronen in Hypothalamus und Amygdala.

Faserprojektionen von der Hirnrinde zum Striatum enthalten Glutamat und Aspartat.

Substanz P und GABA-Neurone projizieren zur Substantia nigra. Projektionsneurone vom Pallidum zum Nu. subthalamicus enthalten GABA; der Transmitter der reziprok zum Pallidum projizierenden Neurone ist nicht bekannt. Nicht bekannt sind Transmitter der vom Thalamus zur Hirnrinde projizierenden Neurone.

Veränderungen von Neurotransmittern und Neuropeptiden im Gewebe bei neurologischen und psychiatrischen Erkrankungen

Von Interesse ist, daß bei M. *Huntingon* im Striatum alle Neurone degenerieren, mit Ausnahme der Somatostatin- und Neuropeptid-Y (NPY)-Neurone (Abb. 5) (Bird 1980; Martin u. Reichlin 1987), die das Enzym NADPH-Diaphorase enthalten (Vincent et al. 1983; Vincent u. Johansson 1983). Es wurde daher postuliert, daß dieses Enzym eine protektive Wirkung gegen ein durch den Gendefekt bedingtes Neurotoxin hat; möglicherweise ist Chinolinsäure eine solche toxische Substanz, die infolge des starken Glutamateinstroms zum Striatum lokal entsteht (Exzitotoxin).

Bei der Huntingtonschen Krankheit sind GABA, Substanz P und Enkephaline in bedornten Neuronen vermindert. Unverändert sind Dopamin, Serotonin, Noradrenalin und deren biosynthetische Enzyme; ferner sind TRH und VIP vermindert, Substanzen, die in afferenten Fasern zum Striatum enthalten sind. Cholezystokinin, das vorwiegend in Fasern enthalten ist, ist im Striatum unverändert und im Globus pallidus vermindert (Emson et al. 1980). Somatostatin und NPY sind vermehrt (Aronin et al. 1983; Beal et al. 1984; Nemeroff et al. 1983). NADPH-Diaphorase-positive Neurone sind vermehrt, in denen z. T. diese beiden Peptide kolokalisiert sind (Dawbarn et al. 1985; Ferrante et al. 1985).

Offensichtlich sind diese Neurone nicht durch den degenerativen Prozeß betroffen. Lokale Applikation von Somatostatin ins Striatum zeigt motorische Effekte, die denen von Dopamin gleichen (Fink u. Martin 1984). Lokale Applikation von Somatostatin setzt Dopamin im Striatum frei (Chesselet u. Reisine 1983). NADPH-Diaphorase scheint eine protektive Wirkung zu haben gegenüber endogenen Neurotoxinen (Wermuth 1981), wie z. B. Chinolinsäure (Moroni et al. 1984; Schwarcz et al. 1983), das möglicherweise im Striatum infolge des starken Glutamateinstroms entsteht (Exzitotoxin).

Bei *M. Parkinson* ist der Verlust von Dopaminneuronen in der Substantia nigra und ihrer Projektionen zum Striatum (Sourkes 1981) die wesentliche Ursache für die Bradykinese. Ferner wird ein Verlust von striatonigralen Substanz-P-Neuronen gefunden (Maubourgne et al. 1983), die eine exzitatorische Wirkung auf die Substantia nigra haben.

CCK-8 ist kolokalisiert mit Dopamin in Neuronen der Area tegmentalis ventralis, die vorwiegend zum Nu. accumbens und Frontalhirn projizieren. CCK-8 ist vermindert in Substantia nigra, jedoch nicht in Nu. accumbens, Striatum, Hirnrinde und Area tegmentalis ventralis (Studler et al. 1982).

Ferner ist Metenkephalin vermindert in Putamen, Globus pallidus externus, Substantia nigra pars compacta, Area tegmentalis ventralis, unverändert in Nu. caudatus, Nu. accumbens, Globus pallidus und anderen Vorderhirnbereichen (Agid and Javoy-Agid 1985). Vasopressin ist unverändert (Rossor et al. 1982).

Bei dementiellen Parkinson-Patienten sind ähnliche Veränderungen wie bei M. Alzheimer (senile plaques, neurofibrilläre Knäuel und Zelluntergang im Meynertschen Basalkern) zu finden. Somatostatin ist in der Hirnrinde vermindert (Epelbaum et al. 1983; Weindl et al. 1987).

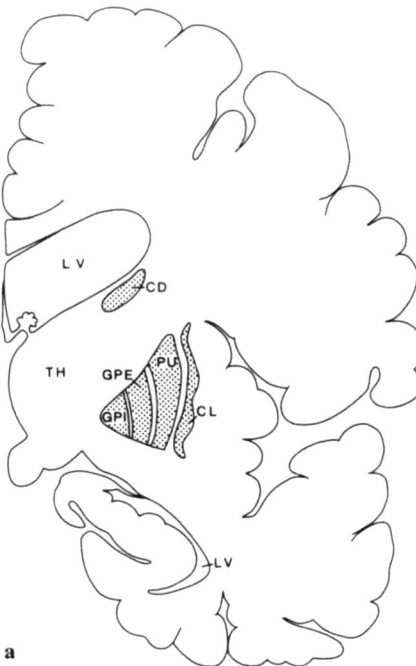

Abb. 5. a Übersicht. Ausgeprägte Atrophie des Neostriatums bei einer Huntington-Patientin. **b, c** Immunoperoxidasereaktion für Somatostatin (*b*) und Neuropeptid Y (*c*). Im Striatum wird keine Reduktion von Somatostatin- und Neuropeptid-Y-Neuronen im Gegensatz zu anderen Peptidneuronen gefunden (*CD* Nucleuscaudatus, *CL* Claustrum, *GPE* Globus pallidus externus, *GPI* Globus pallidus internus, *LV* Seitenventrikel, *TH* Thalamus)

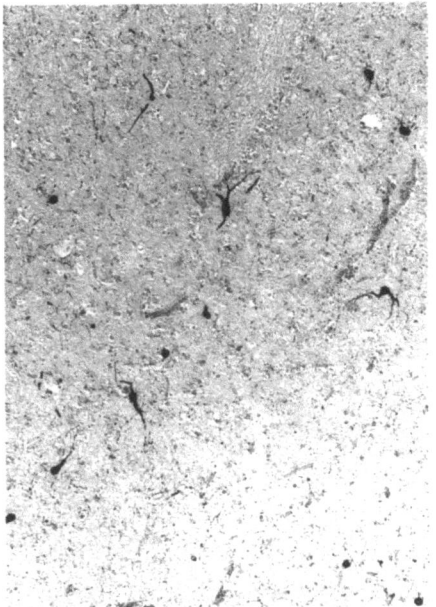

Keine eindeutige Veränderungen wurden bei Schizophrenie gefunden (Ferrier et al. 1983; Nemeroff et al. 1983).

Veränderungen von Neuropeptiden im Liquor bei neurologischen und psychiatrischen Erkrankungen

Um Einblick in pathologisch veränderte Mechanismen peptiderger Neurone am lebenden Menschen zu gewinnen, wurden quantitative Messungen von Peptiden im Liquor durchgeführt (Jackson 1988; Oldfield et al. 1985; Patel et al. 1977; Rehfeld u. Kruse-Larsen 1978). Für die Interpretation der Befunde ist wichtig, daß wegen der Blut-Hirn-Schranke bzw. Blut-Liquor-Schranke Peptide nicht vom Blut in den Liquor gelangen (Pardridge 1983), mit Ausnahme der zirkumventrikulären Organe (Weindl 1983; Mezey u. Palkovits 1982), die jedoch nur 0,02 % der gesamten Hirnkapillaren ausmacht (Wood 1982). Schwankungen von Peptidkonzentrationen im Liquor sind unabhängig von Schwankungen im Blut (Pardridge 1983). Als Quelle von Peptiden, die im lumbalen Liquor nachweisbar sind, können offenbar liquornahe Strukturen wie die Hirnrinde und das Rückenmark angesehen werden (Sörensen et al. 1981).

Peptidveränderungen wurden bei einigen neurologisch-psychiatrischen Erkrankungen untersucht.

Bei *M. Alzheimer* war Somatostatin erniedrigt (Beal et al. 1984, 1985, 1986; Francis et al. 1984; Kohler et al. 1982; Serby et al. 1984; Soininen et al. 1984; Weindl et al. 1987; Wood et al. 1982).

Unterschiedliche Ergebnisse wurden bei M. Huntington (Cramer et al. 1981; Beal et al. 1985) und M. Parkinson (Dupont et al. 1982; Beal et al. 1985) berichtet. Erniedrigte Somatostatinwerte wurden bei Depression gefunden (Gerner u. Yamada 1982; Post et al. 1982; Rubinow et al. 1983).

Erhöhte CRF-Werte wurden bei Depression beschrieben (Nemeroff et al. 1984). Über veränderte Vasopressin-Werte wurde bei Patienten mit Anorexia nervosa berichtet (Gold et al. 1983).

Literatur

Agid K, Javoy-Agid F (1985) Peptides and Parkinson's disease. Trends Neurosci 8:30–35

Aronin N, Cooper PE, Lorenz LJ, Bird ED, Sagar SM, Leeman SE, Martin JB (1983) Somatostatin is increased in the basal ganglia in Huntington's disease. Ann Neurol 13:519–526

Beal MF, Bird ED, Langglais PY, Martin JB (1984) Somatostatin is increased in the nucleus accumbens in Huntington's disease. Neurology 34:663–666

Beal MF, Growdon JH, Mazurek MF, Martin JB (1986) CSF somatostatin-like immunoreactivity in dementia. Neurology 36 (2):294–297

Beal MF, Growdon JH, Mazurek MF, McEntee WJ, Martin JB (1984) CSF somatostatin in dementia. Neurology 34:120

Beal MF, Mazurek MF, Black PB, Martin JB (1985) Human cerebrospinal fluid somatostatin in neurologic disease. J Neurol Sci 71:91–104

Bird ED (1980) Chemical pathology of Huntington's disease. Annu Rev Pharmacol Toxicol 20:533–551

Chesselet MF, Reisine TD (1983) Somatostatin regulates dopamine release in rat striatal slices and cat caudate nuclei. J Neurosci 3:232–236

Cramer H, Kohler J, Oepen G, Schomberg G, Schröter E (1981) Huntington's chorea measurements of somatostatin, substance P, and cyclic nucleotides in the cerebrospinal fluid. J. Neurol 225:183–187

Dawbarn D, DeQuidt ME, Emson PC (1985) Survival of basal ganglia neuropeptide Y/somatostatin neurons in Huntington's disease. Brain Res 340:251–260

DeLong MR, Alexander GE (1987) The basal ganglia and sensorymotor integration. In: Struppler A, Weindl A (eds) Clinical aspects of sensory motor integration. Advances in Applied Neurological Sciences, Vol 4. Springer, Berlin Heidelberg New York Tokyo, pp 203–211

DiFiglia M, Aronin N (1984) Quantitative electron microscopic study of immunreactive somatostatin axons in the rat neostriatum. Neurosci Lett 50:325–331

DiFiglia M, Aronin N, Martin JB (1982) The light and electron microscopic localization of immunoreactive somatostatin in the rat caudate nucleus. J Neurosci 9:1267–1274

DiFiglia M, Pasik P, Pasik T (1980) Ultrastructure of Golgi-impregnated and gold-toned spiny and aspiny neurons in the monkey neostriatum. J Neurocytol 8:471–492

Dupont E, Christensen SE, Hansen AP, DeFine Olivarius B, Orskov H (1982) Low cerebrospinal fluid somatostatin in Parkinson's disease: An irreversible abnormality. Neurology 32:312–314

Emson PC, Rehfeld JF, Langevin H, Rossor M (1980) Reduction in cholecystokinin-like immunoreactivity in the basal ganglia in Huntington's disease. Brain Res 198:497–500

Epelbaum J, Ruberg M, Moyse E, Javoy-Agid F, Dubois B, Agid Y (1983) Somatostatin and dementia in Parkinson's disease. Brain Res 278:376–379

Ferrante RJ, Kowall NW, Beal MF, Richardson EP, Bird ED, Martin JB (1985) Selective sparing of a class of striatal neurons in Huntington's disease. Science 230:561–563

Ferrier IN, Roberts GW, Crow TJ et al. (1983) Reduced cholecystokinin-like and somatostatin-like immunoreactivity in limbic lobe is associated with negative symptoms in schizophrenia. Life Sci 33:475–483

Fink S, Martin JB (1984) Behavioral effects of intrastriatal infusions of somatostatin and somatostain analogues. Neurosci (Abstr) 10:174

Francis PT, Bowen DM, Neary D, Palo J, Wikstrom J, Olney J (1984) Somatostatin-like immunoreactivity in lumbar cerebrospinal fluid from neurohistologically examined demented patients. Neurobiol Aging 5:183–186

Gerner RH, Yamada T (1982) Altered neuropeptide concentrations in cerebrospinal fluid of psychiatric patients. Brain Res 238:298–302

Gold PW, Kaye W, Robertson GL et al. (1983) Abnormalities in plasma and cerebrospinal-fluid arginine vasopressin in patients with anorexia nervosa. N Engl J Med 308:1117–1123

Gramsch C, Höllt V, Mehraein P et al. (1979) Regional distribution of methionine-enkephalin- and beta-endorphin-like immunoreactivity in human brain and pituitary. Brain Res 171:261–270

Graveland GA, Williams RS, DiFiglia M (1985a) Evidence for degenerative and regenerative changes in neostriatal spiny neurons in Huntington's disease. Science 227:770–773

Graveland GA, Williams RS, DiFiglia M (1985b) A Golgi study of the human striatum. Neurons and afferent fibers. J Comp Neurol 234:317–333

Graybiel AM (1986) Neuropeptides in basal ganglia. In: Martin JB, Barchas JD (eds) Neuropeptides in neurology and psychiatric disease. Raven Press, New York, pp 135–161

Graybiel AM, Ragsdale CW (1978) Histochemically distinct compartments in the striatum of human, monkey, and cat demonstrated by acetylthiocholinesterase staining. Proc Natl Acad Sci USA 75:5723–5726

Graybiel AM, Ragsdale CW (1983) Biochemical anatomy of the striatum. In: Emson PC (eds) Chemical neuroanatomy. Raven Press, New York, pp 427–504

Guillemin R, Ling N, Lazarus L et al. (1977) The endorphins, novel peptides of brain and hypophysial origin, with opiate-like activity: Biochemical and biologic studies. Ann N Y Acad Sci 297:131–157

Jackson IMD (1988) Significance and function of neuropeptides in cerebrospinal fluid. In: Wood JH (ed) Neurobiology of cerebrospinal fluid. Plenum, New York, pp 625–650

Khachaturian H, Lewis ME, Schäfer MKH, Watson SJ (1985) Anatomy of the opioid system. Trends Neurosci 8:111–119

Kohler J, Schröter E, Cramer H (1982) Somatostatin-like immunoreactivity in the cerebrospinal fluid of neurological patients. Arch Psychiatr Nervenkr 231:503–508

Kowall N, Martin JB (1987) Patterns of cell loss in Huntington's disease. Trends Neurosci 10:24–29

Mackay AVP, Iversen LL, Rossor M et al. (1982) Increased dopamine and dopamine receptors in schizophrenia. Arch Gen Psychiatry 39:991–992

Martin JB, Reichlin S. (1987) Clinical neuroendocrinology, 2nd edn. Davis, Philadelphia

Mauborgne A, Javoy-Agid F, Legrand JC et al. (1983) Decrease of substance P-like immunoreactivity in the substantia nigra and pallidum of parkinsonian brains. Brain Res 268:167–170

Mezey E, Palkovits M (1982) Two-way transport in hypothalamo-hypophyseal system. Front Neuroendocrinol 7:1

Moroni F, Lombardi G, Moneti G, Aldino C (1984) The excitotoxin quinolinic acid is present in the brain of several mammals and its cortical content increases during the aging process. Neurosci Lett 47:51–55

Nemeroff CB, Widerlov E, Bissette G et al. (1984) Elevated concentrations of CSF corticotropin-releasing factor-like immunoreactivity in depressed patients. Science 226:1342–1344

Nemeroff CB, Youngblood WW, Manberg PJ, Prange AJ, Kizer JS (1983) Regional brain concentration of neuropeptides in Huntington's disease and schizophrenia. Science 221:972–975

Nieuwenhuys R, Voogd J, Van Huijzen C (1988) The Human Nervous System. A Synopsis and Atlas. Springer, Berlin Heidelberg New York

Oldfield EH, Schulte HM, Chrousos GP et al. (1985) Active clearance of corticotropin-releasing factor from the cerebrospinal fluid. Neuroendocrinology 40:84–87

Oertel WH, Struppler A (1987) Immunohistochemical studies on neurotransmitters in rat basal ganglia. In: Struppler A, Weindl A (eds.) Clinical aspects of sensory motor integration. Advances in Applied Neurological Sciences, Vol 4. Springer, Berlin Heidelberg New York, pp 216–220

Pardridge WM (1983) Neuropeptides and the blood-brain barrier. Ann Rev Physiol 45:73–82

Patel YC, Rao K, Reichlin S (1977) Somatostatin in human cerebrospinal fluid. N Engl J Med 296:529–533

Post RM, Gold R, Rubinow DR, Ballenger JC, Bunney WE jr, Goodwin FK (1982) Peptides in the cerebrospinal fluid of neuropsychiatric patients: An approach to central nervous system peptide function. Life Sci 31:1–15

Rehfeld JF, Kruse-Larsen C (1978) Gastrin and cholecystokinin in human cerebrospinal fluid. Immunochemical determination of concentrations and molecular heterogeneity. Brain Res 155:19–26

Rossor MN, Hunt SP, Iversen LL et al. (1982) Extrahypothalamic vasopressin is unchanged in Parkinson's disease and Huntington's disease. Brain Res 253:341–343

Rubinow DR, Gold PW, Post RM, Ballenger JC, Cowdry R, Bollinger J, Reichlin S (1983) CSF somatostatin in affective illness. Arch Gen Psychiatry 40:409–412

Serby M, Richardson SB, Twente S, Siekerski J, Corwin J, Rotrosen J (1984) CSF somatostatin in Alzheimer's disease. Neurobiol Aging 5:187–189

Schwarcz R, Whetsell WD, Mangano RM (1983) Quinolinic acid: An endogenous metabolite that produces axon sparing lesions in rat brain. Science 219:316–318

Soininen HS, Jolkkonen JT, Reinikainen KG, Halonen TO, Riekkinen PJ (1984) Reduced cholinesterase activity and somatostatin-like immunoreactivity in the cerebrospinal fluid of patients with dementia of the Alzheimer type. J Neurol Sci 63:167–172

Somogyi P, Smith AD (1979) Projection of neostriatal spiny neurons to the substantia nigra. Application of a combined Golgi-staining and horseradish peroxidase transport procedure at both light and electron microscopic levels. Brain Res 178:3–15

Sörensen KV, Christensen SE, Hansen AP, Ingerslev J, Pedersen E, Orskov H (1981) The origin of cerebrospinal fluid somatostatin: Hypothalamic or dispersed central nervous system secretion? Neuroendocrinology 32:335–338

Sourkes TL (1981) Parkinson's disease and other disorders of the basal ganglia. In: Siegel GJ, Albes RW, Agranoff BW, Katzman R (eds) Basic neurochemistry, 3rd edn. Boston, Little Brown pp 719–733

Stevens IR (1973) An anatomy of schizophrenia. Arch Gen Psychiatry 29:177–189

Studler JM, Javoy-Agid F, Cesselin F et al. (1982) CCK-8 immunoreactivity distribution in human brain: Selective decrease in the substantia nigra from Parkinsonian patients. Brain Res 243:176–179

Vincent SR, Johansson O (1983) Striatal neurons containing both somatostatin-and avian pancreatic polypeptide (APP)-like immunoreactivities and NADPH-diaphorase activity. A light and electron microscopic study. J Comp Neurol 217:264–270

Vincent SR, Johansson O, Hökfelt T (1983) NADPH-diaphorase: A selective histochemical marker for striatal neurons containing both somatostatin – and avian pancreatic polypeptide (APP) – like immunoreactivities. J Comp Neurol 217:252–263

Weindl A (1983) The blood-brain barrier and its role in the control of circulating hormone effects on the brain. In: Ganten D, Pfaff D (eds) Current topics in neuroendocrinology, Vol 3. Springer, Berlin-Heidelberg New York Tokyo, pp 151–186

Weindl A, Unger J, Schwartzberg M, Triepel J, Lange W, Struppler A (1987) Neuropeptides in central movement disorders of man. In: Stuppler A, Weindl A (eds) Clinical aspects of sensory motor integration. Advances in Applied Neurological Scienees, Vol 4. Springer, Berlin Heidelberg New York Tokyo, pp 229–239

Wermuth B (1981) Purification and properties of an NADPH-dependent carbonyl reductase from human brain. Relationship to prostaglandin 9-ketoreductase and xenobiotic ketone reductase. J Biol Chem 56:1206–1213

Wood JH (1982) Neuroendocrinology of cerebrospinal fluid: Peptides, steroids and other hormones. Neurosurgery 11:293–305

Wood PL, Etienne P, Lal S, Gauthier S, Cajal S, Nair NPV (1982) Reduced lumbar CSF somatostatin levels in Alzheimer's disease. Life Sci 31:2073–2079

Sensomotorische Kontrolle am Beispiel der Arm- und Fingermotorik

A. STRUPPLER und M. JAHNKE

Unsere verschiedenen motorischen Leistungen, wie z. B. aufrechte Körperhaltung, Lokomotion, Mimik und Gestik, ein kräftiger Faustschluß oder – als differenzierteste Leistung – die fein abgestufte Fingerbewegung, werden durch das Zusammenwirken verschiedener sensomotorischer Systeme ausgeführt und kontrolliert.

Haltung und Bewegung

Kennzeichnend für die Motorik der Landlebewesen, einschließlich des Menschen, ist die Auseinandersetzung mit der Erdanziehung, die Haltung des Körpers gegen die Schwerkraft, als Voraussetzung für Lokomotion und Zielbewegungen. Eine erste Einteilung motorischer Leistungen unterscheidet daher zwischen Stütz- und Zielmotorik (ereismatische und teleokinetische Motilität, Hess 1943). Diese einander ergänzenden Funktionen werden durch die ventromedialen und dorsolateralen Hirnstammbahnen (Kuypers 1964) aufrechterhalten, die proximale bzw. distale Muskelgruppen kontrollieren. Zum ventromedialen System gehören der mediale und laterale vestibulospinale Trakt, sowie die retikulo- und tektospinalen Bahnen; das dorsolaterale System besteht im wesentlichen aus den im großzelligen Teil des Nucleus ruber entspringenden rubrospinalen und rubrobulbären Bahnen. Eine analoge Einteilung läßt sich an den phylogenetisch jüngeren kortikospinalen Bahnen vornehmen: Während der ventrale kortikospinale Trakt zu Motoneuronen projiziert, die axiale und proximale Muskelgruppen innervieren, also vorwiegend posturalen Funktionen dient und somit im erweiterten Sinne zum ventromedialen System gerechnet werden kann, gehört der vorwiegend distale Extremitätenmuskeln kontrollierende laterale kortikospinale Trakt funktionell zum dorsolateralen System.

Motorische Hierarchie

Das Spektrum sensomotorischer Leistungen reicht beim Menschen von einfachen Reflexen über komplexere, angeborene oder erworbene Programme für Bewegung und Verhalten („action patterns") bis hin zu frei geplanten Hand-

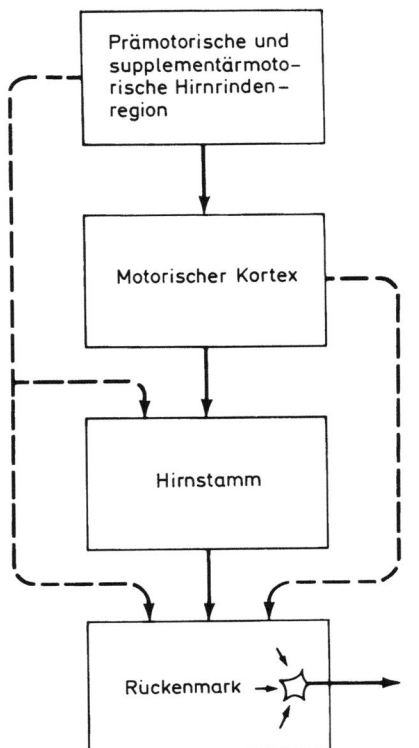

Abb. 1. Hierarchische Gliederung des motorischen Systems. Pfeile zeigen den Kommandofluß, gestrichelte Pfeile deuten die Nebenwege an. (Nach Ghez 1985a)

lungen in der sog. „Willkürmotorik". Dieser zunehmenden Differenzierung entspricht eine vertikale oder „hierarchische" Gliederung des ZNS in vier Ebenen: Rückenmark, Hirnstamm, Motorkortex sowie prä- und supplementär-motorische Rindenfelder (Abb. 1). Das Rückenmark ist verantwortlich für die reflektorische Reizbeantwortung mit kürzestmöglicher Latenz. Selbst wenn es von den übergeordneten Zentren abgetrennt ist, bleiben bestimmte spinale Reflexe und (Flucht-) Automatismen erhalten oder treten sogar verstärkt in Erscheinung. Supraspinale Instanzen für die automatische Schwerkraftkompensation und einfache Programme für die Lokomotion sind bei Wirbeltier und Mensch vorwiegend im oberen und mittleren Hirnstamm lokalisiert. Daneben finden sich vorwiegend im unteren Hirnstamm Regulationszentren und Taktgeber für vegetative Funktionen (Atmung und Kreislauf). Weiterhin scheinen vom Hirnstamm auch spontane Instinktbewegungen kontrolliert zu werden, soweit sie einer endogenen Periodik entsprechen. Mit Ausnahme des kortikospinalen Trakts beginnen alle zum Rückenmark absteigenden Bahnen im Hirnstamm.

Der Motorkortex (Brodmann-Area 4) stellt die dritte Ebene in der hierarchischen Organisation des motorischen Systems dar. Hier konvergieren nach entsprechender Verarbeitung Kommandos der höchsten kortikalen Ebenen

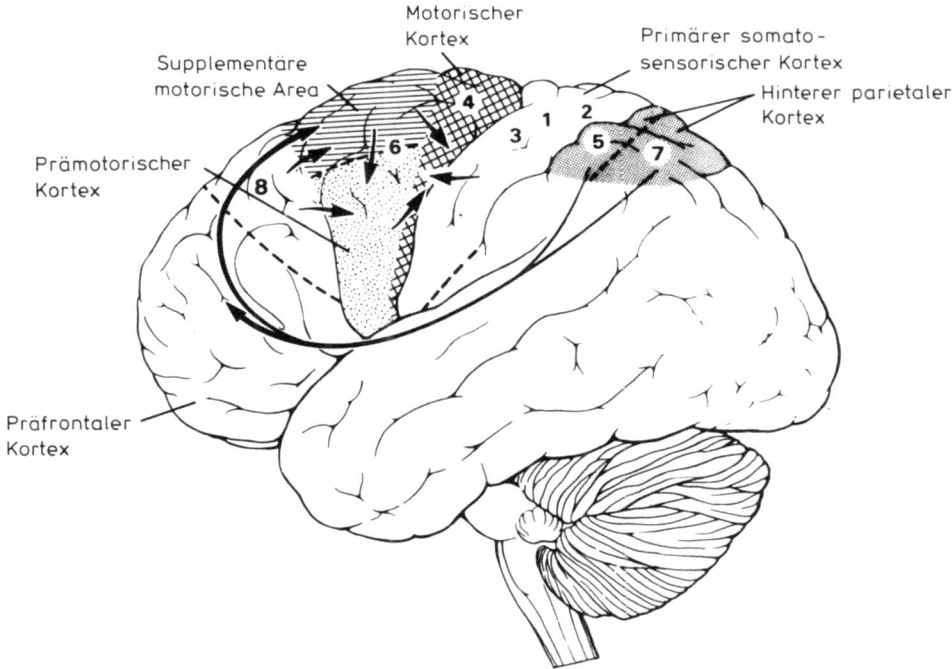

Abb. 2. Kortiko-kortikale Assoziationsfasern verbinden den Prämotorkortex mit den präfrontalen und parietalen Rindenfeldern. Die Ziffern bezeichnen die Brodmann-Areae. Der Prämotorkortex projiziert hauptsächlich somatotopisch zum Motorkortex. (Nach Ghez 1985 b)

und werden an Hirnstamm, andere subkortikale Strukturen und Rückenmark weitergeleitet. Die vierte und höchste Instanz entspricht dem Prämotorkortex. Dieser ist durch kortiko-kortikale Assoziationsfasern eng mit den präfrontalen und parieto-okzipitalen Rindenfeldern verbunden (Abb. 2). Der prämotorische Kortex ist verantwortlich für den Bewegungsentwurf. Ferner ist er über die Kontrolle proximaler Muskelgruppen mit Halte- und Unterstützungsaufgaben befaßt. Das supplementär-motorische Rindenfeld (SMA) scheint nach Messungen der regionalen Hirndurchblutung beim Menschen (Roland et al. 1980) und Ausschaltexperimenten am Primaten (Brinkmann 1984) eine wichtige Rolle für die Programmierung komplexer Bewegungsfolgen distaler Extremitätenabschnitte und die bimanuelle Koordination zu spielen. Die prämotorischen Rindenfelder projizieren vorwiegend somatotopisch zum Motorkortex, z. T. aber auch zu untergeordneten Zentren im Hirnstamm und Rückenmark (Abb. 1).

Sensomotorische Integration

Der hierarchische Aufbau der motorischen Systeme darf nicht zu der simplifizierenden Vorstellung eines nur „von oben nach unten" gerichteten Kommandoflusses führen. Bei jeder phylogenetischen Neuerwerbung behalten die älteren Systeme vielmehr eine begrenzte Autonomie, und die auf jeder Ebene bereitgestellten Programme werden in übergeordnete Funktionskreise eingebaut. Früh in der Entwicklungsgeschichte erworbene motorische Fähigkeiten sind darum prinzipieller Bestandteil auch der Motorik höherorganisierter Lebewesen und des Menschen, wenn auch oft nicht mehr in ihrer ursprünglichen Form erkennbar oder für ihren ursprünglichen Zweck verwendet.

Jede Ebene des motorischen Systems erhält außerdem Rückmeldungen aus der Körperperipherie, die mit den absteigenden Kommandos verrechnet werden. Die meisten motorischen Leistungen werden durch Rückkopplung geregelt; dies gilt für die Abstimmung des Muskeltonus im Dienste der Körperhaltung und Schwerkraftkompensation ebenso wie für komplexe, zielgerichtete Bewegungen. Die Komponenten des motorischen Systems sind in Form sensomotorischer Rückmeldekreise organisiert, deren Prototyp der spinale Reflexbogen ist.

Die Bewegungsintentionen müssen außerdem mit den Erfordernissen von Haltung und Gleichgewicht in Einklang gebracht werden; dies ist eine der Funktionen der Basalganglien und des Kleinhirns. Während das Kleinhirn ur-

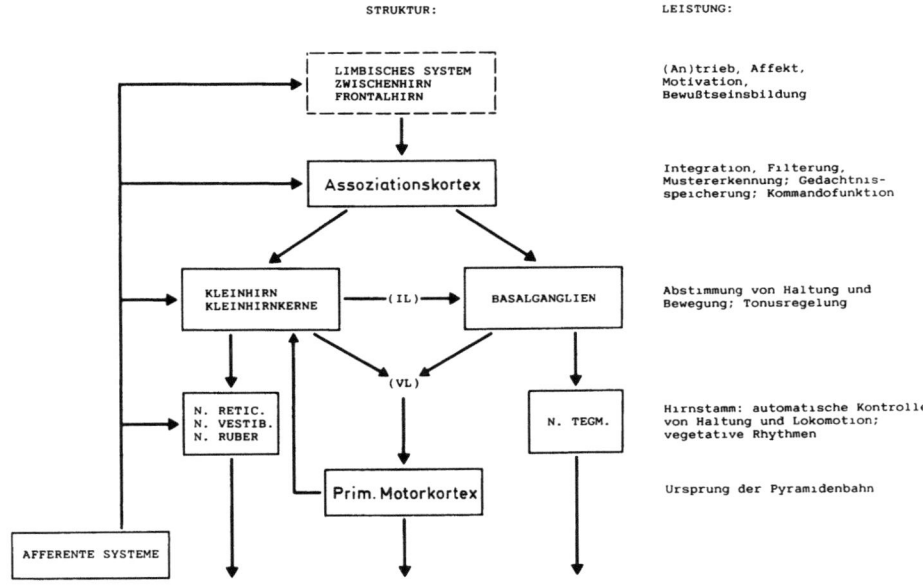

Abb. 3. Die Komponenten des zentralen motorischen Systems und ihre Leistungen. Pfeile deuten die wichtigsten Bahnverbindungen an. *IL* intralaminäre, *VL* ventrolaterale Thalamuskerne. (Nach Jahnke u. Struppler 1988)

sprünglich nur im Dienste der Gleichgewichtserhaltung stand, hat es mit dem Ausbau der motorischen Möglichkeiten auch die Koordination rascher Zielbewegungen übernommen, womit die Entwicklung der Kleinhirnhemisphären einhergeht. Basalganglien und Kleinhirn erhalten Einstrom aus weiten Bereichen der Hirnrinde, besonders von den Assoziationsfeldern, und sie kommunizieren über intralaminäre Thalamuskerne miteinander. Sie beeinflussen über ventrolaterale Thalamuskerne den primären Motorkortex und projizieren zusätzlich über Hirnstammkerne zum Rückenmark (Abb. 3).

Der Assoziationskortex stellt die höchste Ebene für Integration und Filterung des sensorischen Einstroms dar. Hier wird Wahrgenommenes mit Bekanntem verglichen, werden Muster und Schlüsselreize erkannt und in Kommandos für Bewegungen umgesetzt. Die primären Entscheidungsinstanzen über Verhaltensweisen und konkrete Einzelhandlungen liegen beim Menschen vermutlich im Orbitalhirn, während die instinkthaften und vegetativen Bewegungsantriebe im limbischen System, im Zwischenhirn mit Hypothalamus und Teilen des Thalamus, sowie im mesenzephalen Hirnstamm repräsentiert sind (Abb. 3).

Im folgenden werden Untersuchungen über spezielle Leistungen der motorischen Kontrolle im Rahmen von Haltemotorik (Muskeltonusregulation), Reaktivbewegungen und komplexeren, bimanuellen Tätigkeiten vorgestellt.

Lastkompensation — eine Leistung der Haltemotorik

Zusammenwirken zentraler Regelungsvorgänge mit peripheren Mechanismen

Die Aufrechterhaltung einer bestimmten Position gegen Schwerkraft bzw. äußere Last und die rasche Kompensation äußerer Störungen stellt eine relativ einfache motorische Leistung dar, die durch Läsionen auf verschiedenen Ebenen gestört sein kann und somit auch große klinisch-neurologische Relevanz besitzt.

Die Stabilisierung einer bestimmten Gelenkstellung wird allgemein dadurch gewährleistet, daß die beteiligten Muskeln (Beuger und Strecker) jeder Positions- und damit Längenänderung einen bestimmten Widerstand entgegensetzen. Die Änderung der Kraft pro Änderung der Muskellänge bezeichnet man als „Stiffness"; sie hängt sowohl von inhärenten mechanischen Eigenschaften der Muskelfasern als auch von neuronalen Feedback- und Feedforward-Mechanismen ab. Diese Faktoren beeinflussen sich außerdem gegenseitig (Abb. 4). Die Muskelstiffness ist daher kein fester, sondern ein zeitabhängiger Parameter, der noch von den experimentellen Bedingungen, unter denen er gemessen wird (Grundlast, Störmoment) sowie von der Vorgeschichte abhängt. Diese Bedingungen müssen für quantitative Vergleiche konstantgehalten werden.

Grundsätzlich ist zwischen Prä-Reflex- und Reflexstiffness zu unterscheiden. Erstere wird vor der kürzesten Reflexlatenz gemessen und hängt stark

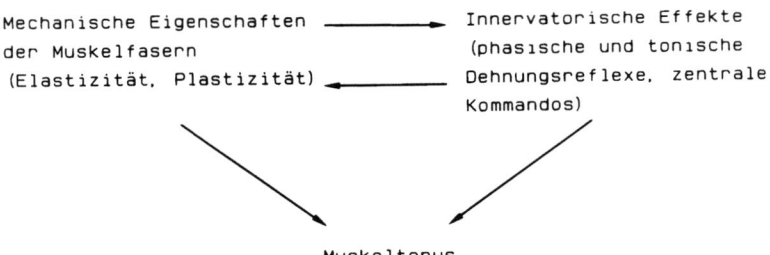

Abb. 4. Der Muskeltonus („Stiffness") hängt sowohl von inhärenten mechanischen Eigenschaften der Muskelfasern als auch von innervatorischen Faktoren ab

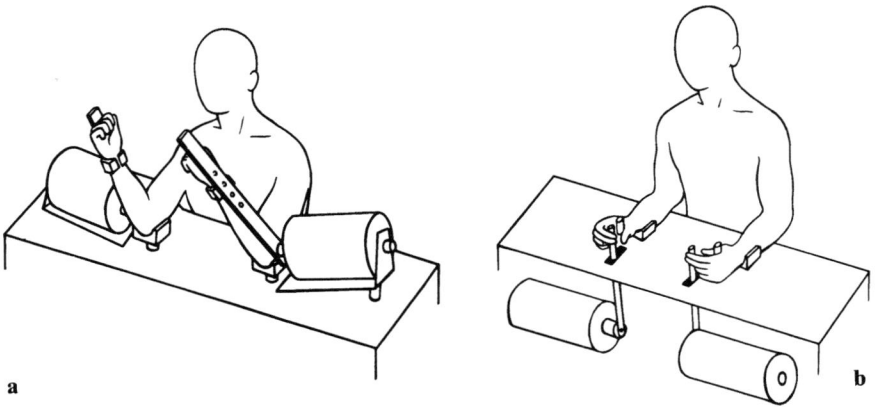

Abb. 5a, b. Torque-Motoren zur Untersuchung des Muskeltonus in vivo. Apparatur für die Unterarm- (**a**) bzw. Fingerbeuger (**b**)

vom Kontraktionszustand, also von der Grundlast ab. Darüber hinaus zeigt sie Veränderungen im Innervationsmuster (Anzahl und Typ der aktivierten Muskelfasern) bei verschiedenen Erkrankungen mit abnorm verändertem Muskeltonus an. Letztere reflektiert die mechanischen Effekte von Dehnungsreflexen mit kurzer und langer Latenz.

Zur experimentellen Bestimmung der Muskelstiffness verwenden wir Drehmomentmotoren, die auf das Ellenbogengelenk bzw. auf die Fingergelenke wirken und in Abb. 5 schematisiert dargestellt sind. Sie erlauben es, die Unterarm bzw. die Fingerbeugemuskulatur mit konstanten Kräften zu belasten sowie die durch rasche Lastwechsel hervorgerufenen Positionsänderungen zu messen. Die Auswertung muß den während der Bewegung wirksamen Trägheits- und Reibungskräften Rechnung tragen. Daher werden zusätzlich die momentane Geschwindigkeit und die Beschleunigung berücksichtigt. Die Tonusmessung an den Fingerbeugern hat den praktischen Vorzug, daß dieses System weniger trägheitsbehaftet ist und somit die Bestimmung der Stiffness zu einem frühen Zeitpunkt nach Einsetzen der Störung (vor dem Reflex) aus

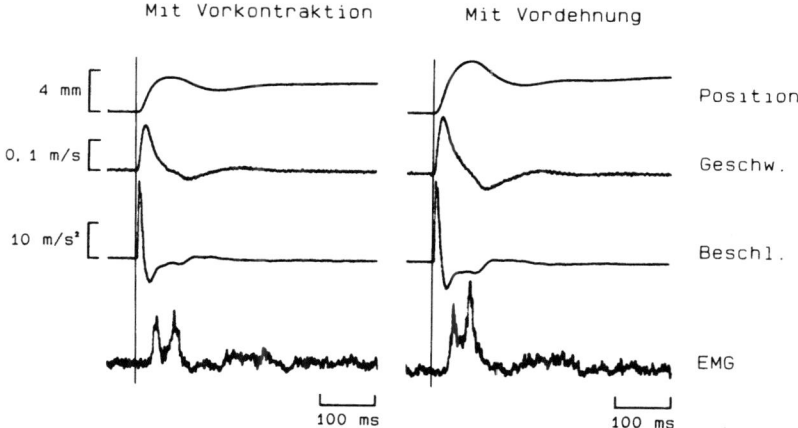

Abb. 6. Meßergebnisse für Positionsänderung, Auslenkungsgeschwindigkeit und -beschleunigung, sowie das gleichgerichtete Oberflächen-EMG der Fingerbeuger (von oben nach unten) auf ein Standard-Störmoment von 4% bei einem Grundmoment von 3% der individuellen Maximalkraft. Über 5 Normalpersonen und jeweils 15–20 Einzeltrials gemittelte Kurven. *Linke Spalte*: Konditionierung durch isometrische Willkürkontraktion (25% der Maximalkraft); *rechte Spalte*: Konditionierung durch passive Extension vor jedem Trial

physikalischen Gründen leichter möglich ist. Außerdem sind begleitende transkutane Mikroelektrodenableitungen von propriozeptiven Nervenfasern (für Studien der sensiblen Rückmeldung) an den distaler gelegenen Extremitätenabschnitten wesentlich einfacher durchführbar.

Abbildung 6 zeigt das Ergebnis einer solchen Untersuchung an 5 gesunden Versuchspersonen. Von oben nach unten ist der Zeitverlauf der Position (Auslenkung), der Auslenkungsgeschwindigkeit, der Beschleunigung und des gleichgerichteten Oberflächen-EMGs der Fingerbeuger dargestellt. Die Kurven zeigen den über alle Versuchspersonen und jeweils 15–20 Einzelmessungen gemittelten Verlauf. Die Grundlast betrug 3%, das Störmoment 4% der individuellen Maximalkraft. Abbildung 6 zeigt außerdem den Effekt einer vorausgehenden Konditionierung mit aktiver isometrischer Kontraktion von 25% der Maximalkraft (linke Spalte) bzw. passiver Vordehnung des Muskels (rechte Spalte). Wie ersichtlich, ist die maximale Auslenkung und Auslenkungsgeschwindigkeit nach Vordehnung größer als nach Vorkontraktion; eine genauere Analyse zeigt, daß sowohl die Prä-Reflex- als auch die Reflexstiffness vermindert ist. Zur Erklärung werden eine Modifikation des viskoelastischen Zustands der extra- und intrafusalen Muskelfasern über Konformationsänderungen der kontraktilen Filamente („stable cross-bridges theory", Proske u. Morgan 1985a, b) und eine Veränderung der Reflexerregbarkeit durch Verstellung der Rezeptorempfindlichkeit herangezogen. Letzteres wird durch die mikroneurographische Ableitung einer primären Muskelspindelafferenz vom M. flexor digitorum profundus verdeutlicht (Abb. 7): Auf einen abrupten Lastwechsel von 1,3 auf 2,9 N kommt es nach Vorkontraktion (rechts) zu ei-

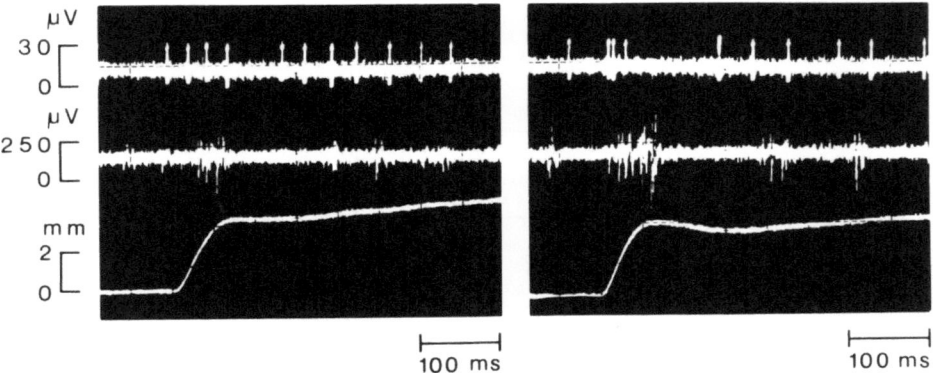

Abb. 7. Entladung einer primären Muskelspindelafferenz und EMG (Drahtableitung) vom M. flexor digitorum profundus sowie zugehörige Positionsänderung der Finger (von oben nach unten) bei raschem Lastwechsel von 1,3 auf 2,9 N. *Linke Spalte*: nach passiver Vordehnung; *rechte Spalte*: nach aktiver isometrischer Kontraktion

ner höherfrequenten dynamischen Spindelentladung als nach Vordehnung (links). Damit einher gehen eine stärkere Reflexantwort im EMG (mittlere Spur) und ein ausgeprägter „Rückholeffekt" im Mechanogramm (untere Spur).

Rigor, Spastik und Hypotonie

Rigor und Spastik sind häufige, klinisch und pathogenetisch wohl zu unterscheidende Hypertoniesyndrome. Während Rigidität meist zusammen mit Hypokinese im Rahmen eines Parkinson-Syndroms beobachtet wird, tritt Spastizität in der Regel kombiniert mit einer Lähmung als sog. „spastische Parese" nach ganz verschiedenen zentralen Läsionen auf. Wir verstehen hier unter Parese eine Herabsetzung der isometrisch gemessenen, maximalen Willkürkraft („weakness"). Zentrale Paresen gehen mit einem abnormen Innervationsmuster einher und haben daher häufig eine gestörte Lastkompensation zur Folge, auch wenn die maximale Willkürkraft noch relativ wenig beeinträchtigt ist; m. a. W. die Prä-Reflexstiffness ist verringert, und es liegt eine muskuläre Hypotonie vor (s. unten). Bei der spastischen Parese findet sich eine Dissoziation zwischen herabgesetzter Prä-Reflex- und gesteigerter Reflexstiffness; diese Feststellung gilt jedoch nicht unbedingt für längerbestehende spastische Paresen, die bereits zu einem ausgeprägten Umbau der Muskulatur geführt haben, oder für spastische Lähmungen mit zusätzlicher Dystonie.

Rigidität ist bekanntlich durch eine schon in Ruhe erhöhte Motoneuronenaktivität („activity at rest") gekennzeichnet. Die späte Komponente des Dehnungsreflexes (M2) ist stark vergrößert, die frühe (M1) eher vermindert (Tatton u. Lee 1975; Rothwell et al. 1983). Entsprechende Veränderungen fin-

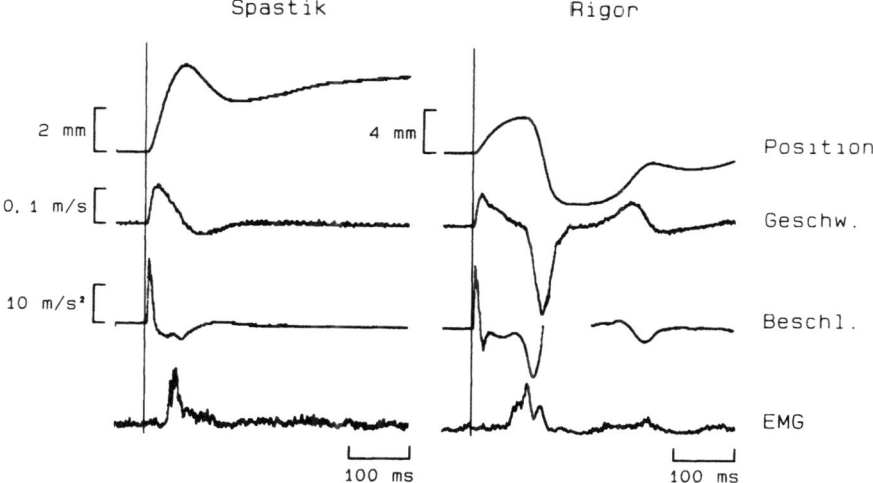

Abb. 8. Ähnlich Abb. 5; Meßergebnisse bei spastischer Parese (*linke Spalte*) bzw. bei rigid-akinetischem Parkinson-Syndrom (*rechte Spalte*). Keine spezielle Konditionierung. Die rechte Beschleunigungskurve ist an einer Stelle unterbrochen, da hier eine Übersteuerung infolge Anschlag des Hebels vorliegt. Das linke EMG wurde doppelt so stark verstärkt wie das rechte

den sich in den mechanischen Größen, insbesondere ein deutlicher Anstieg der Stiffness im Zeitbereich von M2 relativ zum Ausgangswert.

Abbildung 8 stellt Untersuchungsergebnisse bei Spastik (linke Spalte) und Rigor (rechte Spalte) einander gegenüber. Von oben nach unten sind wieder Auslenkung, Geschwindigkeit, Beschleunigung und das gleichgerichtete Oberflächen-EMG der Fingerbeuger dargestellt. Bei Spastizität zeigt sich ein abwärtsgerichtetes Maximum der Abbremsung mit einer Latenz von etwa 50 ms, das zu der frühen Reflexkomponente im Elektromyogramm korrespondiert. Es ist ausgeprägter als im Mittel bei den gesunden Vergleichspersonen (vgl. Abb. 6). Bei Rigidität findet sich (unter gleichen experimentellen Bedingungen) ein deutliches Verzögerungsmaximum nach ca. 80 ms, korrespondierend zu der vergrößerten späten Reflexkomponente im EMG (M2). Die M1-Komponente ist hier nicht sicher abzugrenzen (der Verstärkungsfaktor ist rechts nur halb so groß wie links). Die maximale Auslenkungsgeschwindigkeit ist kleiner als bei Spastik, was einen erhöhten plastischen Dehnungswiderstand anzeigt. Der „Rückholeffekt" (Positionskurve) setzt im Vergleich zur Spastik später ein, ist dafür aber um so ausgeprägter.

Die muskuläre Hypotonie äußert sich in einer mangelhaften Kompensation rascher Laständerungen, ungenügenden Dämpfung schneller Zielbewegungen (klinisch wie eine Hyper- oder Dysmetrie imponierend) und einer damit einhergehenden Instabilität der Haltung. Maßgeblich ist dabei die Herabsetzung der Prä-Reflexstiffness infolge einer Parese oder eines anderweitig gestörten Innervationsmusters einschließlich eines veränderten Fusimotorentonus. Die reflexbedingte Steigerung der Kontraktionskraft ist offenbar ge-

Tabelle 1. Klinik und Pathophysiologie der muskulären Hypotonie (gestörte Lastkompensation)

Neurol. Syndrom	Gestörte Funktion	Klin. Begleitsymptome
Polyneuro (radikulo-) pathie-S.	Afferente Leitung (Rückmeldung)	Sens. Defizit, periphere Parese, MDR abgeschwächt
Hinterstrang/ Lemniskales S.	Afferente Leitung (Rückmeldung)	Sens. Defizit, Ataxie
Pyramidales S.	Efferente Kontrolle	Zentrale Parese; MDR häufig gesteigert
Zerebelläres S.	Abstimmung von Haltung und Bewegung (Tonusanpassung)	Ataxie; Tremor
Striäres S.	Kontrolle u. Regelung	Hyperkinese
Modelle: Therap. Thalamo/ Subthalamotomie	Propriozeptive Rückmeldung; statischer Gamma-Antrieb (?)	Defizit im Kraftsinn
Differentialblock der periph. Nerven	Fusimotorische Innervation; Sympathikotonus (?)	MDR abgeschwächt oder ausgefallen

eignet, bestimmte biomechanische Unzulänglichkeiten der isolierten Skelettmuskulatur (plötzlicher Tonusverlust im Anschluß an eine Dehnung, „yielding") auszugleichen (Nichols u. Houk 1976), für eine suffiziente Lastkompensation reicht sie aber allein nicht aus, weil sie zu spät einsetzt. Es ist daher auch kein Widerspruch, wenn wir oben im Zusammenhang mit der spastischen Parese von einer „Hypotonie" sprachen. Eine Hypotonie ohne relevante Abnahme der Willkürkraft kann allein oder als Begleitphänomen bei verschiedenen neurologischen Erkrankungen auftreten (Tabelle 1), der Entstehungsmechanismus ist dabei jedoch ganz unterschiedlich und z. T. hypothetisch. Experimentell kann eine muskuläre Hypotonie durch einen inkompletten, vorwiegend die dünnkalibrigen Fasern betreffenden Leitungsblock des peripheren Nerven hervorgerufen werden („differential block"); sie tritt ferner kontralateral zu therapeutischen stereotaktischen Eingriffen auf thalmisch-subthalamischer Ebene auf.

Reaktivbewegungen: Die frühe kinästhetische Reaktion

Bei Reaktivbewegungen, besonders der Finger, interessieren nicht nur die Latenzen auf somatosensible, visuelle oder akustische Reize, sondern auch die Rolle des sog. „preset". Die Latenz für Willkürreaktionen liegt an den Fingerbeugern bei etwa 110–120 ms. Unter Umständen können frühe kinästhetische Reaktionen bereits 70–80 ms nach einer raschen Dehnung beobachtet wer-

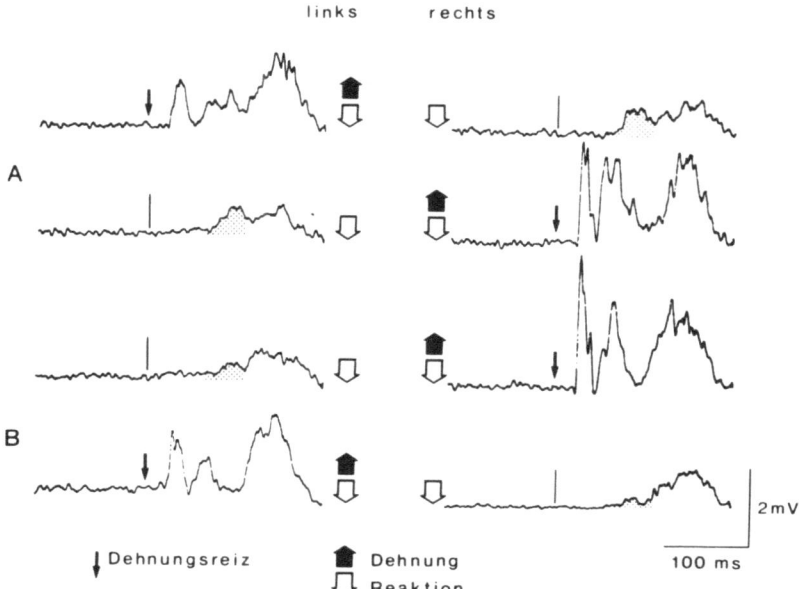

Abb. 9. Elektromyographische Antworten aus dem M. flexor digitorum profundus links und rechts (Drahtableitungen) nach plötzlicher, einseitiger Dehnung unter der Instruktion, beidseits rasch zu reagieren. A Dehnungsreiz wird zufallsgesteuert links oder rechts, jedoch mit gleicher Wahrscheinlichkeit angeboten. B Versuchsperson weiß im voraus, welche Seite gedehnt wird. Frühe kinästhetische Reaktionen (*grau unterlegt*) treten auf der jeweils nichtgedehnten Seite bereits nach ca. 75 ms auf, unter Bedingung A deutlicher als unter Bedingung B. Die gedehnte Seite zeigt Reflexantworten mit kurzer und mittlerer Latenz (M 1 bzw. M 2). (Mod. nach Gerilovsky et al. 1987)

den, also im Zeitbereich der sog. M3-Reflexkomponente. Sie unterscheiden sich insofern von einer reinen Reflexantwort, als sie bei einseitiger Dehnung auch auf der nichtgedehnten Seite registriert werden und ihr Auftreten eindeutig an eine entsprechende Instruktion („Reagiere mit beiden Händen") gebunden ist. Sie erfordern also eine besondere zentrale Einstellung („preset") oder Aufmerksamkeitszuwendung („local attention") und gehören somit zu den „quasireflektorischen Reaktionsmechanismen".

Abbildung 9 zeigt die Ergebnisse eines entsprechenden Versuchs an den Fingerbeugern: Der Dehnungsreiz erfolgt stets einseitig, und die Versuchsperson ist aufgefordert, mit beiden Händen so rasch wie möglich zu reagieren. In (A) wird der Dehnungsreiz zufallsgesteuert links oder rechts (mit jeweils gleicher Wahrscheinlichkeit) angeboten, so daß die Versuchsperson also nicht im voraus weiß, welche Seite gedehnt wird. Während auf der gedehnten Seite die typischen Reflexe mit kurzer und mittlerer Latenz (M 1 und M 2) und eine ausgeprägte Willkürantwort mit einer Latenz von mehr als 100 ms beobachtet werden, tritt auf der nichtgedehnten Seite als früheste Antwort eine kinästhetische Reaktion mit einer Latenz um 75 ms in Erscheinung (dunkel hervorgehoben), die auf der gedehnten Seite nicht sicher von der M2-Komponente abzugrenzen ist. Weiß die Versuchsperson im voraus, welche Seite gedehnt wird (Bedingung B), so fällt die beschriebene Antwort kleiner aus. Es ist zu vermuten, daß quasireflektorische Reaktionsmechanismen eine unterstützende Funktion bei Haltungs- und Bewegungsaufgaben haben, die unter einer besonderen Leistungsanforderung stehen.

Feinabgestufte, bimanuelle Leistungen in der Zielmotorik

Wer sich für die Motorik des Menschen interessiert, den wird am meisten die Kontrolle der Motorik von Arm und Hand beeindrucken. Unsere Arm- und Fingermotorik hat sich langsam von der Lokomotion über grobe Greifbewegungen bis hin zu Zielhandlungen, die fein abgestufte Fingerbewegungen erfordern, entwickelt. Durch Training erworbene Programme ermöglichen

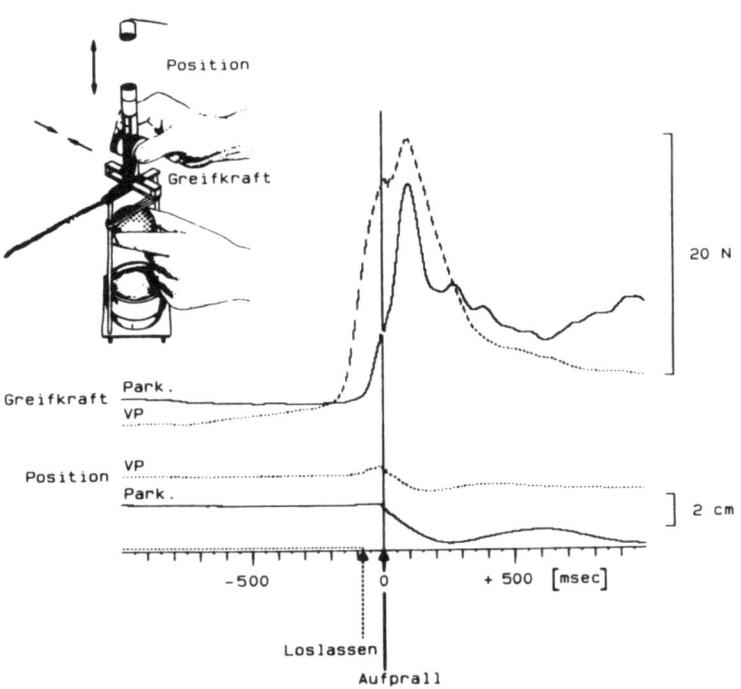

Abb. 10. Versuchsanordnung zur Prüfung des Präzisionsgriffs. Der Proband hält die links oben dargestellte Apparatur zwischen Daumen und Zeigefinger der rechten Hand, die hierzu aufgewendete Normalkraft (Greifkraft) wird über einen Dehnungsmeßstreifen gemessen. Mit der linken Hand läßt er Kugeln unterschiedlichen Gewichts in die Auffangschale am unteren Ende der Apparatur fallen. Vertikale Positionsänderungen werden durch einen Ultraschallmeßkopf erfaßt. Der Hauptteil der Abbildung zeigt ein Registrierbeispiel von einer Normalperson (*VP*) und einem Parkinson-Patienten (*Park.*). Detaillierte Erläuterung im Text

Schreiben, Klavierspielen und andere feinmotorische Leistungen, wie Mikrochirurgie und Mikroneurographie. Arme und Hände dienen aber auch kommunikativen Zwecken (Gestik) und in besonderer Weise dem Ausdruck von Emotionen. Keine motorische Leistung hat sich bei Primaten und Menschen so weiterentwickelt und vervollkommnet wie die Feinmotorik der oberen Extremität. Dies wurde erst möglich durch die Entwicklung des assoziativen Kortex, also der motorischen Kontrolle auf höchster Ebene. So ist es nicht verwunderlich, daß das Handareal der motorischen Hirnrinde den größten modifizierenden afferenten Zustrom, d.h. die größte Konvergenz aus proprio- und exterozeptiven Afferenzen der oberen Extremität erhält, denn nur so kann eine differenzierte Kontrolle und Regelung der Fingermotorik gesichert werden. Ableitungen vom Motorkortex an konditionierten Primaten und Untersuchungen von verschiedenen sensomotorischen Leistungen am Menschen (Lit. in Struppler u. Weindl 1987) haben hier wesentliche Einblicke geschaffen.

Wegen der praktischen Bedeutung, die Störungen der distalen Fein- und Zielmotorik zukommt, ist man für klinische und klinisch-experimentelle Fragestellungen daran interessiert, einen sensomotorischen Globaltest zu haben, der quantifizierbare Resultate liefert und der zwischen Störungen auf verschiedenen Ebenen diskriminieren kann. Einen Vorstoß in dieser Richtung haben Johansson u. Westling (1984) sowie Westling (1986) mit ihrer Präzisionsgriff-Versuchsanordnung unternommen, die seit einiger Zeit auch in unserem Hause erprobt und weiterentwickelt wird. Das hier dargestellte Versuchsparadigma ist denkbar einfach und für unsere Patienten gut durchführbar (Abb. 10, links oben): Eine Apparatur, die in ihrem unteren Teil eine Auffangschale besitzt, wird zwischen Daumen und Zeigefinger der rechten Hand gehalten und die dazu aufgewendete Normalkraft (Greifkraft) wird gemessen. Die vertikale Position der Apparatur wird durch einen Ultraschallmeßkopf erfaßt. Der Proband soll nun zu selbstbestimmten Zeitpunkten Kugeln unterschiedlichen Gewichts in die Auffangschale fallen lassen und Sorge tragen, daß die Apparatur dabei nicht herunterfällt. Die begleitenden Veränderungen der Greifkraft und der Position werden in Abhängigkeit von der Zeit (t = 0: Aufprall der Kugel) dargestellt. Entsprechende Charakteristiken können für gesunde Normalpersonen und Patienten mit verschiedenen sensomotorischen Störungen aufgestellt werden.

Abbildung 10 zeigt das Verhalten eines Parkinson-Patienten (Park.) im Vergleich zu einer gesunden Versuchsperson (VP). Die Normalperson zeigt einen Anstieg der Greifkraft schon vor dem Loslassen der Kugel, und im Moment des Aufpralls hat die Greifkraft bereits fast ihren Maximalwert erreicht. Die Positionskurve zeigt, daß die Apparatur zwischen Loslassen und Aufprall der Kugel leicht angehoben wird, die anschließende Abwärtsbewegung ist gering, und die Endposition entspricht ziemlich genau dem Anfangswert. Der Parkinson-Patient zeigt einen verzögerten Anstieg der Greifkraft, das Maximum wird aber etwa zum gleichen Zeitpunkt wie bei der gesunden Vergleichsperson erreicht (ca. 100 ms nach dem Aufprall). Die Greifkraft sinkt anschließend nicht so stark ab wie bei der Vergleichsperson. Die präparatorische Anhebung der Apparatur vor dem erwarteten Aufprall unterbleibt, und die endgültige Auslenkung ist deutlich größer als beim Gesunden.

Man kann natürlich nicht alle Aspekte der Feinmotorik mit dieser Versuchsanordnung erfassen. Das leichtverständliche Paradigma scheint aber für die klinische Testung und hier speziell für die Therapiekontrolle (Beeinflussung der Akinese durch L-Dopa u. a.) besonders gut geeignet zu sein.

Literatur

Brinkman C (1984) Supplementary motor area of the monkey's cerebral cortex: Short- and long-term deficits after unilateral ablation and the effects of subsequent callosal section. J Neurosci 4:918–929

Gerilovsky L, Riescher H, Struppler A (1987) Long-latency stretch responses in man. Segmental versus suprasegmental hypothesis. In: Struppler A, Weindl A (eds) Clinical aspects of sensory motor integration. Springer, Berlin Heidelberg New York Tokyo, pp 176–187

Ghez C (1985a) Introduction to the motor systems. In: Kandel ER, Schwartz JH (eds) Principles of neural science, 2nd edn. Elsevier, Amsterdam, pp 429–442

Ghez C (1985b) Voluntary movement. In: Kandel ER, Schwartz JH (eds) Principles of neural science, 2nd edn. Elsevier, Amsterdam, pp 487–501

Hess WR (1943) Teleokinetisches und ereismatisches Kräftesystem in der Biomotorik. Helv Physiol Pharmacol Acta 1:C62–C63

Jahnke MT, Struppler A (1988) Neurophysiologische Grundlagen motorischer Schablonen. In: Speckmann EJ, Palm DG (Hrsg) Epilepsie 87. Gemeinsame Tagung der Deutschen Sektion der Internationalen Liga gegen Epilepsie und der Gesellschaft für Neuropädiatrie, Münster, 1.–3. 10. 1987. Einhorn-Verlag, Hamburg, S. 18–31

Johansson RS, Westling G (1984) Influences of cutaneous sensory input on the motor coordination during precision manipulation. In: Euler C von, Franzén O, Lindblom U, Ottoson D (eds) Somatosensory mechanisms. MacMillan, London, pp 249–260

Kuypers HGJM (1964) The descending pathways to the spinal cord, their anatomy and function. Progr Brain Res 11:178–202

Nichols TR, Houk JC (1976) Improvement in linearity and regulation of stiffness that results from actions of stretch reflex. J Neurophysiol 39:119–142

Proske U, Morgan DL (1985a) The effect of conditioning stretches on the responses of cat muscle spindles. In: Boyd IA, Gladden MH (eds) The muscle spindle. Stockton Press, New York, pp 181–185

Proske U, Morgan DL (1985b) After-effects of stretch on the responses of cat soleus muscle spindles to static fusimotor stimulation. Exp Brain Res 59:166–170

Roland PE, Larsen B, Lassen NA, Skinhøj E (1980) Supplementary motor area and other cortical areas in organization of voluntary movements in man. J Neurophysiol 43:118–136

Rothwell JC, Obeso JA, Traub MM, Marsden CD (1983) The behaviour of the long-latency stretch reflex in patients with Parkinson's disease. J Neurol Neurosurg Psychiatry 46:35–44

Struppler A, Weindl A (eds) (1987) Clinical aspects of sensory motor integration. Springer, Berlin Heidelberg New York Tokyo

Tatton WG, Lee RG (1975) Evidence for abnormal long-loop reflexes in rigid Parkinsonian patients. Brain Res 100:671–676

Westling G (1986) Sensori-motor mechanisms during precision grip in man. Umeå Univ. Med. Diss. (New series) 171:1–20

Vom physiologischen Reflex zur Botschaft – Über evolutionsbiologische Zwänge und semiotische Entwicklungslinien in der menschlichen Mimik

W. Schiefenhövel

Zu Beginn unserer Besinnung auf die menschliche Mimik können wir uns mittels eines Gedankenexperimentes auf die Thematik einstimmen. Wer hat die differenziertere Mimik, der Schimpanse, stellvertretend für die infrahumanen Primaten, oder der Mensch? Diese Frage richtig zu beantworten, ist gar nicht so einfach. Muß nicht der Schimpanse den Mangel an verbaler Kommunikation, über die nur sein neu entstandener Vetter verfügt, dadurch wettmachen, daß er feinere nonverbale Signale gibt, die auf einer leistungsfähigen Mimik beruhen? Das klingt einleuchtend, ist aber dessen ungeachtet falsch. Der Vergleich des mimischen Muskelreliefs bei Menschenaffe und Mensch zeigt deutlich (Huber 1931), daß der Homo sapiens nicht nur bezüglich der Sprache die bevorzugte Spezies ist; sein Gesicht wird durch eine größere Anzahl von Muskelgruppen bewegt, der bei unseren Vettern im Vergleich zu anderen Säugern schon recht aufgegliederte faziale Muskelmantel ist bei uns nochmals weiter unterteilt. Wir können schmalere Faserbündel getrennt innervieren und so äußerst differenzierte mimische Muster auf unserem Gesicht erzeugen. Förderlich wirkt sich dabei auch aus, daß die Haut des Gesichts- und Stirnschädels sehr verschieblich ist und wegen der weitgehend fehlenden Behaarung die Wirkung der mimischen Muskulatur besonders gut zu erkennen ist.

In den letzten Jahren hat die Erforschung der Mimik und, damit verknüpft, der Emotionen einen Aufschwung genommen. Die neue naturwissenschaftlich und humanethologisch inspirierte Zuwendung zur menschlichen Mimik steht in der Tradition von Duchenne (1862), Darwin (1872), Eibl-Eibesfeldt (1968, 1984), van Hooff (1971), Ploog (1980) und verschiedenen anderen Autoren. Es verwundert nicht, daß quantitativ ausgerichtete Untersuchungen der mimischen Bewegungen des menschlichen Gesichts in unser Zeitalter fallen, das mit der Kinematographie bzw. der Videoaufzeichnung Konserven der meist sehr schnell ablaufenden Vorgänge erstellen konnte, die die wiederholte und zeitgedehnte, d. h. über das natürliche Maß detailvermittelnde Betrachtung erst möglich machten. So konnte man den flüchtigen Phänomenen im Reich des N. facialis auf die Spur kommen.

Eine weitere wichtige Voraussetzung wurde durch eine Analysetechnik geschaffen, die auf strikt neuroanatomischer Grundlage basiert und mit den Namen Hjortsjö sowie Ekman u. Friesen verbunden ist. Carl-Herman Hjortsjö, Anatom aus Lund, entwickelte (1970) ein merkwürdig unbekannt gebliebenes System zur Analyse mimischer Aktionen, das auf der für sein Fach typischen, Ursprung und Ansatz, Innervation und Funktion definierenden Beschreibung der einzelnen Muskelbewegungen beruht. Er gab allen getrennt innervierbaren neuromuskulären Einheiten Ziffern (Abb. 1) und beschrieb darüber hin-

28 W. Schiefenhövel

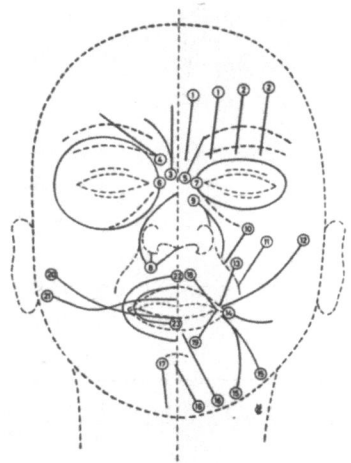

Abb. 1. Die individuell innervierbaren mimischen Muskeln bzw. Muskelanteile bezeichnete der schwedische Anatom Hjortsjö (1971) mit fortlaufenden Ziffern. Die Wirkungsrichtung dieser kleinsten neuromuskulären Einheiten hat er in diesem Schema angegeben

aus den Ausdruck, den ihre isolierte bzw. in Kombination auftretende Aktivierung erzeugte (Abb. 2).

Etwa zur gleichen Zeit begannen P. Ekman und W. Friesen ihre international beachteten Studien der Mimik des Menschen. Sie übernahmen das Hjortsjösche System, in wenigen Punkten vereinfacht bzw. bereichert um

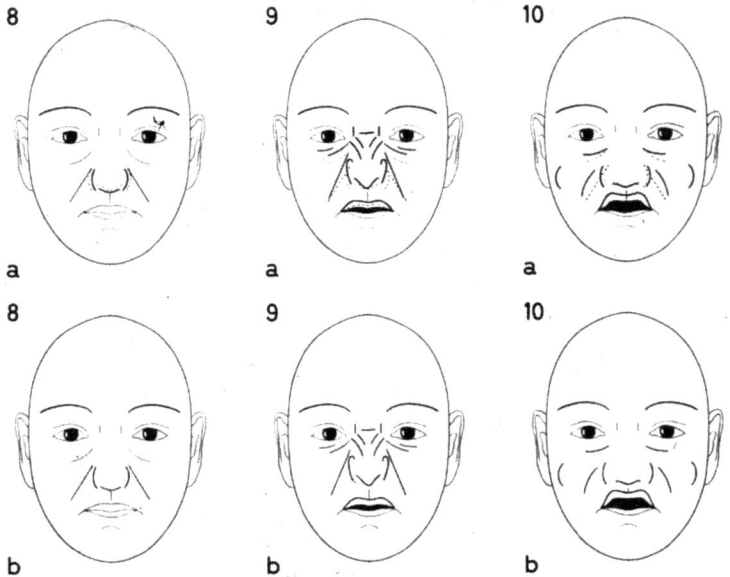

Abb. 2. Die jeweiligen Muskeleinheiten, aktiviert durch die Wahrnehmung externer Reize und spezifische seelische Zustände, bewirken die typischen mimischen Muster

neue Aktionseinheiten, etwa der Mundstellungen oder der Bewegungen des Kopfes. Im Selbstversuch führten sie sich Elektroden in Muskelpartien ein, um auf diese Weise in Zweifelsfällen Klarheit über die funktionale Trennung ganz eng beieinanderliegender Muskeleinheiten zu gewinnen. Diese nannten sie „Action Units" (AUs). Es zeigte sich, daß das Hjortsjösche System gültig blieb. Die Weiterentwicklung durch Ekman u. Friesen, von ihnen als F(acial) A(ction) C(oding) S(ystem) bezeichnet und in einer genauen Anleitung zum Selbststudium aufbereitet (1978), hat sich inzwischen weitgehend durchgesetzt. Im Ringbergschloß der Max-Planck-Gesellschaft fand kürzlich ein internationales Symposium statt, an dem 50 Kolleginnen und Kollegen aus 9 Nationen teilnahmen, die zum großen Teil das FACS benutzen.

Unsere eigenen Analysen (Schiefenhövel et al. 1985; Grammer et al. 1988) nutzen das vor allem von Eibl-Eibesfeldt zusammengetragene, unge-

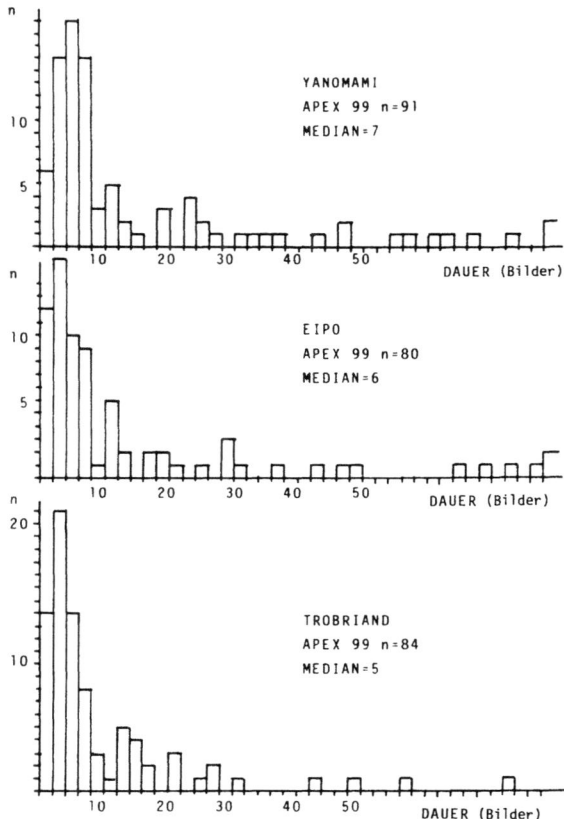

Abb. 3. Der zeitliche Verlauf des Brauenhebens bei Angehörigen von drei gänzlich unterschiedlichen Kulturen. Man erkennt eine Häufung im Bereich der kurzen Dauer („Augengruß", „Ja zum sozialen Kontakt"); die Mediane liegen bei 5, 6 bzw. 7 Bildern, d. h. 200–280 ms. Diese zeitliche Übereinstimmung sowie die hier nicht dargestellte Formkonstanz von Beginn bis Ende der Kontraktion sprechen dafür, daß das schnelle Brauenheben primär biopsychologisch gesteuert wird

30 W. Schiefenhövel

schnitten im humanethologischen Filmarchiv der Max-Planck-Gesellschaft aufbewahrte Filmmaterial (bisher fast 250 000 m) mit Dokumenten ungestellten Sozialverhaltens der Angehörigen voneinander sehr unterschiedlicher Ethnien.

Ein Vergleich des schnellen Brauenhebens in drei Kulturen bestätigte die Existenz eines einheitlichen mimischen Musters, das von Eibl-Eibesfeldt erstmals als „Augengruß" beschrieben worden war (1968). Es zeigte sich, daß der zeitliche Verlauf des schnellen Brauenhebens (Abb. 3) in den drei Ethnien praktisch identisch ist, daß es sich also um ein kulturunabhängiges, biopsychologisch erklärbares Muster mimischer Aktivität handelt, dem ganz offenbar ubiquitär gleiche neuromuskuläre und motivationale Vorgänge zugrunde liegen.

Die semantische Bedeutung dieses einfachen, wenn auch sehr flüchtigen (400 ms langen) Signals, läßt sich mit „Ja zum sozialen Kontakt" umschreiben und kann je nach Kontext ausdrücken: „Schön, dich zu sehen!", „Ich stimme dir zu" oder aber auch „Ja, du hast recht". Ein Signal mit der letzteren Be-

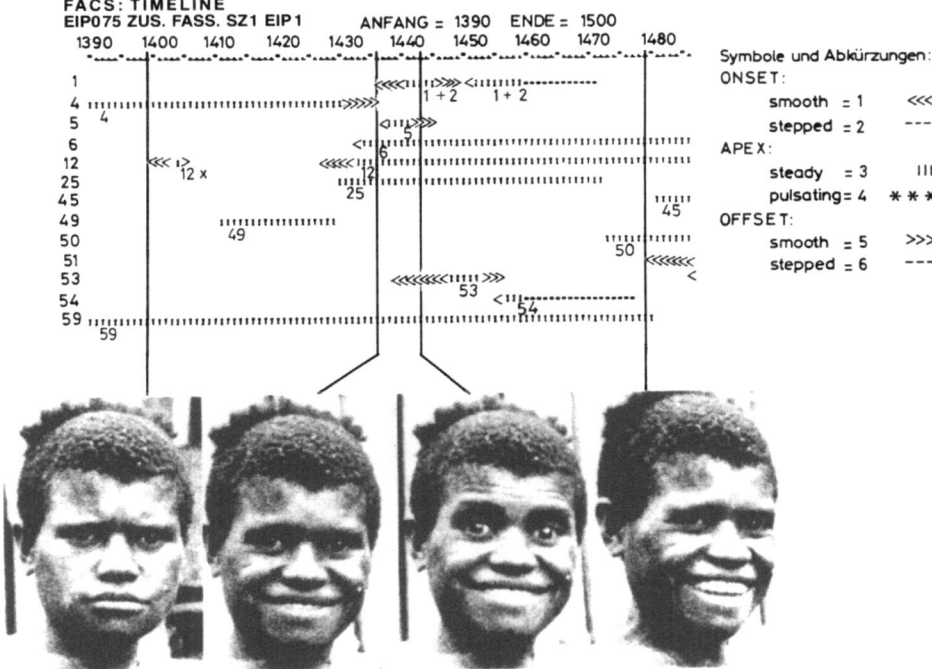

Abb. 4. Die Partitur einer 3,6 s langen mimischen Sequenz bei einer Eipo-Frau aus West-Neuguinea. In dem Computerausdruck ist durch Striche angegeben, welche Muskeleinheiten zu welchem Zeitpunkt kontrahiert wurden. Die korrespondierenden Filmbilder der Eipo-Frau zeigen *(von links)* leichte Distanz (Akt.-Einh. 4), Beginn des Lächelns, (Akt.-Einh. 12 und 6), Höhepunkt des Lächelns und schnelles Brauenheben (Akt.-Einh. 1 und 2) und Persistenz des Lächelns bei bereits verschwundenem Brauenheben.

deutung ist häufig beim zuhörenden Partner einer verbalen Interaktion zu beobachten, mit dem er ganz offenbar das Äquivalent zu einem faktischen Ja ausdrückt, das Zustimmung mit einem spezifischen Inhalt, also nicht nur mit der allgemeinen sozialen Situation, übermittelt. Entsprechend der grundsätzlich freundlichen Tendenz dieses mimischen Zeichens des schnellen Brauenhebens ist die Kombination mit dem Lächeln (AU 12 und AU 6) häufig (Abb. 4).

In Nutzung desselben methodischen Zugangs haben wir (Grammer, Lorenz, Schiefenhövel, Schleidt) begonnen, alle jene mimischen Aktionen zu analysieren, die das Rümpfen der Nase (AU 9 nach Ekman u. Friesen; Hjortsjö hatte in seinem System zusätzlich die Aktionseinheit 8 notiert) enthalten. Bisher wurden 47 Episoden ausgewertet. Bezüglich der temporalen Organisation ergab sich ein sehr überraschender Befund, der im Verlauf der weiteren Analyse besonders sorgfältig überprüft werden wird: Die Dauer der Kontraktion der AU 9 ist entweder sehr kurz oder beträgt 4 s bzw. ein Vielfaches dieser Zeitdauer, also 8, 12, 16 s (Abb. 5). Worin diese jeder Normalverteilung kraß widersprechende Häufung beruht, ob es sich um einen merkwürdigen statistischen Zufall handelt, der bei der begrenzten bisher untersuchten Fallzahl vielleicht möglich, wenn auch sehr unwahrscheinlich wäre, oder ob wir einem bisher unbekannten Mechanismus der Innervationsdauer des M. levator labii superioris alaeque nasi, einer neuromuskulären Zeitkonstante also, auf der Spur sind, werden die weiteren Arbeiten zeigen. Abbildung 6 zeigt diejenigen Muskeleinheiten, mit denen das Naserümpfen in Kombination vorkommt. Man kann erkennen, daß das Lächeln (AU 12 + 6) auch hier besonders häufig auftritt. Diese Tatsache deutet schon an, daß es

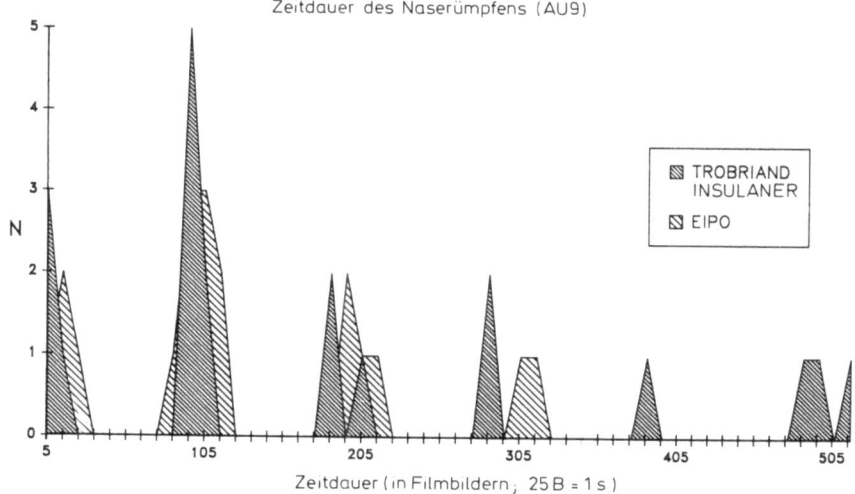

Abb. 5. Die Analyse von 47 Filmszenen, auf denen Angehörige von zwei verschiedenen Kulturen die Nase rümpfen, ergab eine überraschende Häufung der Kontraktionsdauer der beteiligten Muskeln: sie ist entweder sehr kurz (5 Bilder = 0,2 s = 200 ms) oder beträgt ca. 4 s (105 Bilder = 4,2 s) bzw. das Vielfache dieses Maßes. Die Bedeutung dieser zeitlichen Strukturierung ist noch unklar.

sich beim sozialen Einsatz des Naserümpfens als kommunikativem Signal z. T. um die Übermittlung einer freundlichen Grundstimmung handelt.

Ausgangspunkt der Beschäftigung mit der Aktionseinheit 9 war folgende Hypothese: Reflexhaft rümpfen wir die Nase, wenn wir einen uns unangenehmen Duft wahrnehmen. Ob dabei, vor allem wegen der Beteiligung des M. nasalis (AU 8 nach Hjortsjö), der Luftstrom durch die Choanen vermindert oder, im Sinne des „Flehmens" mancher Säuger, durch kurze Schnüffelbewegungen Turbulenzen im Nasenraum erzeugt werden, die ihrerseits die Funktion haben könnten, dem Vomeronasal-Organ (dem Jacobsonschen Organ) Duftpartikel zuzuführen, sei vorläufig dahingestellt. An der aversiven Note dieser meist unwillkürlich verlaufenden Reaktion kann kein Zweifel bestehen.

Die Sprache zeigt unserer Hypothese den Weg, denn sie hat den Begriff „anrüchig" geformt. Der das Naserümpfen auslösende Reiz muß also durchaus nicht immer olfaktorisch sein. In der Mehrzahl der Fälle ist er dieser sensorischen Qualität nurmehr semantisch verwandt. Etwas Anrüchiges riecht ja gar nicht − es trägt nur das Odium der aversiven geruchlichen Wahrnehmung in sich. Vor allem sind es moralisch leicht verwerfliche, irgendwie nicht wirklich akzeptable Situationen, Gesprächsinhalte, Informationen etc., die zum non-olfaktorischen Naserümpfen führen. Wie erwähnt, kommt es häufig in Kombination mit dem Lächeln vor, insbesondere in der spontan und reliabel wahrnehmbaren Konnotation „Ich lächle zwar, aber so ganz in Ordnung ist die Sache nicht". In ganz ähnlicher Weise, nämlich mimische Signale der freundlichen Zuwendung durch den Ausdruck mäßiger Distanzierung qualifizierend, kann es Teil des Verlegenheitsverhaltens (Abb. 7) sein.

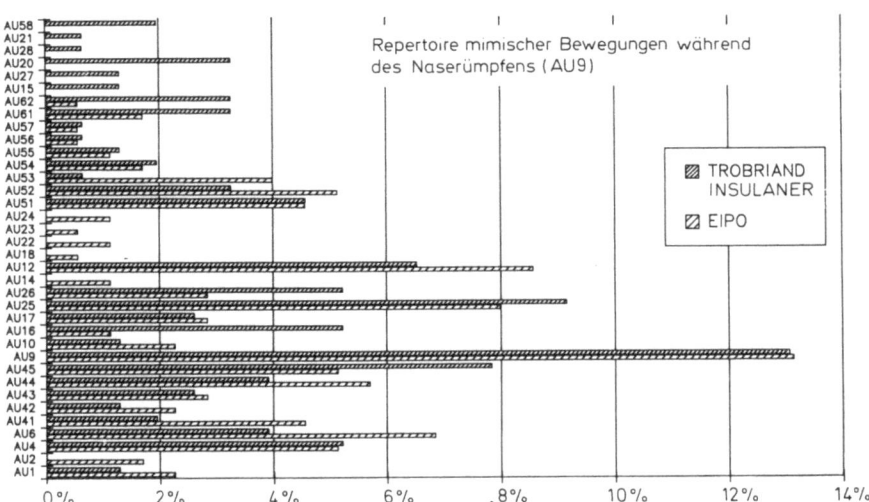

Abb. 6. Mit der Akt.-Einh. 9, der für das Naserümpfen wichtigsten Komponente (sie ist in ca., 13 % der erfaßten Zeitdauer beteiligt) waren andere Aktionseinheiten vergesellschaftet, z. B. Lächeln (Akt.-Einh. 12 und 6), geöffneter Mund (Akt.-Einh. 25) und zusammengezogene Augenbrauen (Akt.-Einh. 4). Die Verteilung in den beiden bisher geprüften Ethnien ergibt ein ähnliches Muster

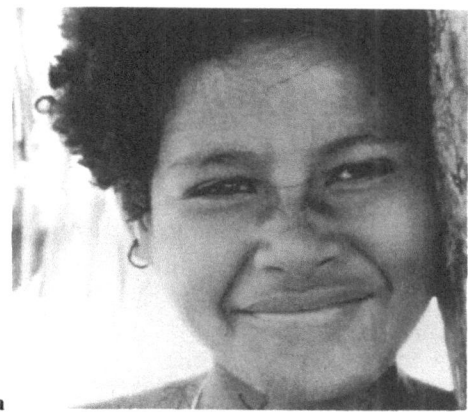 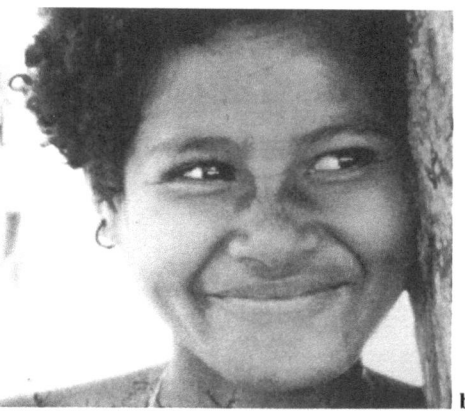

Abb. 7 a, b. Das Naserümpfen in einer Flirtsituation (Trobrianderin mit Europäer). Für kurze Zeit wird der Blick vom außerhalb des rechten Bildrandes stehenden Interaktionspartners abgewendet, die typischen krausen Fältchen erscheinen auf der Nase (**a**), danach nimmt die junge Frau den Blickkontakt wieder auf und lächelt, das Naserümpfen, ein kommunikatives Signal, das mäßige soziale Distanzierung ausdrückt, wird schwächer (**b**) und verschwindet dann ganz (aus einem Film von I. Eibl-Eibesfeldt)

Die Hypothese läßt sich also folgendermaßen formulieren: Ein unwillkürlich ablaufender Reflex, der von unangenehmem Geruch ausgelöst wird, bzw. die dadurch freigesetzte Emotion, ist das biologische Substrat des Naserümpfens. Soll nun eine Emotion ausgedrückt werden, die ihrem Wesen nach eine ähnliche Distanzierung von einem (jetzt immateriellen) Reiz darstellt, so ist es biologisch sinnvoll, wenn sie sich gerade diesen phylogenetisch fest verankerten und sozusagen ausgetretenen neuromuskulären Pfad im menschlichen Zentralnervensystem dienstbar macht. Eine gänzlich neue Verschaltung von affektiven Zentren und mimischem Erfolgsorgan herzustellen, wäre ganz unorganisch und unökonomisch.

Es sind also offenbar reflexhaft-physiologische neuronale Impulse, die für die Äußerung neuer Emotionen Verwendung finden, in diesem Fall jener der mäßigen moralischen Entrüstung. Die schier unendliche theoretisch mögliche Anzahl an Verschaltungsmöglichkeiten zwischen Impulsgeber und spezifischer Verhaltensantwort in der Mimik werden vom tierisch-menschlichen Organismus ganz offensichtlich nicht genutzt; hier besteht ein klarer Gegensatz zur Welt der Gedanken, in der ungleich höhere Freiheitsgrade herrschen. Das Verhalten jedoch wird am engen Zügel geführt, nicht nur jenem der Emotionen (vgl. Schiefenhövel et al. 1985), sondern auch dem der „biological constraints". Die Natur ist ein äußerst konservativer Konstrukteur. Sind einmal morphologische und ethologische Bauelemente gefunden, die den an sie gestellten Anforderungen unter einer Vielzahl von Bedingungen ausreichend genügen, so wird dieses bautechnische Prinzip kaum jemals aufgegeben. Die im Verlauf der Stammesgeschichte ständig vorgenommenen „Umwidmungen" geben beredtes Zeugnis davon: aus dem Grundbauplan der Reptilienextremität kann Arm, Bein, Flosse und Flügel werden. Einmal gefundene Formprinzipien persistieren also trotz völlig neuer Anforderungen an das Organ. Eine ähnlich konservative Konstruktionsweise darf man im Bereich des Verhaltens vermuten. In der Mimik, scheint mir, läßt sich dieser haushälterische Umgang mit bereits existierenden, quasi präformierten Bauteilen gut belegen.

Im Rahmen des Naserümpf-Beispiels läßt sich also sagen, daß es ohne Zweifel für den Organismus aufwendiger gewesen wäre, zur Beantwortung der Reize „aversiv-riechend" bzw. „anrüchig" zwei getrennte neuromuskuläre Systeme zu entwickeln. So hat es sich daher zur Mitteilung der typisch menschlichen Wahrnehmung „moralisch nicht ganz einwandfrei" der tierischen Ausdrucksform für „es stinkt" bedient und eben gerade nicht einen völlig neuen konstruktiven Pfad beschritten. Dieser Zusammenhang wird bei der Betrachtung etlicher anderer mimischer Muster weiter erhellt.

Verwandt mit dem Naserümpfen ist das Hochziehen der medialen Abschnitte der Oberlippe, das von einem Nachbarmuskel (M. levator labii superioris) hervorgebracht wird, aber eine ganz andere Motivationslage signalisiert: den Ausdruck des Ekels (Abb. 8). Diese Aktionseinheit ist offenbar aus dem Brechgesicht (Abb. 9), hervorgegangen, das mit geöffnetem Mund und vorgestülpter Zunge das Vonsichgeben schädlicher Nahrung begleitet (vgl. Darwin 1965, S. 25 ff.). Der auslösende Reiz ist in diesem Fall ungleich stärker als jener des schlechten, aversiven Geruchs, der das Naserümpfen bewirkt.

Man mag einwenden, daß die Interpretation der AU 10, also des monomuskulären Zeichens für Ekel, als Äquivalent des Brechgesichts ebenso intuitiv und willkürlich sei wie manche früheren Erklärungen der Ausdruckspsychologie. Dem läßt sich ein starkes Argument entgegensetzen. Ekman et al. (1983) konnten zeigen, daß die Herzfrequenz absinkt, wenn auf dem Gesicht der Ausdruck des Ekels entsteht (Abb. 10). Die Autoren waren so vorgegan-

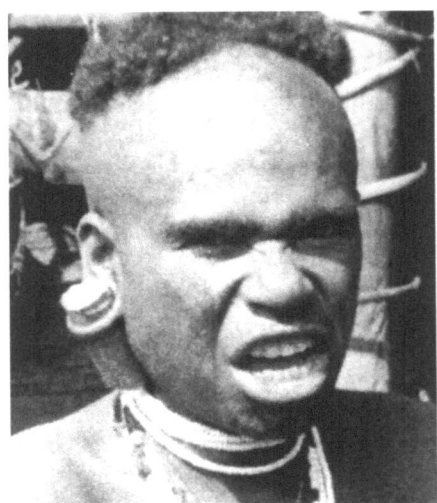

Abb. 8. In dieser Standaufnahme aus einem Film signalisiert eine Eipo-Frau krasse Ablehnung: Neben dem Naserümpfen zeigt sie das Ekelgesicht (Akt.-Einh. 10), bei dem die Nasolabialfalte in eine typische trogförmige Konfiguration gezogen wird (aus einem Film von I. Eibl-Eibesfeldt)

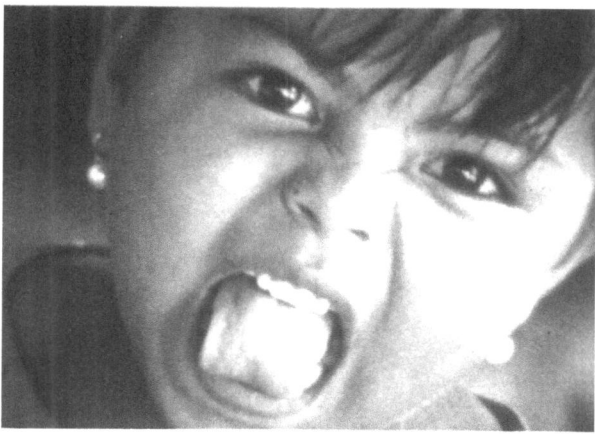

Abb. 9. Grundlage des Ekelgesichts (hier bei einer Balinesin) ist der beim Erbrechen unwillkürliche auftretende Gesichtsausdruck mit geöffnetem Mund und herausbefördernder Zunge. Im Dienst der sozialen Kommunikation kann dieses Zeichen unabhängig von den stofflichen Reizen, also in ritualisierter Weise, eingesetzt werden (aus einem Film von I. Eibl-Eibesfeldt)

gen, daß sie 12 Schauspieler über technische Anweisungen, also ohne Rückgriff auf die Gefühlswelt, dazu gebracht hatten, auf ihrem Gesicht den jeweiligen Ausdruck einer von sechs Emotionen (Wut, Angst, Trauer, Freude, Überraschung, Ekel) erscheinen zu lassen. Es zeigte sich, daß für jede dieser zweifelsfrei universal vorkommenden Emotionen spezifische Veränderungen der Herzfrequenz, der Hauttemperatur und des Hautwiderstandes festzustellen waren. Dieser Befund ist deswegen so bemerkenswert, weil er jener Emotionstheorie widerspricht, die die jeweiligen emotionalen Zustände als Auswirkung unterschiedlich hoher zentralnervöser Erregung ansieht. Für die hier angestellten Überlegungen zum Ekelgesicht sind die Ergebnisse bedeutsam, weil der mit den fünf anderen Emotionen verknüpfte Gesichtsausdruck zu einem deutlichen Anstieg der Herzfrequenz führte. Daß der Ausdruck des Ekels – und natürlich ebenso bzw. in verstärktem Maße die normalerweise zugrunde liegende Emotion des Ekelgefühls – zu einer Herzdezeleration führt, wurde von den Autoren nicht weiter interpretiert. Für den Mediziner drängt sich eine physiologische Erklärung geradezu auf, denn neben dem N. glossopharyngicus ist es vor allem der N. vagus, also der Parasympathikus, der den Brechakt steuert, und seine Aktivierung führt ja gerade zur Absenkung der Herzfrequenz. Diese neuroanatomische, neuropsychologische Kausalkette ist also ein starkes Indiz dafür, daß das „Ekelgesicht" tatsächlich eine Überformung des Brechgesichts ist, wozu ja besonders gut auch der geöffnete Mund und die wie zum Herausbefördern vorgestreckte Zunge paßt.

Hier stoßen wir auf einen weiteren biopsychologischen Zusammenhang mimischen Verhaltens mit der Physiologie. Jemandem die Zunge so herauszustrecken, wie es dem Ausdruck starken Ekels entspricht bzw. beim Brechakt auftritt, nämlich nach abwärts gerichtet, so daß das Dorsum linguae dem Ge-

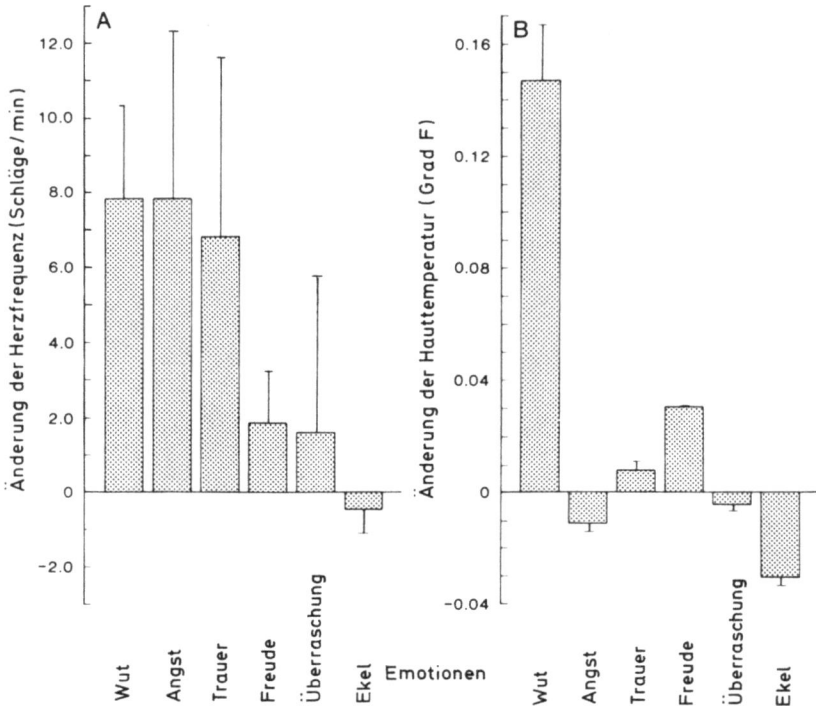

Abb. 10. Ekman et al. (1983) konnten zeigen, daß jene mimischen Signale, die für sechs basale Emotionen typisch sind, eine quasi retrograde Wirkung auf autonome Funktionen haben. Schauspieler wurden über technisch-anatomische Anweisungen dazu gebracht, den jeweiligen Ausdruck für Wut, Angst, Trauer, Freude, Überraschung und Ekel hervorzubringen. Herzfrequenz und Hauttemperatur bildeten jeweils spezifische Muster – ein klarer Hinweis darauf, daß bestimmten Emotionen bestimmte neurobiologische Veränderungen zugrunde liegen

genüber breit entgegengestreckt wird, gilt mit Recht als inakzeptable Beleidigung, denn es signalisiert dem Gegenüber: „Du bist ein Brechreiz für mich" oder, wie es die Weisheit unserer Sprache ausdrückt: „Ich finde dich zum Kotzen".

An beleidigender Wirkung kann dieses mimische Zeichen der Nausea nurmehr übertroffen werden durch eines, das noch näher am eigentlichen Akt des Vomitus ist: dem Ausspucken oder gar dem Anspucken. Das ist ritualisierte Aggression in höchster biopsychologischer Vollendung, und es wird klar, warum solches Verhalten überall heftige Reaktionen der Abwehr hervorruft und selten ungeahndet bleibt.

Den bisher entwickeltsten sprechenden Primaten hat die Evolution wie eingangs erwähnt auch mit einer bis dato unerreichten Fähigkeit zu variabler und subtiler nonverbaler Kommunikation ausgestattet. Sie ist dabei, wie auch in anderen Fällen, sehr ökonomisch mit den neuroanatomischen Bausteinen umgegangen, hat die zum größten Teil noch aus der Reptilienzeit stammenden

Konstruktionselemente den Säugetiererfordernissen unter weitgehender Beibehaltung einmal gefundener morphologischer und neurophysiologischer Lösungen immer wieder angepaßt. Auf diese Weise benötigte sie nur eine begrenzte Anzahl an biologischen Erfindungen, die plastisch genug für die neue Verwendung auf alter Basis waren.

So nutzen wir Menschen eben jene neuromuskulären Mechanismen, die den unwillkürlichen, reflexhaften Abwehrreaktionen zugrunde liegen, die durch die Wahrnehmung unangenehmen Geruchs oder das Schmecken oder Schlucken ekelerregender Stoffe in uns ausgelöst werden, wenn wir Gefühle, Stimmungen oder Meinungen ausdrücken möchten, die keinerlei stofflich-physiologische Basis mehr haben. Die Aktionseinheiten 8, 9 und 10 waren bestens mit der passenden nervalen Hard- und neurochemischen Software ausgestattet. So war es für den Organismus ein leichtes, diese Pfade zu nutzen, wenn es galt, den Artgenossen mentale und emotionale Prozesse mitzuteilen, die mit der ursprünglichen Auslösesituation nurmehr eine semantische Gemeinsamkeit besaßen.

Dieser Prozeß läßt sich bei verschiedenen anderen mimischen Ausdrucksmustern verfolgen, auf die hier nicht im Detail eingegangen werden kann. Erwähnen möchte ich daher nur stichwortartig die Rolle des Platysma, des stammesgeschichtlichen Ausgangsmaterials für die mimische Muskulatur, das in Schrecksituationen unwillkürlich kontrahiert wird und auf diese Weise die vulnerable Halsregion schützt. Der M. corrugator supercilii (AU 4) zieht die Augenbrauen nach medial und unten; er tut das ohne unser willkürliches Zutun, wenn wir vom Dunklen ins Helle kommen. Dann werden die Augenbrauen und der bewegliche Teil des Supraorbitalrandes wie eine Blende eingesetzt, die die empfindliche Retina im Verein mit der sich verengenden Pupille vor zu hoher Lichtintensität schützt – unter den Augen besitzen wir keine buschigen Blenden, denn zu der Zeit als die Sonne die einzige intensiv scheinende Lichtquelle war, genügte der Schutz nach oben. Die kommunikative, semantische Note des Zusammenziehens der Augenbrauen geht aus dieser Sachlage hervor: Mit dieser mimischen Muskelbewegung blendet man den Gegenüber aus, bzw. das, war er tut, sagt oder signalisiert. Man distanziert sich quasi visuell, zeigt den „finsteren Blick" und die „Zornesfalte".

Bei der Produktion von Signalen, die innere Vorgänge, Emotionen, also „Herausbewegtes", nach außen mitteilen, hätte das Zentralnervensystem wie erwähnt völlig unabhängige Zeichen erfinden können, die mit physiologischen Vorgängen gänzlich unverbunden gewesen wären. Das ist, soweit bisher erkennbar, bei der Entwicklung eines Teils der fazialen Ausdrucksbewegungen auch geschehen, denn nicht alle mimischen Zeichen lassen sich so plausibel auf biopsychologische Grundlagen zurückführen, wie es hier für das Naserümpfen (AU 8, 9), den Ausdruck des Ekels (AU 9) und der Ablehnung (AU 4) sowie die Platysmakontraktion (AU 20) bei Überraschung versucht wurde.

Anhand dieser und einiger anderer mimischer Aktionseinheiten läßt sich jedoch, wie im Titel dieses Beitrags angedeutet, erkennen, daß die menschliche Natur das semiotische Problem der Übermittlung eindeutiger Signale, in diesem Fall nonverbaler Gesichtszeichen, durch Ritualisierung bereits existenter reflexähnlicher Verhaltensmuster gelöst hat. Das ist bei den Angehörigen aller Rassen auf dieselbe Weise geschehen, gleichgültig wie lange ihre Abstammung von „Lucy", der präsumptiven ostafrikanischen Ahnin schon zurückliegt, und welche Umwelteinflüsse sich auf jene auch ausgewirkt haben mögen, die als Eskimos oder Bewohner des tropischen Regenwaldes lebten. Die weitgehende Einheit unserer Spezies zeigt sich nicht nur darin, daß alle Erdenbürger unterschiedlichen Geschlechts fruchtbare Nachkommen zeugen können, sondern auch in der erhaltenen Einheitlichkeit des mimischen Ausdrucks basaler Emotionen.

Gewiß gibt es mimische Signale, die ganz kulturspezifisch sind, wie etwa das in Griechenland und anderen Regionen übliche Verneinen durch Hochwerfen des Kopfes mit Verschluß von Augen und Nase, das fälschlich als „Kopfnicken" bezeichnet und damit als Argument für die These verwendet wird, daß Kopfnicken ebenso „ja" als auch „nein" ausdrücken könne. Der griechische Terminus „ananevo" belegt ganz klar, daß diese These nicht zutrifft, denn er bedeutet in genauer Übersetzung „heraufnicken" und nicht hinunternicken, was die korrekte Beschreibung des bei uns und in der Tat in der Mehrzahl aller Völker verbreiteten Nach-unten-Nickens ist, das seinerseits mit großer Wahrscheinlichkeit eine ritualisierte Gebärde des submissiven Kopfneigens ist (vgl. Eibl−Eibesfeldt 1984).

Die interaktive Atmosphäre wird jedoch weitgehend bestimmt durch elementare Botschaften wie Interesse, Freundlichkeit, Friedlichkeit, Skepsis, Ablehnung, Wut etc., und über sie kann sich die Menschenfamilie, das erfahren wir ja am eigenen Leibe bei Reisen in Länder mit uns unbekannter Sprache, erstaunlich gut nonverbal verständigen, weil unsere emotionale und mimische Ausstattung ein biologisches Fundament hat und so kulturelle Grenzen überwindet.

Literatur

Darwin C (1872 bzw. 1965) The expression of the emotions in man and animals. Murray, London and The University of Chicago Press, Chicago

Duchene B (1862) Mécanisme de la physiognomie humaine ou analyse electrophysiologique de l'expression des passions. Bailliere, Paris

Eibl-Eibesfeldt I (1968) Neue Wege der Humanethologie. Homo 18 (1):13−23

Eibl-Eibesfeldt I (1984) Die Biologie des menschlichen Verhaltens − Grundriß der Humanethologie. Piper, München

Ekman P, Friesen W (1978) Facial action coding system. Consulting Psychologists Press, Palo Alto

Ekman P, Levenson RW, Friesen W (1983) Autonomic nervous system activity distinguishes among emotions. Sience 4616:1208−1210

Grammer K, Schiefenhövel W, Schleidt M, Lorenz B, Eibl-Eibesfeldt I (1988) Patterns on the face − the eyebrowflash in crosscultural comparison. Ethology 77:270−299

Hjortsjö C-H (1970) Man's face and mimic language. Studentlitteratur, Lund

Hooff JARAM van (1971) Aspecten van het sociale gedrag en de communicatie bij humane en hogere niethumane primaten. Bronder-offset, Rotterdam

Huber E (1931) Evolution of facial musculature and facial expression. Johns Hopkins Press, Baltimore

Ploog D (1980) Über den Ausdruck der Gemütsbewegungen bei Mensch und Tier. Die neurophysiologischen Grundlagen von Mimik und Stimme. MPG Spiegel 5:33–37

Schiefenhövel W, Schleidt M, Grammer K (1985) Mimik und Emotion. Verhaltensbiologische Aspekte. In: Schubert V (Hrsg) Der Mensch und seine Gefühle. Eos, St. Ottilien, S. 175–209

Psychogene Bewegungsstörungen – Schiefhals und Schreibkrampf im Verständnis des erweiterten Konversionsmodells

M. ERMANN

Im Vordergrund der psychoanalytischen Betrachtung von seelisch bedingten Bewegungsstörungen steht das Konzept der hysterischen Symptombildung nach dem Modell der Konversion. Freud (1909) sprach von einem Sprung aus dem Seelischen in die somatische Innervation. Er schuf damit einen Eckpfeiler der analytischen Psychosomatik, der mit mehrfachen Revisionen und Modifikationen bis heute Gültigkeit behalten hat. Die Quintessenz von Freuds (1908) Konversionsmodell besagt für Bewegungsstörungen, daß seelische Konfliktspannungen in extrapyramidale Innervationen umgesetzt und als solche abgeführt werden können. Die Symptome in Gestalt der Bewegungsstörungen symbolisieren eine unbewußte Wunscherfüllungsphantasie aus dem sexuellen Erlebnisbereich, die wegen ihrer traumatischen Eigenschaften verdrängt worden sind.

Diese Formulierung in der Sprache der energetischen Physik darf nicht über den Modellcharakter dieses Konzeptes hinwegtäuschen. Wir wissen heute mehr über die neuroanatomischen und physiologischen Grundlagen psychogener Bewegungsstörungen. Die Beeinflussung der extrapyramidalen Steuerung durch kortikale Innervationen und die Verknüpfung des extrapyramidalen mit dem limbischen System über Neurotransmitter sind seit der Formulierung des Konversionsmodells bekannt geworden. Damit kennen wir wahrscheinlich wesentliche physiologisch-anatomische Substrate für die Verknüpfung zwischen Außenreizen, höheren psychischen Funktionen, Affekten und Willkürmotorik. Die Psychophysiologie der Konversion ist damit aber noch nicht erklärt. Wir können lediglich feststellen, daß die moderne Forschung uns durch die Offenlegung einiger Strukturen der psychologisch-physiologischen Verschränkungen aus der unbefriedigenden Situation entläßt, für die Konversion einen *rätselhaften* Sprung vom Seelischen ins Körperliche annehmen zu müssen, wie Freud noch sagte. Wir wissen heute mehr über die prinzipielle Einheit körperlicher und seelischer Reaktionen.

In der ursprünglichen Fassung wurde die Konversion ausschließlich als Abwehr unbewußter sexueller Konflikte und Phantasien betrachtet. Das führte zu der verbreiteten Ansicht, daß durch die Innervation der Rücken-, Nacken- und Halsmuskulatur, vor allem aber durch die der Gliedmaßen, verdrängte Triebimpulse der sexuellen Erlebnissphäre symbolisch Ausdruck finden. Am offensichtlichsten galt diese Auffassung für die klassische „große Hysterie" mit ihrem motorischen Anfallsgeschehen. So erschien der „Arc de Cercle" als körperlicher Ausdruck einer verdrängten sexuellen Intention. Ein ähnlicher sexueller Ausdrucksgehalt wurde auch dem Schreibkrampf und dem Schiefhals zugeschrieben. Sie galten und gelten z. T. noch immer als Symbolisierung von Konflikten um verbotene manuelle Betätigung, speziell Masturbation, und um verpönten Voyeurismus. Nach dieser Auffassung stellen diese Bewegungsstörungen eine ausgesprochen reife Ich-Leistung dar: Sie sind aus dieser

Sicht eine kreative Schöpfung des Ichs im Dienste der Konfliktabwehr, Ergebnis eines neurotischen Kompromisses und Indikator für ein abwehrstarkes, reifes Entwicklungsniveau der Persönlichkeit.

Diese Konzeption ist durch spätere Auffassungen erweitert worden: Bereits von Ferenczi (1918) und Rank (1924) wurde die enge Verknüpfung zwischen konversionsneurotischer Symptombildung und unbewußter *sexueller* Phantasie gelöst, die vor allem historisch durch Freuds Ausgestaltung der psychoanalytischen Theorie um den Ödipuskomplex bedingt war. Ferenczi betonte für Bewegungsstörungen die große Bedeutung der Regression und vertrat die Auffassung, daß Motilitätsstörungen einen Rückfall auf ein infantiles Entwicklungsstadium darstellen. Rank bezog vor allem nichtverarbeitete traumatische Geburtserlebnisse und Geburtsängste in seine Überlegungen mit ein. Er sah in Bewegungsstörungen physische Reproduktionen und Verleugnungen des Geburtstraumas und die regressive Wiederbelebung einer lustvollen vorgeburtlichen Ursituation. In ähnlicher Weise betrachtet auch Deutsch (1924) frühkindliche Verlassenheitsängste und die regressive Herstellung einer Geborgenheitsphantasie als den Kern der Konversion. Diese „vergessenen Revisionen der Konversionstheorie" hat Janus (1987) im Überblick dargestellt.

Auch in empirischen Untersuchungen aus den 50er und 60er Jahren (s. Lamprecht 1980) fand sich übereinstimmend, daß die Verknüpfung von Konversion und hysterischer Sexualabwehr bei psychogenen Bewegungsstörungen nicht überzeugend ist. Es handelt sich nur bei rund 1/4 der Patienten mit Konversionssymptomen im muskulären Bereich überhaupt um hysterische Persönlichkeiten. Häufiger kommen passiv-abhängige und vor allem passiv-aggressive Persönlichkeiten vor. Es zeigt sich, daß die muskulären Spannungszustände und Verkrampfungen der Abwehr vielfältiger Impulse und Phantasien dienen. Große Bedeutung haben dabei vor allem aggressive Impulse, Kampf- und Fluchtimpulse sowie die Ambivalenz zwischen Willkür und Gehorsam.

Diese Zusammenhänge sind von Janus (1987) auch experimentell belegt worden. Er untersuchte den Muskeltonus der Nackenmuskulatur im Verlauf psychoanalytischer Interviews und stellte fest, daß der Spannungszustand stärker wurde, wenn aggressive Konflikte angesprochen wurden und beim Patienten Fluchttendenzen mobilisierten, während der Muskeltonus sich verminderte, wenn der Patient sich sicher fühlte.

Speziell für den Schiefhals fand Cleveland (1959) in diesem Zusammenhang die übereinstimmende Ansicht, daß die Konversion neben dem verpönten Hinschauen auch die Selbstbestrafung für feindselige Impulse zum Ausdruck bringt, und zwar durch das Erleiden der Schmerzen, die von den Kontrakturen verursacht werden, und durch die Behinderung, die daraus entsteht. Melita Mitscherlich (1971, 1973, 1983), die ihr Lebenswerk der Erforschung des Tortikollis gewidmet hat, sieht als Gemeinsamkeit aller von ihr untersuchten Patienten die Unfähigkeit, sich aggressiv mit ihrer Umwelt auseinanderzusetzen. Unbewußt aber hätten alle Kranken äußerst aggressive Phantasien. Der Schiefhals stelle eine Abwendung oder Fluchtbewegung angesichts schwerer Schuldgefühle über die verdrängten aggressiven Impulse dar. Die Abwendung des Kopfes stehe symbolisch für die Abwendung der Person von der eigenen Aggressivität.

Speziell für den Schreibkrampf gilt, daß er bei ausgeprägt aggressionsgehemmten Persönlichkeiten auftritt (Zimmert 1959). In ihm äußert sich der Konflikt zwischen aktiv-trotziger Verweigerung und Unterwürfigkeit. Beim Schreibkrampf steht die Armmuskulatur (ähnlich wie die Halsmuskulatur beim Schiefhals) als Teil für das Ganze. Bei der Durchsicht der Literatur fiel mir auf, daß ein anderes unbewußtes Konfliktthema auffällig selten Erwähnung findet (nach meine Funden nur bei Zimmert 1959), dem ich bei Patienten mit Schreibkrampf regelmäßig begegnet bin: die Ambivalenz zwischen Verzicht und Besitzergreifen.

Sie ist mir zuerst bei einem Patienten aufgefallen, bei dem der Schreibkrampf sich auf die Unterschrift auf Bankformularen begrenzte, z. B. auf Scheckunterschriften. Bei ihm fanden in der Verkrampfung Betrugsimpulse und deren Abwehr symbolischen Ausdruck. Man könnte sagen: die Hand erstarrte angesichts seiner betrügerischen Ideen.
Diese Verknüpfung von Ehrlichkeit und Betrug mit dem Organ Hand hat in der Menschheitsgeschichte tiefe Wurzeln. Ich erinnere nur an das Erheben der Schwurhand und daran, daß man als Bürge für die Ehrlichkeit eines anderen die Hand ins Feuer legt und daß dem Betrüger nach dem Koran die Hand abgeschlagen wird.

In der Praxis der Psychoanalytiker häufen sich Erfahrungen, daß sich die Behandlung von Patienten mit Schreibkrampf und Schiefhals außerordentlich schwer gestaltet und daß die Symptomatik häufig bestehen bleibt, selbst wenn die beschriebenen Konflikthintergründe aufgedeckt und lebensgeschichtlich bearbeitet werden können. Neben einer gewissen Anzahl erfolgreicher Behandlungen (Mitscherlich 1971) bleibt eine bedrückend große Zahl unbefriedigender Verläufe.

Untersucht man unter psychodynamischen Gesichtspunkten die Gruppe der Therapieversager, dann findet man nur z. T. einschränkende prognostische Faktoren, wie z. B. die Chronizität des Leidens und einen sekundären Krankheitsgewinn. Ich sehe die Ursache für die unbefriedigende Effektivität mancher psychoanalytischer Behandlungen darin, daß die Symptomatik bei psychogenen Bewegungsstörungen, speziell beim Schreibkrampf und beim Schiefhals, nicht auf einem einfachen Konversionsvorgang als „reifem" Abwehrmechanismus einer neurotisch strukturierten Persönlichkeit auf reifem Entwicklungsniveau beruht, sondern daß die Symptomatik das Ergebnis eines komplizierteren Abwehrprozesses ist. Es zeigt sich nämlich, daß es bei Patienten mit diesen Bewegungsstörungen bei der Symptomentstehung zur Aktivierung tiefer Schichten der Persönlichkeit kommt, zur Reaktivierung körperlicher Reaktionsmuster, in denen frühkindliche Reflexe rudimentär enthalten sind und in die jetzige Erwachsenenkommunikation einbezogen werden. Es kommt zur Ich-Regression. Dieser Aspekt der Konversion ist von Ferenczi (1918) bereits beschrieben worden, aber dann in Vergessenheit geraten (Janus 1987). Ferenczi spricht von „atavistischen Vorbildern", durch die die Abreaktion über starke Affekte in lebensgeschichtlich frühere Reaktionsmechanismen gebahnt werden.

Melita Mitscherlich (1983) faßt den *Schiefhals* bei vielen Patienten als Ergebnis einer Regression auf die Ebene eines frühkindlichen Reflexverhaltens auf: Hebt man einen 8 Tage alten Säugling in horizontaler Lage hoch, so beginnt er, den Kopf zur Seite zu wenden. Diese Bewegung ist ein Teil der bei der Geburt noch vorhandenen Saugreflexe. Als Auslösesituation für diese Regression fand sie vor allem schwere Kränkungen des Selbswertgefühls.

In einer persönlichen Mitteilung hat Hannelore Käfer mir von der Krisenintervention bei einer tief regredierten suizidalen Schiefhalspatientin berichtet. Diese entwickelte während der analytischen Gespräche ein intensives Kältegefühl im ganzen Körper. Die Analytikerin sah darin eine Ich-Regression in den Zustand der körperlichen Kommunikation, die zu diesem Zeitpunkt noch nicht sprachlich vermittelt werden konnte. Sie verstand sie als Verkörperung des Gefühls, nicht umsorgt zu sein, das sich in der Seitenwendung des Kopfes als Rudiment des Suchreflexes – Suche nach der Mutterbrust – äußerte. Sie führte auf der bewußteren Erlebnisschicht die Thematisierung von Konflikten im Leben ihrer Patientin weiter, ging aber zugleich auf einer tieferen Schicht auf die averbale Kommunikation mit der Patientin ein, indem sie ihr Decken zum Wärmen gab. Mit dem aufsteigenden Wärmegefühl entspannte sich auch die Halsmuskulatur der Patientin.

Auch beim *Schreibkrampf* habe ich bei allen Patienten, die ich untersucht habe, schwere subjektive Kränkungen des Selbstwertgefühls gefunden.

Bei dem bereits erwähnten Patienten mit dem umschriebenen Schreibkrampf bei Bankgeschäften war die Auslösesituation zunächst völlig unabhängig vom Thema Geld. Sie war durch das Zusammentreffen von Ereignissen gekennzeichnet: Zunächst wurde er bei einer Beförderung übergangen; kurz darauf entdeckte er, daß seine Frau ihn betrog. In der Behandlung ließ sich der unbewußte Zusammenhang zwischen beiden Erlebnissen aufdecken: Er hatte den unbewußten Impuls, sich an der Frau durch Betrug zu rächen. Zugleich hatte er die Unterlegenheit gegenüber dem Rivalen im Beruf unbewußt mit dem Erlebnis verknüpft, von der Frau verlassen worden zu sein. Dadurch hatte er eine tiefe Kränkung erfahren. Nun wollte er der Beschämung, nicht genügend potent und dadurch Verletzungen ausgesetzt zu sein, unbewußt dadurch begegnen, daß er sich mit Gold und Geld ausstattete. Neben der Rache ging es um narzißtische Restitution. Der wesentliche Gesichtspunkt war aber, daß es bei ihm (wie bei vielen Schreibkrampfpatienten) mit der Symptombildung zu einer Regression auf frühkindliches Verhalten gekommen war, das in der Phylogenese dem Festhalten, dem Schutz vor dem Verlassenwerden dient. Die Folge war, daß die Dynamik der Konversion auf einer bewußtseinsnahen Schicht zwar mit dem Patienten zu klären und zu bearbeiten war; das führte u. a. dazu, daß er begann, offen mit seiner Frau zu kämpfen und sich im Beruf stärker zu behaupten. Aber die Ich-Regression wurde dadurch nicht rückgängig, das Symptom blieb erhalten. Der sprachlich-konfliktpathologische Anteil der Störung blieb vom präverbal-entwicklungspsychologischen abgekoppelt.

Das Problem der Wiederankoppelung ist ein ungelöstes Thema in der analytischen Psychosomatik. Prinzipiell gibt es drei Wege:

– die analytische Langzeitbehandlung mit tiefer Regression und Aufarbeitung der Grundstörungsdynamik in der Übertragung (Mitscherlich 1973);
– die ich-psychologische, supportive Intervention, bei der versucht wird, die Ich-Regression durch spiegelnde Techniken rückgängig zu machen;
– die kombinierte konfliktzentriert-übende Behandlung, z. B. durch Einbeziehung von Entspannungs- und Biofeedback-Methoden in die analytische Psychotherapie (v. Weizäcker 1941; Martin 1982).

Über die Ergebnisse liegen bisher keine vergleichenden Untersuchungen vor.

Das erweiterte Konversionsmodell umfaßt die Vorstellung der Konversion als Abwehrmechanismus durch Einbeziehung des Körpers in die Symbolbildung und die Ich-Regression. Dieses Konzept der doppelten Psychopathologie wird der Verschränkung zwischen neurotischen Konflikten und narzißtischen Störungen bei Patienten mit Schreibkrampf und Schiefhals besser gerecht als ein einfaches Konversionsmodell, das in der klinischen Praxis gelegentlich noch Anwendung findet. Der eine Anteil der Psychopathologie besteht in der Abwehr der Konfliktdynamik über den Mechanismus der Konversion im engeren Sinne, d. h. der Symptombildung als Kompromißbildung zwischen Abwehr und Abgewehrtem in Form einer Symbolisierung als körperliche Innervation und Funktionsstörung. Hinzu kommt die Ich-Regression: die Reaktivierung früher Entwicklungsstadien unter Verlust von Erwachsenenfunktionen, der Rückgriff auf rudimentäre Reflexe. Sie ist die Antwort auf narzißtische Erschütterungen des Selbstwert- und Sicherheitsgefühls. Hier handelt es sich um eine Flucht in die Vergangenheit zum Schutze des eigenen Selbst. Die frühkindlichen Reflexe stellen dabei die Disposition für das somatische Entgegenkommen dar, welches Freud (1905) als Basis körperlicher Symptombildungen postuliert hat.

Die Bedeutung der Ich-Regression war bei einer 40jährigen Patientin eindrucksvoll zu beobachten, die nach ausgedehnten medizinischen Untersuchungen mit der Diagnose einer schweren Konversion in einer psychosomatischen Klinik[1] von mir mitbehandelt wurde. Ich war als Einzeltherapeut an der Behandlung im Rahmen eines integrierten Stationskonzepts beteiligt, an dem verschiedene Psychotherapeuten, eine Sozialarbeiterin und das Pflegepersonal mitwirkten. Die Patientin litt unter generalisierten Muskelkontrakturen, die alle Bewegungen schwer beeinträchtigten. Sie brauchte Hilfe beim An- und Auskleiden, beim Essen und Gehen, war in den Zustand eines Pfleglings regrediert und völlig auf die Hilfe von außen angewiesen. Dieser Zustand war für die Station auf Dauer schwer erträglich und provozierte zunehmende Ablehnung. In meiner Funktion als Einzeltherapeut erhielt ich den Auftrag, möglichst rasch zu einer Verhaltensänderung der Patientin beizutragen, indem ich ihren „Versorgungsanspruch" „analysieren" sollte. Dieser schien lebensgeschichtlich verständlich, hatte die Patientin doch als achtes uneheliches Kind einer ledigen Mutter eine Kindheit voller katastrophaler Entbehrungen erlitten. Die Behandlungsstunden, in denen ich die Pflege- und Versorgungsthematik mit ihr besprach, hinterließen bei mir nachhaltige Eindrücke: Sie versuchte, unter Nutzung der freien Assoziation, eine Ablenkung auf andere Themen, während ich sie unter dem Druck meines „Auftrags" durch meine Interventionen immer wieder zurückholte. Sie wirkte zunehmend verschreckt, gejagt, und ich bekam immer mehr das Gefühl, ihr etwas Lebenswichtiges nehmen zu wollen. Schließlich saß sie mit erschrockenen, aufgerissenen Augen und zurückgebeugtem Kopf vor mir, brachte die angewinkelten Arme und Beine ruckartig vor ihren Körper, so daß ich fürchtete, sie könne vom Sessel fallen, um dann langsame Bewegungen folgen zu lassen, die in der ursprünglichen verspannten Haltung endeten. Die Atmosphäre dieser Stunden und vor allem mein Gefühl, ihr wie einem Kleinkind zu begegnen, aber ihren berechtigten Bedürfnissen nicht zu entsprechen, bedrückten und belasteten mich außerordentlich. Schließlich wurde mir die damit verknüpfte Dynamik deutlich. Ich war zur Mutter geworden, die ihr eine angemessene Fürsorge vorenthielt, und sie das entbehrungsreiche Kind. Offensichtlich hatte sie gespürt, daß meine Absicht darin bestand, ihr belastendes Verhalten zu beseitigen, statt es zu akzeptieren. Damit war unser Gespräch für sie zu einer Bedrohung ihres Sicherheitsgefühls geworden. Sie antwortete darauf mit einem Rückzug in eine noch tiefere regressive Kommunikation: In ihren ruckartigen Verkrampfungen und der nachfolgenden langsamen Entspannung waren Spuren des Moro-Umklammerungsreflexes zu erkennen. – Diese Sichtweise half uns, das Defizit in ihrer Entwicklung besser zu verstehen und zu akzeptieren und weniger als unzumutbare oder gar böswillige Anspruchlichkeit zu bekämpfen. Wir ermöglichten ihr Massagen und gymnastische

---

[1] Psychosomatische Klinik (Prof. Dr. H. Schepank) des Zentralinstituts für Seelische Gesundheit in Mannheim

Übungen. Das führte zur deutlichen Entspannung auch der Beschwerden. Gleichzeitig kamen wir mit ihr in besseren Kontakt und in Gespräche über ihre Eheproblematik, die vor Jahren symptomauslösend gewesen war und durch die sie in ständigen Verlassenheitsängsten lebte.

Literatur

Cleveland SE (1959) Personality dynamics in torticollis. J Nerv Dis 129:150–161
Deutsch F (1924) Zur Bildung des Konversionssymptoms. Int Z Psychoanal 10:380–392
Ferenczi S (1918) Die Psychoanalyse der Kriegsneurosen. In: Ferenczi S (Hrsg) Bausteine zur Psychoanalyse, Bd II. Huber, Bern 1964
Freud S (1905) Bruchstück einer Hysterieanalyse. GW, Bd 5. Fischer, Frankfurt/M.
Freud S (1908) Hysterische Phänomene und ihre Beziehung zur Bisexualität. GW, Bd 7. Fischer, Frankfurt/M.
Freud S (1909) Bemerkungen über einen Fall von Zwangsneurose. GW, Bd 7. Fischer, Frankfurt/M.
Janus L (1978) Psychoanalytisch-psychophysiologische Untersuchungen bei Patienten mit funktionellem Cervicalsyndrom. Z Psychosom Med 24:101–155
Janus L (1987) Die vergessene Revision der Konversionstheorie durch Ferenczi, Rank und Deutsch. In: Lamprecht F (Hrsg) Spezialisierung und Integration in Psychosomatik und Psychotherapie. Springer, Berlin Heidelberg New York Tokyo
Lamprecht F (1980) Neurologie. In: Hahn P (Hrsg) Die Psychologie des 20. Jahrhunderts, Bd 9: Psychosomatik. Kindler, München
Martin PR (1982) Spasmodic torticollis. J Behav Med 5:249–273
Mitscherlich M (1971) Zur Psychoanalyse des Torticollis spasticus. Nervenarzt 42:420–426
Mitscherlich M (1973) Die analytische Behandlung von Hyperkinesen. Med Welt 24:1058–1062
Mitscherlich M (1983) Zur Theorie und Therapie des Torticollis. In: Studt HH (Hrsg) Psychosomatik in Forschung und Praxis. Urban & Schwarzenberg, München
Rank O (1924) Das Trauma der Geburt. Internationaler psychoanalytischer Verlag, Wien
Weizäcker V von (1941) Klinische Vorstellungen. Hippokrates, Stuttgart
Zimmert R (1959) Über Schreibkrampf. Z Psychosom Med 5:178–182, 246–257

Katatone Syndrome bei Psychosen im Kindes- und Jugendalter

U. KNÖLKER

Einleitung

„Die Katatonie gilt vielfach als eine Erkrankung, die sich erst an die körperlichen und psychischen Umwälzungen der Pubertätszeit anschließt, obgleich schon ihr Begründer Kahlbaum (1874) hervorgehoben hat, daß sie in jedem Alter, sogar in der Kindheit, aufzutreten vermag."

So beginnt der Kieler Psychiater Raecke seine 1909 erschienene Abhandlung über die „Katatonie im Kindesalter". Aufgrund seiner ausführlichen Darstellung von 10 Kasuistiken resümiert er, daß die Katatonie „vor allem im Alter vom 12. bis 15. Jahre" auftrete und „hier in ihren Hauptzügen nicht von der Katatonie der Erwachsenen" abweiche.

Einige Zeitgenossen Raeckes bestätigen anhand von Einzelbeobachtungen das Vorkommen katatoner Zustandsbilder im Kindes- und Jugendalter, so etwa Kraepelin (1893), Meyer (1907), Ziehen (1915), Vogt (1909), Pönitz (1913), wobei zu berücksichtigen ist, daß zu jener Zeit die „Begriffe Kindheitsschizophrenie und Kindheitskatatonie praktisch identisch waren" (Leonhard 1984).

Die Feststellung Raeckes, daß „die Katatonie der Kinder bisher nicht allgemein die Beachtung gefunden" habe, „welche ihr gebührt", wird über 7 Jahrzehnte danach von Leonhard (1984) wiederholt, der zudem allgemein beklagt, daß „katatone Symptome ... in der modernen psychiatrischen Diagnostik ganz auffällig vernachlässigt werden".

Prävalenz und Phänomenologie

Nach Durchsicht der Literatur der letzten 20 Jahre finden sich in der Tat nur wenige Arbeiten zu dieser Thematik im Kindes- und Jugendalter. Die Positionen der Autoren bewegen sich zwischen zwei Extremen: zum einen, daß es sich bei den kindlichen „systematischen Schizophrenien ... durchwegs um Katatonien" handele, wie Leonhard (1984) postulierte, der sich darin durch Autoren wie Spiel (1961), Wieck (1965), Ssucharewa (1968) bestätigt sieht; zum anderen, daß katatone Symptome nicht zu den Kardinalsymptomen der Kindheitsschizophrenien gehören, wie es etwa von Harbauer (1969), Lempp (1973) und Eggers (1973) vertreten wird.

Tabelle 1. Häufigkeit katatoner Syndrome bei präpuberalen und Adoleszentenpsychosen

Autor	n	Alter	Häufigkeit
Annel (1963)	43	präpuberal	12 Katatonien 8 periodische Kat. 4 Mischformen
Wieck (1965)	16	präpuberal	„vorwiegend hebephren-katatoner Charakter"
Eggers (1973)	57	präpuberal	2 kataton-stuporöse Zustände bei schleichendem Verlauf
Friedrich (1983)	83	Adoleszenten	14,4 % katatone Schizophrenien (n = 12)

Sicher werden alle Bemühungen, aus den vorhandenen empirischen Studien vergleichbare Angaben über die Häufigkeit und Phänomenologie katatoner Syndrome im Kindes- und Jugendalter zu gewinnen, allgemein durch Klassifikationsprobleme erheblich erschwert. Nicht zuletzt auch deswegen, weil schon die nosologische Zuordnung psychotischer Symptome besonders im Kindesalter im internationalen Schrifttum unterschiedlich gehandhabt wird und zudem häufig erst unter Berücksichtigung des Longitudinalverlaufes überhaupt möglich ist. So ist es nicht verwunderlich, daß die Angaben zur Häufigkeit katatoner Syndrome bei kindlichen und juvenilen Psychosen uneinheitlich sind. Eine Auswahl derartiger Studien möge dies verdeutlichen (Tabelle 1).

In vielen kinder- und jugendpsychiatrischen Kliniken werden seit einigen Jahren die Kriterien des multiaxialen Klassifikationsschemas (MAS) nach Rutter, Shaffer und Sturge, in der deutschen Bearbeitung von Remschmidt u. Schmidt (1977), zugrundegelegt. Dort heißt es: „... ausgeprägte Störung der Psychomotorik, die oft zwischen zwei Extremen wie Hyperkinese und Stupor oder automatischem Befolgen von Befehlen und Negativismus schwankt (katatoner Erregungs- oder Spannungszustand, Stupor, schizophrene Katalepsie, schizophrene Katatonie, Flexibilitas cerea)".

Seit Bestehen unserer Klinik (Univ.-Klinik f. Kinder- u. Jugendpsychiatrie Würzburg) wurden in den Jahren 1978 bis 1. Halbjahr 1985 insgesamt 105 Patienten mit endogenen Psychosen stationär behandelt. Dies entspricht einem jährlichen, weitgehend konstanten Anteil von etwa 10 % unseres gesamten Krankengutes. Unter Berücksichtigung der eben erläuterten Kriterien fanden wir bei 18 Patienten, d. h. in 17,1 % katatone Phänomene.

Besonderheiten im Kindes- und Jugendalter

Es erhebt sich die Frage, ob es überhaupt bei kindlichen und juvenilen Psychosen phänomenologische Besonderheiten und Modifikationen katatoner Syndrome gibt. Eggers (1973) faßte bei seinen untersuchten Patienten, die vor dem 10. Lebensjahr psychotisch erkrankt waren, unter dem Oberbegriff „Disharmonierung der Motorik" folgende katatone Symptome zusammen: „Stereotypien, Bizarrerien, geschraubt-manierierte, automatenhaft eckig steife Bewegungen sowie kataleptische Haltungen". Diese unterschieden sich nicht wesentlich von den bei Erwachsenen zu beobachtenden Phänomenen. Auch Leonhard (1960, 1984) betont, daß man bei Kindern und Erwachsenen „grundsätzlich die gleichen Bilder" finde. „Die wichtigste Modifikation der Kindheit" bestehe bei den systematischen Katatonien darin, daß neben der schizophrenen Symptomatik eine schwere allgemeine Retardierung" zu verzeichnen sei, „die in der Mehrzahl (seiner) Fälle zur Diagnose einer Idiotie geführt" habe. Weitere Besonderheiten kindlicher Katatonien bestünden darin, daß unmotivierte aggressive Handlungen im Rahmen eines katatonen Erregungszustandes regelmäßig mit einer „Autoaggression" verbunden seien und daß „Parakinesen und Manieren die häufigsten Symptome der frühkindlichen Katatonie" darstellten. Leonhard (1960, 1984) − der betont, daß der Begriff Katatonie i. allg. zu eng gefaßt werde − verdanken wir bekanntlich eine subtile differentialtypologische Darstellung katatoner Syndrome, deren Vorkommen er auch für kindliche Psychosen belegt hat. Da sich die Leonhardsche Nomenklatur nicht allgemein durchgesetzt hat, sei hier daran erinnert, daß er unter „systematischen Schizophrenien" die schleichend progressi-

Tabelle 2. Einteilung und Charakteristika katatoner Syndrome. (Nach Leonhard 1960, 1984)

Periodische Kat.:	Schubweise auftretende, teils akinetische, teils hyperkinetische Zustandsbilder
Systematische Kat.:	
a) Sprachträge K.:	Allgemeine, besonders sprachliche Antriebsverarmung mit halluzinatorischer Abgelenktheit und Erregungszuständen. Scheue, ablehnende Grundhaltung
b) Sprechbereite K.:	Charakteristisches Vorbeireden. Sprachäußerung nur auf Ansprache
c) Proskinetische K.:	Antriebsarmut mit iterativer Unruhe besonders der Hände (Nesteln, Klopfen, Antasten). Sprachliche Iterationen (Murmeln). Mitgehen, Gegengreifen
d) Negativistische K.:	Pat. nehmen keine Notiz von der Umgebung, anfallsweise aggressive Erregungszustände, meist als Reaktion auf Anforderungen der Umwelt. Erhaltenes Interesse für Triebleben (Essen, Sexualität)
e) Parakinetische („faxenhafte") K.:	Ständige Unruheerscheinungen am ganzen Körper in Form unnatürlicher verzerrter Bewegungsabläufe. „Entstellte Ausdrucks- und Reaktivbewegungen". Stereotype Bewegungsformen (Kopfwackeln, Wippen), „abspringende Redensarten", Grimassieren

Tabelle 3. Katatone Syndrome und Erkrankungsalter. (Nach Leonhard, 1984)

Diagnosen	< 3 J. ♂	< 3 J. ♀	< 6 J. ♂	< 6 J. ♀	< 8 J. ♂	< 8 J. ♀	< 10 J. ♂	< 10 J. ♀	< 12 J. ♂	< 12 J. ♀	< 14 J. ♂	< 14 J. ♀	< 15 J. ♂	< 15 J. ♀
Systematische Katatonien (n = 44)	10	3	10	6	1	1	2	1	1	1	6	–	2	–
	13		16		2		3		2		6		2	
Periodische Katatonien (n = 13)	–	–	–	–	2	–	–	–	1	–	4	4	1	1
					2				1		8		2	
Kataphasien (n = 5)	–	–	–	–	–	–	1	–	–	–	3	–	1	–
							1				3		1	

Σ = 62
(Gesamt n = 81)

ven Verläufe, unter „periodischen Katatonien und Kataphasien" die remittierenden Verläufe und unter „zykloiden Psychosen" die zirkulären Verläufe versteht (Leonhard 1984).

Die Leonhardsche Klassifikation katatoner Zustandsbilder erläutert Tabelle 2.

Leonhard (1984) kommt unter Anwendung seiner Kriterien zu folgender Verteilung in den verschiedenen Altersstufen (Tabelle 3).

Folgt man den Ausführungen Leonhards dahingehend, daß katatone Phänomene mehr oder weniger pathognomonisch für kindliche Psychosen sind, so wäre deren Kenntnis und stärkere Berücksichtigung von großem praktischen Wert. Dennoch muß das von Leonhard postulierte ubiquitäre Vorkommen von Katatonien in Zweifel gezogen werden. Eggers (1973) fand in seiner Untersuchungsgruppe von 55 Patienten, die im Alter von 3–14 Jahren psychotisch erkrankt waren, unter Berücksichtigung der Leonhardschen Kriterien nur 2 Patienten mit einer bewegungsarmen bzw. sprachträgen Katatonie und 1 Patienten mit einer negativistischen Defektkatatonie.

Prognose

Wenden wir uns der Frage zu, ob und inwieweit den katatonen Phänomenen eine prognostische Bedeutung zukommt, so sind auch hier widersprüchliche Aussagen aus der Literatur zu entnehmen. Eine große Anzahl von Autoren (Evensen 1904; Heimann et al. 1971; Langfeldt 1956; Lutz 1937, 1938; M. Müller 1949; V. Müller 1951; Ruckdeschel 1957) sprechen der katatonhalluzinatorischen Form der Psychosen eine relativ günstige Prognose zu. Dagegen kommen eine nicht minder große Gruppe von Autoren (Uschakov 1965; Vrono 1971; Bachina 1965; Hift et al. 1960; Friedrich 1983) zu gegenteiligen

Aussagen. In diesem Zusammenhang muß erneut auf die eingangs schon erwähnten verschiedenen differentialtypologischen Maßstäbe bei der Beurteilung und Etikettierung psychotischer Krankheitsbilder im Kindes- und Jugendalter erinnert werden (Eggers 1973).

Differentialdiagnose

Differentialdiagnostische Überlegungen bei katatonen Syndromen im Kindes- und Jugendalter können im Einzelfall problematisch werden. Strunk (1980) sieht „fließende Übergänge von Zwangsphänomenen, ritualisierten Handlungen und Absonderlichkeiten des Bewegungsablaufes zu eindeutig katatonen Phänomenen".

Stereotypien und motorische Automatismen bei Oligophrenen sind von katatonen Zustandsbildern manchmal dadurch abgrenzbar, daß geistig behinderte Kinder im Gegensatz zu psychotischen Kindern zumindest in Ansätzen emotional ansprechbar sind und auf Zuwendung reagieren. Leonhard (1984), der bei einer großen Anzahl Patienten als geistige Behinderung verkannte

Tabelle 4. Differentialdiagnose katatoner Syndrome im Kindes- und Jugendalter

Syndrom	Diagnostische Kriterien
Exogene Psychosen (Infektionskrankheiten, Stammhirnpsychosen, Intoxikationen, Hirntumoren, Stoffwechselstörungen, Epilepsie)	Anamnese, somatisch-neurologische Befunde, Laboruntersuchung, Liquorbefund, EEG, CT
Oligophrenie (Stereotypien, Automatismen)	Anamnese, hirnorganische Befunde, Intelligenzniveau
Frühkindlicher Autismus (Kanner)	Beginn in den ersten Lebensjahren (Anamnese), spezifische Symptomatik
Dementia infantilis (Heller)	Hirnorganische Befunde, Krampfanfälle (nicht obligatorisch). Geistiger Abbau im Vordergrund, stärkere organische Prägung
Heredodegenerative Erkrankungen (Leukodystrophie, M. Wilson, Chorea Huntington, infantile progressive Paralyse)	Hereditäre hirnorganische und neurologische Befunde, Laboruntersuchung, Verlauf
Kramer-Pollnow-Syndrom	Häufig nach fieberhaften Erkrankungen
	Chronisch-erethische Zustandsbilder mit dranghafter Bewegungsunruhe. Hirnorganische Befunde (Liquor, EEG, CT)
„Psychogene" Psychosen (Dämmerzustände, Konversionsneurosen, Mutismus u. a.)	Eigen-, Familien- und Fremdanamnese. Ausschluß hirnorganischer Befunde

Kindheitsschizophrenien fand, arbeitete als Unterscheidungsmerkmal ein elementares Fremdheitsgefühl heraus, das der Untersucher einem psychotischen Kind gegenüber empfinden müsse. Andererseits finde man beim schizophrenen Kind „viele Fähigkeiten, die bei einem echten Schwachsinn höheren Grades keinesfalls mehr vorkommen".

Die Vielfalt differentialdiagnostischer Aspekte belegt Tabelle 4.

Zwei Fallbeispiele aus dem eigenen Patientengut mögen die Problematik *psychogener* katatoniformer Phänomene illustrieren.

So wurde uns ein 6jähriges Mädchen mit der Verdachtsdiagnose einer kindlichen Psychose eingewiesen. Nach bisher altersgemäßer Entwicklung habe sie seit etwa einem halben Jahr seltsame Verhaltensweisen gezeigt in Form von Mutismus und Negativismus besonders im Umgang mit dem Vater. Sie isoliere sich zunehmend im sozialen Kontakt im Kindergarten, spreche z. T. kleinkindhaft und verfalle in stuporös anmutende Zustände. Die Fallanalyse ergab, daß dieses Verhalten im Zusammenhang mit inzestuösen Handlungen des Vaters einzuordnen war, der das Mädchen ständig mit Schlägen bedroht hatte, falls sie ihn verraten würde.

Ein 10jähriger Junge wurde von seinen Eltern wegen eigenartiger Ausnahmezustände in eine Kinderklinik eingewiesen. Er verharre bis zu einer Stunde in einem negativistisch-mutistischen Zustand, in dem er nicht ansprechbar sei. Teilweise sei er ohne ersichtlichen Grund stark erregt, laufe umher und schreie so schrill, daß die ganze Nachbarschaft zusammenlaufe. Da die hirnorganischen Untersuchungen die Verdachtsdiagnose einer Temporallappenepilepsie nicht bestätigten, erfolgte die Zuweisung in unsere Klinik. Wir konnten ein schweres hysterisches Syndrom bei massiver Eltern-Kind-Beziehungsstörung diagnostizieren.

Therapie

Die Therapie psychotischer katatoner Syndrome bei Kindern und Jugendlichen dürfte sich nicht wesentlich von der im Erwachsenenalter unterscheiden. Bei schwerem Stupor und katatonen Erregungszuständen ist der Einsatz von hochpotenten Neuroleptika das Mittel der Wahl. Zusätzlich werden die in der Kinder- und Jugendpsychiatrie bei Psychosen gebräuchlichen Therapieformen wie stützende Psychotherapie, Bewegungstherapie, Ergotherapie, Musiktherapie und Soziotherapie angewandt. In diesem Kontext kann auf Einzelheiten nicht näher eingegangen werden.

Interessant ist die Frage, wie die betroffenen Kinder und Jugendlichen die für die Umwelt oft so dramatischen Phänomene, z. B. des katatonen Stupors, selbst erlebt haben. Wir haben dabei häufig beobachtet, daß die Patienten nach Abklingen der Psychose angaben, sie könnten sich nicht mehr daran erinnern. Das würde die allgemeine Erfahrung bestätigen, daß psychotisch Erkrankte oft keine Krankheitseinsicht haben, zur Bagatellisierung oder Dissimulation neigen und nach Überwinden der Krankheit nicht mehr daran erinnert werden möchten. Gelegentlich wurden uns Erklärungen aus einem Kausalitätsdenken heraus angeboten, etwa: „Ich war so steif, weil so viele Ärzte um mich herumstanden, weil ich soviel Medikamente hatte", oder „ich war so aufgeregt, weil mich die Schwester so geärgert hat, weil ich nicht in die Klinik wollte", usf. Nicht selten werden aber auch massive Ängste, Ratlosigkeit und schuldhaftes Erleben beschrieben. So berichtete ein 14jähriges Mädchen, das tagelang in einem schweren katatonen Stupor mit Mutismus und Nahrungsverweigerung verharrte: „Ich hatte eine furchtbare Angst, daß es so bleiben könnte und ich nie mehr werde sprechen können. Ich habe alles verstanden, konnte aber nicht antworten; ich kam mir auch schlecht vor, daß ich allen soviel Umstände bereitete". Eggers (1973) hat bei seinem untersuchten Krankengut ähnliche Beobachtungen gemacht. Bemerkenswert ist, daß dieser Aspekt der Stellungnahme der Patienten zu psychotischen und katatonen Phänomenen bis auf einige Einzelfallbeobachtungen oder Erfahrungsberichte in der Literatur relativ selten Beachtung findet.

Literatur

Albert E (1957) Charakteristische katatone Bilder bei kindlichen Schizophrenien. II. Int Kongr Psychiatr, Zürich 1957, Bd IV. Orell Füssli, Zürich (1959), S 221
Annel A-L (1963) Periodic catatonia in a boy of 7 years. Acta Paedopsychiatr (Basel) 30:48–58
Bachina VM (1965) Besonderheiten der Klinik in der Spätperiode der Schizophrenie. Psychiat Neurol med Psychol (Leipz) 17:134
Bosch G (1972) Psychosen im Kindesalter. In: Kisker KP at al. (Hrsg) Psychiatrie der Gegenwart, Bd II. Springer, Berlin Heidelberg New York
Eggers C (1973) Verlaufsweisen kindlicher und präpuberaler Schizophrenien. Springer, Berlin Heidelberg New York
Evensen H (1904) Dementia praecox. Aschehoog Krania; zit n Eggers (1973)
Friedrich MH (1983) Adoleszentenpsychosen. Pathoplastische und psychopathologische Kriterien. Karger, Basel
Harbauer H (1969) Endogene Psychosen im Kindesalter. In: Huber G (Hrsg) Schizophrenie und Zyklothymie. Thieme, Stuttgart
Heimann H, Heim E, Sperling E, Lehner E (1971) „Prozeß" und „Reaktion" im Rahmen des schizoid-schizophrenen Formenkreises. In: Kranz H (Hrsg) Schizophrenie und Umwelt. Thieme, Stuttgart
Hift E, Hift S, Spiel W (1960) Ergebnisse der Schockbehandlungen bei kindlichen Schizophrenien. Schweiz Arch Neurol Psychiat 86:256
Kahlbaum KL (1874) Die Katatonie. Hirschwald, Berlin
Kraepelin E (1893) Psychiatrie. Abel, Leipzig
Langfeldt G (1956) The prognosis in schizophrenia. Acta Psychiat Scand (Suppl) 110. Zit nach Eggers
Lempp R (1973) Psychosen im Kindes- und Jugendalter – eine Realitätsbezugsstörung. Huber, Bern
Leonhard K (1960) Über kindliche Katatonien. Psychiat Neurol med Psychol (Lpz) 12:1
Leonhard K (1984) Als geistige Behinderung verkannte Kindheitsschizophrenie. In: Nissen G (Hrsg) Psychiatrie des Schulalters. Huber, Bern
Lutz J (1937, 1938) Über die Schizophrenie im Kindesalter. Schweiz Arch Neurol Psychiat 39:335 und 40:141
Meyer E (1907) Die Ursachen der Geisteskrankheiten. G. Fischer, Jena
Müller M (1949) Prognose und Therapie der Geisteskrankheiten. Thieme, Stuttgart
Müller V (1951) Katamnestische Erhebungen über den Spontanverlauf der Schizophrenie. Monatsschr Psychiat Neurol 122:257
Pönitz K (1913) Beitrag zur Kenntnis der Frühkatatonie. Z Ges Neurol Psychiat 20:343–257
Raecke J (1909) Katatonie im Kindesalter. Arch Psychiat Nervenkr 45:245–279
Remschmidt H, Schmidt M (1977) Multiaxiales Klassifikationsschema für psychiatrische Erkrankungen im Kindes- und Jugendalter nach Rutter, Shaffer und Sturge. Huber, Bern

Ruckdeschel KT (1957) Zur Prognose schizophrener Erkrankungen. Dtsch med Wochenschr 82:2166

Spiel W (1961) Die endogenen Psychosen des Kindes- und Jugendalters. Karger, Basel

Ssucharewa G (1968) Die Bedeutung der vergleichenden Berücksichtigung des Lebensalters für die Untersuchung der Verlaufsgesetzmäßigkeit der Schizophrenie bei Kindern und Jugendlichen. Acta Paedopsychiatr (Basel) 34:297

Stockert GF von (1957) Psychosen im Kindesalter. Jahrb Jugendpsychiat 1:322

Strunk P (1980) Formenkreis der endogenen Psychosen. In: Harbauer et al. (Hrsg) Lehrbuch der speziellen Kinder- und Jugendpsychiatrie, 4. Aufl. Springer, Berlin Heidelberg New York

Uschakov GK (1965) Die Frühdiagnostik der Schizophrenie bei Kindern und Jugendlichen. Dtsch Gesundheitswes 20:1922

Villinger W (1959) Symptomatologie der kindlichen und jugendlichen Schizophrenien. Int Kongr Psychiat, Zürich 1957, Kongreßbericht, Bd I. Orell Füssli, Zürich, S 345–350

Vogt K (1909) Über Fälle von Jugendirresein im Kindesalter. Allg Z Psychiat 66

Vrono MS (1971) Schizophrenie bei Kindern und Jugendlichen (Besonderheiten der Klinik und des Verlaufs); zit n Eggers (1973)

Wieck C (1965) Schizophrenie im Kindesalter. Hirzel, Leipzig

Ziehen GT (1915) Die Geisteskrankheiten des Kindesalters einschließlich des Schwachsinns und der psychopathischen Konstitutionen. Reuther & Reichard, Berlin

Tic-Erkrankungen im Kindes- und Jugendalter

J. MARTINIUS

Das Kind braucht motorische Aktivität für seine Entwicklung, denn durch Bewegung erobert es seinen Lebensraum, erfährt es seine Welt, verschafft es sich die Grundlagen für seine motorische, kognitive und emotionale Entwicklung. So ist es zu verstehen, daß gesunde Kinder und Jugendliche besonders in Phasen lebhafter Entwicklung exzessiv bewegungshungrig sind. Dazu gehört auch, daß während des Entwicklungsalters die Spontanmotorik phasenweise Qualitäten und Ausmaße annehmen kann, die dem Erwachsenen fremd sind.

Tics sind jedoch von dieser physiologischen Willkürmotorik unterscheidbar. Bei Tics handelt es sich um unwillkürliche Bewegungen und unwillkürliche vokale bzw. auch verbale Äußerungen, an denen funktionell zusammenhängende Muskelgruppen eines Körperbereichs beteiligt sind. Es können gleichzeitig oder nacheinander mehrere Körperbereiche von den unwillkürlichen Bewegungen betroffen sein. Die Qualität der Bewegungen ist plötzlich einschießend und kurzdauernd. Tics wiederholen sich häufig und sind keine intendierten Handlungen; sie interferieren andererseits nur bei stärkerer Ausprägung mit Willkürbewegungen. Tics können von den Betroffenen wahrgenommen werden, sind für Minuten bis Stunden willentlich unterdrückbar und sistieren meist im Schlaf. Emotionale Spannung erhöht die Frequenz des Auftretens, die darüber hinaus spontanen Fluktationen unterliegt.

Obwohl i. allg. die Eingrenzung von Tics als motorische Auffälligkeit nicht schwierig ist, gibt es gerade beim Kind einen Grenzbereich zwischen ruckarti-

Tabelle 1. Einteilung der Tic-Störungen. (Nach Shapiro und Shapiro 1980)

Art der Störung	Beginn	Verlauf/Dauer	
Vorübergehender Tic des Kindesalters	1 − (2) muskuläre Tics	vor dem 12. Lebensjahr	fluktuierend bis 1 Jahr
Multiple Tics	multiple muskuläre Tics	2.−15. Lebensjahr	fluktuierend, jahrelange Dauer, Nachlassen in der Adoleszenz häufig
Tourette-Syndrom	multiple muskuläre und vokale Tics	2.−15. Lebensjahr	fluktuierend, aber in der Symptomatik zunehmend, meist lebenslang andauernd

ger Willkürbewegung, etwa in Form von Kopfschütteln, und der sich in der Wiederholung verselbständigenden unwillkürlichen Bewegung des Kopfschüttelns, die dann nicht unbedingt als Störung oder Erkrankung anzusprechen ist, sondern als Angewohnheit, die sich auch wieder verliert.

Häufige Tic-Symptome sind Blinzeln mit den Augenlidern, Kopfschütteln, Grimassieren, Schulterzucken, Lautäußerungen, Extremitäten- und Rumpfbewegungen. Gesondert oder zusammen mit den Genannten können auftreten: Schnüffeln, Schlucken, Räuspern, Husten. Explosionsartige Phonationen können sich ausweiten zum Ausstoßen von Worten und Satzteilen. Letztere haben bei schweren Tic-Formen bisweilen obszöne Inhalte (Koprolalie). Umwillkürliches „Nachmachen" von Gesten (Echopraxie) und Nachsprechen (Echolalie, Palilalie) kommen vor. Motorische Tics haben im Entwicklungsverlauf des Krankheitsgeschehens die Tendenz zur Ausbreitung vom Gesichts-Kopf-Bereich nach kaudal auf Rumpf und Extremitäten. Es werden 4 Formen von Tic-Störungen unterschieden (s. auch Tabelle 1):

- vorübergehender Tic des Kindesalters,
- multiple Tics des Kindesalters,
- Tourette-Syndrom.

Vorübergehender Tic des Kindesalters

Diese Tic-Störung beginnt im Kindesalter oder in der Präpubertät. Ein bis zwei Tics treten auf; sie können für Minuten bis Stunden unterdrückt werden, ihre Intensität wechselt im Verlauf von Wochen. Die Störung hält nicht länger als einige Monate, längstens ein Jahr an. Die Manifestation dieser Störung sind Blinzeln und Gesichtstics; das Bild kann aber vielgestaltiger sein, bis hin zu Phonationen. Es besteht starke Knabenwendigkeit.

Multiple Tics

Multiple Tics haben ihre Erstmanifestation zwischen frühem Kindesalter und Adoleszenz, bestehen in multiplen muskulären Tics, können zeitweilig unterdrückt werden und fluktuieren in Ausgestaltung und Intensität. Der Verlauf ist chronisch, d. h. die Störung auf jeden Fall länger als ein Jahr an. In der Adoleszenz bessert sich die Symptomatik oft.

Begleitend finden sich häufig Sprechstörungen, psychomotorische Unruhe und Störungen der Aufmerksamkeit, leichte neurologische Befunde und andere Verhaltensauffälligkeiten.

Tourette-Syndrom

Das nach dem Erstbeschreiber Gilles de la Tourette benannte Syndrom hat eine Reihe essentieller diagnostischer Kriterien. Kernsymptome sind multiple muskuläre und vokale Tics, die sich im Entwicklungsalter, d. h. zwischen dem 2. und 15. Lebensjahr, manifestieren, wobei neue Symptome sich zu bereits vorhandenen hinzugesellen oder sie ersetzen. Die Tics können willkürlich vorübergehend unterdrückt werden, Häufigkeit und Intensität der Tics schwanken innerhalb von Wochen. Der Verlauf ist chronisch, meist lebenslang.

Zwischen vorübergehenden Tics, multiplen Tics und Tourette-Syndrom, vor allem zwischen den beiden letztgenannten, sind scharfe nosologische Grenzen oft durch den Verlauf zu ziehen. Die wesentlichen Unterschiede liegen in der Qualität. Weil spontane Besserungen auch bei multiplen Tics nicht die Ausnahme darstellen, sind Therapieerfolge, wenn sie nicht prompt eintreten, nur bedingt einschätzbar.

Einfache motorische Tics treten bisweilen mit primär chronischem Verlauf auf, unabhängig davon, ob die Erstmanifestation ins Kindes- oder Erwachsenenalter fällt. Selten gehört zu dieser Störung ein Phonationstic.

Häufig auftretende Tics bedeuten für die davon Betroffenen eine schwere, in erster Linie soziale Belastung und Behinderung. Die Patienten leben in Scham und ängstlicher Spannung, wodurch das Symptom wiederum verstärkt wird. Vokale Tics, besonders Bellen, das Ausstoßen von Schimpfworten und Obszönitäten müssen brüske Ablehnung und Verärgerung erzeugen, auch innerhalb der Familie, bis hin zu Feindseligkeit. Schweres Leid und Isolation sind die Folge.

Tics sind im Kindes- und Jugendalter kein seltenes Vorkommnis. Es wird geschätzt, daß 10–20% aller Kinder im Laufe ihrer Entwicklung Tics zeigen, bei der Mehrheit jedoch in einfacher, vorübergehender Form. Die Prävalenz in einer unausgelesenen kindlichen Bevölkerung wurde mit 8% angegeben (Rothenberger 1984). In einer kinder- und jugendpsychiatrischen Inanspruchnahmepopulation hingegen lag der Anteil an Patienten mit Tic-Störungen mit 15–20% deutlich höher. Jungen sind stärker betroffen als Mädchen, und zwar im Verhältnis 3 : 1. Der Beginn der Störung fällt für alle Formen von Tic zwischen das 2. und 15. Lebensjahr, mit einem mittleren Erkrankungsalter von 7 Jahren. Das Tourette-Syndrom beginnt zwar mit einfachen Tics, erreicht seine volle Ausprägung in der Regel aber erst Monate bis Jahre später.

Zur Entstehung von Tics gab es eine Faustregel, die beinhaltete, daß einfache Tics im Kopfbereich als psychogene Tics anzusehen seien, wohingegen bei schwereren Tic-Formen eine organische Verursachung zumindest beteiligt sein könne. Solche Vorstellungen über die Ätiopathogenese von Tics sind jedoch vereinfachend und in dieser Form sicher nicht mehr haltbar. Beides, psychogene und somatogene Faktoren, sind nach neueren Forschungsergebnissen an der Entstehung von Tics ursächlich beteiligt. Eine strenge Trennung in psychogene und organische Tics scheint nicht mehr gerechtfertigt. Zwar sind langanhaltende emotionale Belastungen als Auslöser bei einfachen Tics im Vorschul- und Grundschulalter immer wieder anzutreffen, es findet sich jedoch auch bei diesen ein gehäuftes familiäres Vorkommen: zwischen 10 und 40 % der Eltern leiden ebenfalls an Tics. Bei Patienten mit multiplen Tics und Tourette-Syndrom ist die familiäre Häufung bei Eltern und weiterer Verwandtschaft ebenfalls belegt. Eine Zwillingsstudie zeigte bei monozygoten Zwillingspaaren eine Konkordanz von 75 % gegenüber 27 % bei heterozygoten Zwillingen (Price et al. 1985). In den Familien von Kindern und Jugendlichen mit Tics findet sich eine allgemein erhöhte Inzidenz von psychopathologischen Auffälligkeiten, insbesondere Angstsyndromen und zwanghafte Störungen. In der Tat treffen wir bei Kindern und Jugendlichen mit schwereren Tic-Erkrankungen, die der klinischen Behandlung bedürften, immer wieder das gemeinsame Vorkommen von Tics und Zwangssymptomen an, wobei die Frage offenbleiben muß, ob Tics, wie eine psychogenetische Theorie es unterstellt, Zwangshandlungen darstellen.

Hinweise auf zerebrale Entwicklungsstörungen sind in Form leichter neurologischer und abnormer EEG-Befunde bei mehr als der Hälfte der Patienten anzutreffen. Solche, auf eine leichte allgemeine Funktionsstörung hindeutenden Befunde sind jedoch unspezifisch und deshalb ungeeignet, zum pathophysiologischen Verständnis der Tic-Krankheit beizutragen. Da bei Tics Medikamente therapeutisch wirksam sind, die Dopaminrezeptoren blockieren und weiterhin bekannt ist, daß das gesamte zentrale Dopamin im Mittelhirn produziert wird und etwa 80 % der zentralen Dopaminrezeptoren im Striatum zu finden sind, spricht dies für eine Beteiligung dieser Struktur und des Dopamins an der Genese von Tics. Es existieren außerdem Berichte über Besserungen der Tic-Symptomatik nach stereotaktischen Eingriffen im Thalamus und im Gyrus cinguli (Asam u. Karras 1981).

Zur Pathogenese wird deshalb die Annahme einer somatischen Schwäche favorisiert, die zusammen mit ungünstigen psychogenen Einflüssen zur Manifestation von Tics führt. Hinzu kommt die Beobachtung, daß Kinder mit Tics allgemein zu psychomotorischer Unruhe neigen, vermehrt sensibel-reizoffen sind und daher Umgebungseinflüssen vermehrt ausgesetzt sind.

Das Auftreten von Tics beim Kind zieht unvermeidbar eine Beunruhigung der Familie nach sich. Bei einfachen motorischen Tics kann zunächst davon ausgegangen werden, daß sie vorübergehend sind. Nach Untersuchung von Kind und Familie besteht die Behandlung, wenn nennenswerte psychopathogene Einflüsse fehlen, in Aufklärung, Beratung und Beruhigung. Läßt sich vermuten, daß sich im Tic bei sensiblen Kindern ängstliche Spannung ausdrückt, die durch erzieherische Strenge und Einengung erzeugt, unterhalten und verstärkt wird, können Nichtbeachten des Tics und gewährenlassendes elterliches Verhalten Spannung und Symptom zum Verschwinden bringen.

Emotionale Störungen bei einem Elternteil oder Konflikte in der Familie bedürfen auf jeden Fall einer geeigneten individuellen Behandlung oder der Familientherapie (Jungmann 1985).

Sind multiple Tics vorhanden und dauern sie an, stehen Kind und Familie in der Regel unter so starkem Druck, daß der sofortige Versuch einer symptomatischen Therapie angezeigt ist. Kinder und Jugendliche, die an einem Tourette-Syndrom erkranken, bedürfen der Entlastung. Sie ist durch eine stationäre Aufnahme zu erreichen.

Bei einfachen wie multiplen Tics kann eine kurzfristige anxiolytische Behandlung mit Benzodiazipinen zur Unterstützung des therapeutischen Gesamtbemühens erfolgreich sein. Empfohlen werden Clonazepam und Bromazepam. Seit Jahrzehnten haben Neuroleptika einen festen Platz in der pharmakologischen Behandlung multipler Tics, in erster Linie des Tourette-Syndroms. Die Wirkung kommt offenbar über eine Dopaminblockade zustande. Bereits mit kleinen Dosen Haloperidol (3–8 mg/Tag) ist bei Dreiviertel der Kinder eine wesentliche Symptombesserung zu erzielen. Unerwünschte expyramidalmotorische und psychische Nebenwirkungen sind allerdings häufig; in solchen Fällen kann ein Versuch mit Pimozid (1–4 mg/Tag) den gewünschten Erfolg bringen.

Neuerdings hat die pharmakologische Behandlung von Tics eine wirksame Ergänzung durch Tiaprid erfahren (Claus u. Aschoff; Eggers et al. 1983). Diese Substanz hat spezifisch-antidyskinetische Eigenschaften und zeigt gute Erfolge in der Behandlung aller Arten von Tics. Kinder erhalten 3mal 50 mg, Jugendliche 1- bis 3mal 100 mg pro Tag.

Bei einfachen Tics ist die Prognose bereits vom Spontanverlauf her günstig; was die Bedeutung von Beratung und Therapie jedoch in keiner Weise herabmindert. Andererseits können auch einfache Tics lebenslang bestehenbleiben. Breiten sich Tics vom Kopfbereich nach kaudal aus und kommen Phonationen hinzu, ist mit einem jahrelangen Verlauf zu rechnen.

Insgesamt zeigen aber Tic-Syndrome im späteren Verlauf eine Besserungstendenz bzw. heilen auch aus. Etwa die Hälfte der Patienten mit Tourette-Syndrom sind mit Erreichen des Erwachsenenalters wesentlich gebessert oder symptomfrei (Corbett et al. 1969).

Literatur

Asam U, Karras W (1981) Gilles de la Tourette-Syndrom und Psychochirurgie. Acta Paedopsychiatr (Basel) 47:39–48

Claus C, Aschoff J (1979) Behandlung extrapyramidaler Bewegungsstörungen mit Tiaprid. Arch Psychiat Nervenkr 227:151–158

Corbett JA, Matthews AM, Connell PH, Shapiro DA (1969) Tics and Gilles de la Tourette-Syndrom. A follow up study and critical review. Br J Psychiatry 115:1229-1242

Eggers C, Olbrich T, Rothenberger A (1983) Neurobiological findings in children with tics and Gilles de la Tourette-Syndrom. In: Ackenheil M, Matussek N (Hrsg) Special aspects of psychopharmacology. Expansion Scientifique Fancaise, Paris, pp 191–202

Jungmann J (1985) Das Gilles de la Tourette-Syndrom. Pädiat Prax 31:443–448

Price AR, Kidd KK, Cohen DJ, Pauls DL, Leckmann JF (1985) A twin study of Tourette-Syndrom. Arch Gen Psychiatry 42:815–820

Rothenberger A (1984) Therapie der Tic-Störungen. Z Kinder Jugendpsychiat 12:284–301

Shapiro AK, Shapiro ES (1980) Tics, Tourette-Syndrome and other movement disorders. Tourette Syndrome Associaton, New York

Historische Entwicklung und regionale Unterschiede der Diagnostik schizophrener Erkrankungen

R. BAER

Als Kraepelin 1918 einen historischen Rückblick gab, nannte er diesen: „Hundert Jahre Psychiatrie." Es ist üblich geworden, den Beginn der eigentlichen wissenschaftlichen Psychiatrie auf die Wende vom 18. auf das 19. Jahrhundert zu legen. Wir möchten unsere Ausführung über die Entwicklung des Schizophreniebegriffes deshalb beginnen mit einer Übersicht der um 1800 üblichen Bezeichnungen und heutigen Diagnosen (Tabelle 1).

Wir sehen, daß die Schizophrenen sich, je nach Verlaufsstadium und Zustandsbild, über das ganze Spektrum der 1801 üblichen Systematik verteilt finden. Ein einheitliches Krankheitsbild im heutigen Sinne war die Schizophrenie aus der Sicht der damaligen Ärzte nicht.

In den folgenden Jahrzehnten des 19. und beginnenden 20. Jahrhunderts führte die Entwicklung des Schizophreniebegriffes von der Monomanie Esquirols (1827) über die Démence précoce Morels (1860) und die Primäre Verrücktheit deutschsprachiger Psychiater zum Dementia praecox-Begriff Kraepelins (1893), der schließlich durch den Schizophreniebegriff Bleulers (1908) abgelöst wurde.

Monomanie war eine im 19. Jahrhundert von Frankreich ausgehende, verbreitete Bezeichnung für „Einzelwahn". Man stellte sich vor, daß die Psyche nur in einem Punkt krankhaft verändert war, während die übrigen seelischen Bereiche unberührt blieben. Als „intellektuelle Monomanie" bezeichnete Esquirol (1827) eine isolierte Geistesstörung, die von Wahn und Sinnestäuschungen begleitet wird. Esquirol hatte im frühen 19. Jahrhundert mit dieser Beschreibung unzweifelhaft Kranke im Auge, die wir heute Schizophrene nennen würden.

In einem Vortrag „Ueber Monomanie als primäre Form der Seelenstörung" beschrieb Snell (1865) 10 chronisch paranoid-halluzinatorische Verläufe als eine Grundform psychischer Erkrankungen neben Melancholie und Manie. 1874 führte Snell aus: „Bekanntlich war bei den deutschen Irrenärzten

Tabelle 1. Beziehungen zwischen heutigen Krankheitsbildern und der Terminologie Pinels im Jahre 1801 (Nach Ackerknecht 1957)

Pinel (1801)	*Gegenwart*
Manie	Schizophrene, Hypomaniker
Melancholie	echte Depressionen, deprimierte Schizophrene, Paranoiker, Neurotiker, Paralytiker
Demenz	Paralytiker, alte Schizophrene

seit längerer Zeit die Ansicht allgemein, dass die Wahnsinnsformen, welche man theils als Wahnsinn, theils als fixen Wahn, Monomanie, Verrücktheit je nach den verschiedene Stadien und Aeusserungsweisen bezeichnete, vorwiegend secundäre Erkrankungen seien, welche sich aus Melancholie und Manie hervorbildeten." Snell betont seine Ansicht von der primären Entstehung dieser Krankheitsform und erläutert anschaulich, „dass diejenige Form der Geistesstörung, welche in einzelnen fixierten Wahnideen hervortritt, die sich nur langsam verändern und scheinbar den übrigen Inhalt des Bewußtseins ungestörter lassen als die übrigen Formen der Geistesstörung, deren Hauptgundlage die auf Halluzinationen gestützten Verfolgungsideen bei gehobenem Selbstgefühl sind, zu welchen sich früher oder später Ueberschätzungsideen hinzugesellen, sich als primäre Krankheitsform entwickelt. Es entsteht die Krankheit zuweilen unter stürmischen Erscheinungen allgemeiner Erregung, gewöhnlicher aber allmählich. Die Kranken werden mißtrauisch gegen ihre Umgebung, glauben insultirende Stimmen zu hören, höhnische Gesichter zu sehen, giftige Substanzen in den Speisen und Getränken zu schmecken oder deren Wirkungen zu empfinden. . . Gewöhnlich schreitet die Krankheit, wenn sie nicht zur Genesung kommt, langsam unter Remissionen voran. . . So bilden sich nach und nach die Könige, Propheten und göttliche Wesen, die wir in jeder Irrenanstalt finden."

Unter ausdrücklicher Betonung seiner Übereinstimmung sowohl mit diesen Ansichten Snells als auch mit den noch darzustellenden Erfahrungen des französischen Psychiaters Morel spricht Griesinger (1867) von primärer Verrücktheit. Er hält es bei den von ihm beobachteten Kranken für bemerkenswert, ". . . dass bei so vielen ganz dieselben krankhaften Vorstellungen wiederkehren. . . Es ist wie wenn gerade diese Vorstellungen immer bereit wären aufzutauchen. Ich möchte sie als typische oder fundamentale, oder Primordial-Delirien bezeichnen. . . Diese eigenthümliche, sehr chronische Störung halte ich nicht mehr. . . für secundär, habe mich vielmehr von der protogenetichen Bildung dieser Zustände überzeugt und bezeichne sie jetzt als primäre Verrücktheit (Tabelle 3)."

Damit war der erste große Schritt in die Richtung unseres heutigen Schizophreniebegriffes getan. Eindrucksvolle Symptome wurden zusammengefaßt, als eine primäre, eigenständige Krankheit betrachtet und nicht mehr als eine nur secundär aus anderen Störungen hervorgehende Erscheinung.

Der zweite große Schritt galt der Frage nach den Ursachen. Morel erarbeitet als erster eine Theorie über die Rolle der Erblichkeitsfatoren in der Psychiatrie. Für Morel waren die Geisteskrankheiten in erster Linie Ausdruck einer „Degeneration". Seine Ideen wurden von Magnan aufgegriffen. Morel beschreibt in seinen „Etudes cliniques" (1852/53) „junge Geistesgestörte, die auf den Beobachter den Eindruck machen, als hätten sie noch alle Chancen, geheilt zu werden. Nach einer gründlichen Untersuchung ist man jedoch überzeugt, daß Idiotismus und Verblödung schließlich die traurige Vollendung der Entwicklung darstellen werden." 1860 bezeichnete Morel im „Traité des maladies mentales" diese Immobilisierung sämtlicher Fähigkeiten als „Démence précoce".

Historische Entwicklung und regionale Unterschiede der Diagnostik

Es ist kein Zufall, daß wir bei unserer Darstellung der historischen Hintergründe des Schizophreniebegriffes zwischen französischen und deutschen Autoren pendeln. Man kannte sich und man übersetzte einander. In den folgenden Jahren gelang durch die Arbeiten von Kahlbaum (1874) und nach ihm von Kraepelin die Herausarbeitung von Krankheitseinheiten, die durch gemeinsame Ursachen, gleiches Erscheinungsbild sowie gleichen Verlauf und Ausgang bestimmt wurden. Kahlbaum hat als erster darauf hingewiesen, daß erst die Kenntnis der Verläufe tiefere Einsichten in die Verschiedenwertigkeit scheinbar gleichartiger Zustandsbilder verschafft. 1874 beschrieb er die Katatonie als eine neue klinische Krankheitsform. 1871 beschrieb Hecker erstmalig das Krankheitsbild der Hebephrenie aufgrund der klinischen Beobachtungen Kahlbaums.

Tabelle 2. Der Krankenstand der Psychiatrischen Universitätsklinik Erlangen zu Beginn des Jahres 1910 (Nach Baer 1985)

Diagnose	Männer absolut	Frauen absolut	Gesamt Absolut	%
Querulantenwahnsinn	1	0	1	0,5
Paranoia	10	12	22	10,6
Degeneratives Irresein	4	0	4	1,9
Manie	4	2	6	
Melancholie	1	3	4	8,6
Manisch-melancholisches Irresein	3	5	8	
Hysterisches Irresein	0	5	5	2,4
Angeborener Schwachsinn	1	1	2	
Erworbener Schwachsinn	0	1	1	
Imbezillität	6	3	9	7,7
Idiotie	2	2	4	
Alkoholismus	5	2	7	3,4
Paralyse	13	7	20	9,6
Chorea Huntington	0	1	1	0,5
Sekundäre Seelenstörung	18	12	30	
Dementia praecox	6	28	34	
Hebephrenie	3	3	6	38
Katatonie	3	0	3	
Dementia paranoides	5	1	6	
Epilepsie, epileptisches Irresein	9	7	16	7,7
Senile Demenz Arteriosklerotisches Irresein	7	2	9	4,3
Halluzinatorische Verwirrtheit	4	1	5	2,4
Ohne Diagnose, Diagnose unleserlich	0	2	2	1
	105	100	205	100

Nachdem eine Fülle gut begründeter Partialbeobachtungen vorlag, war die Zeit reif für eine großen Systematiker. Kraepelin gelangte unter Verwendung der referierten Beobachtungen und Beschreibungen in mehreren Schritten zu der bis heute mit seinem Namen verbundenen Systematik. Aus der Gruppe, für die man heute den Oberbegriff „endogene Psychosen" verwendet, wurden nach Ursache und Verlauf einheitliche Krankheitseinheiten in zwei große Formenkreise eingeteilt. Der in unheilbare Endzustände ausgehenden Dementia praecox wurde das grundsätzlich in Heilung ausgehende manisch-depressive Irresein gegenübergestellt.

1893 in der 4. Auflage seines Lehrbuches hat Kraepelin den Begriff Dementia praecox zunächst für „die subacute Entwicklung eines eigenartigen, einfachen geistigen Schwächezustandes im jugendlichen Alter" reserviert, damit also Hebephrenien beschrieben. 1899 in der 6. Auflage seines Lehrbuches wurde Dementia praecox für Kraepelin zum Oberbegriff für Hebephrenie, Katatonie und paranoide Formen. Eine Sonderstellung behielt vorübergehend die Paranoia.

Nach diesen Gesichtspunkten begann man auch an der 1903 gegründeten Psychiatrischen Universitätsklinik Erlangen zu diagnostizieren (Tabelle 2).

Am 24. April 1908 hielt Eugen Bleuler in Berlin einen Vortrag über die „Prognose der Dementia praecox (Schizophreniegruppe)". Bleuler stellte zunächst klar, „daß es sich bei der Kraepelinschen Dementia praecox weder um eine notwendige Dementia noch um eine notwendige Praecocitas handelt. Aus diesem Grunde und weil man von dem Ausdruck Dementia praecox keine adjektivischen und substantivischen Weiterbildungen machen kann, erlau-

Tabelle 3. Die „secundäre Seelenstörung"

be ich mir, hier das Wort Schizophrenie zur Bezeichnung des Kraepelinschen Begriffes zu benützen. Ich glaube nämlich, daß die Zerreißung oder Spaltung der psychischen Funktionen ein hervorragendes Symptom der ganzen Gruppe sei..."

Die weiteren Thesen Bleulers sind zugleich Argumente zur Überwindung des Degenerationsdenkens der Psychiatrie des 19. Jahrhunderts. Bleuler schränkt die Auswirkungen von Erblichkeit und „Degenerationszeichen" auf die Prognose der Schizophrenie ein und betont, daß die Prognose auch abhängig ist von einer großen Anzahl „anderen Faktoren, deren Wirkungen sich vielfach durchkreuzen und kompensieren". Bleuler fordert eine Unterscheidung zwischen den primären Symptomen, die dem Krankheitsprozeß angehören, und den sekundären, „die erst durch Reaktion der kranken Psyche auf die Einflüsse der Umgebung und auf die eigenen Strebungen entstehen".

Ein Blick au die diagnostischen Gewohnheiten der Erlanger Klinik zeigt, wie vollständig schließlich die Begriffswahl Bleulers sich durchsetzte (Tabelle 4 und 5).

An dieser Stelle endet die eigentliche historische Analyse der Geschichte des Schizophreniebegriffes. Wir fassen die bisherigen Ausführungen tabellarisch zusammen (Tabelle 6).

Nach Kraepelin und Bleuler ging K. Schneider (1959) einen noch anderen Weg bei der Diagnose der Schizophrenie. Er relativierte insbesondere die Verlaufskriterien Kraepelins und betonte die Bedeutung der aktuellen Zustandsbilder für die psychiatrische Diagnose, die er im Bereich der Schizophrenie und Zyklothymie als rein psychologische Tatbestände bezeichnete. Aufeinanderfolge und Nebeneinanderbestehen verschiedener Schizophreniebegriffe mußten sich zwangsläufig auf die diagnostischen Gewohnheiten des klinischen Alltags auswirken. Diesen Auswirkungen sollen unsere abschließenden Betrachtungen gelten.

Gustav Specht war von 1903 bis 1934 Direktor unserer Klinik. 1884 hatte er in München Staatsexamen und Promotion absolviert, als Bernhard von Gudden Direktor der Kreisirrenanstalt war. Die Manie war eine Lieblingsdiagnose Spechts. Er beschrieb mit dem Begriff „chronische Manie" abnorme Persönlichkeiten mit bleibender hypomanischer Stimmungslage und Antriebssteigerung. Da bekanntlich Lieblingsdiagnosen häufig gestellt werden, gab es in jenen Jahrzehnten wenig Schizophrene in Erlangen.

1940 war Meggendorfer Direktor unserer Klinik. Er war Doktorand Kraepelins und vorübergehend Assistent an der Münchner Klinik.

1950 war Scheller Direktor unserer Klinik. Er war zuvor Mitarbeiter Bonhoeffers.

Tabelle 7 ist zu entnehmen, daß die Aufteilung manisch-depressiver und schizophrener Kranker jeweils unterschiedlich gehandhabt wurde. Hingegen blieb die Gesamtzahl der in der Erlanger Klinik behandelten endogenen Psychosen einigermaßen konstant, wenn man die Aufnahmeziffern in Beziehung setzt zu dem in den dargestellten Jahrzehnten erfolgten Bevölkerungswachstum. Ob wir für das Jahr 1984 die Wirklichkeit mit unseren Bemühungen einigermaßen treffen, ist dieser Tabelle nicht zu entnehmen.

Tabelle 4. Diagnosentabelle Erlangen 1920. (Nach Baer 1985)

Diagnose	Schema-Nr.	Männer absolut	Frauen absolut	Gesamt absolut	%
Traumatischer Schwachsinn Posttraumatische Demenz	1	2	0	2	1,2
Postoperative Psychose	5	0	1	1	0,6
Tabes Lues cerebri	6	1	1	2	1,2
Progressive Paralyse Dementia paralytica	7	7	2	9	5,3
Senile Demenz Arteriosklerotisches Irresein	8 9	2	1	3	1,8
Endogener Verblödungszustand Dementia praecox	11	11	4	15	10,0
Katatonie		1	0	1	
Schizophrenie		0	1	1	
Epilepsie	12	3	1	4	2,3
Melancholie Involutionsmelancholie- Hypomelancholie Hypochondrische Melancholie	13	7	13	20	24,1
Manisch-melancholisches Irresein		3	5	8	
Manie Chronische Manie		4	9	13	
Hysterie Hysterischer Schütteltremor Pseudodemenz Hysterische Chorea Hysterische Armlähmung	14	8	22	30	17,6
Psychogene Depression Psychogene Erkrankung	15	2	2	4	2,3
Psychopathie Moralisch defekter Psychopath Psychopathie und Alkoholismus Hypochondrie	17	16	14	30	17,7
Imbezillität	18	6	2	8	4,7
Idiotie Familiäre Idiotie	19	2	2	4	2,3
Nicht geisteskrank (Hier auch neurolog. Leiden)	21	11	4	15	8,8
		86	84	170	100

Tabelle 5. Diagnosentabelle Erlangen 1930. (Nach Baer 1985)

Diagnose	Schema-Nr.	männer absolut	Frauen absolut	Gesamt absolut	%
Folgezustand nach Schädelverletzung	1	37	2	39	7,5
Multiple Sklerose u. a. neurologische Erkrankungen	2	30	13	43	8,2
Morphinismus Schlafmittelmißbrauch	3	3	2	5	1,0
Alkoholismus Alkoholdelir	4	4	0	4	0,8
Chorea minor u. a.	5	1	3	4	0,8
Lues cerebri Tabes	6	3	0	3	0,5
Paralyse	7	18	9	27	5,2
Beeinträchtigungswahn	8	0	2	2	0,4
Arteriosclerosis cerebri Seniles Irresein	9	16	8	24	4,6
Schizophrenie	11	29	22	51	9,8
Epilepsie	12	20	4	24	4,6
Endogene Depression Melancholie Manie Chronische Manie Hypomanisches Temperament	13	25	54	79	15,2
Rentenneurose u. a. Hysterie u. a. Psychogene Depression u. a.	14 / 15	96	26	122	23,5
Chronisch-hypomanischer Querulant	16	1	0	1	0,2
Psychopathie	17	26	10	36	6,9
Debilität, Imbezillität Idiotie	18 / 19	17	9	26	5,0
Symptomatische Psychose	20	0	1	1	0,2
Verschiedene neurologische Erkrankungen	21	26	3	29	5,6
		352	168	520	100

Tabelle 6. Die Geschichte des Schizophreniebegriffes. (Nach Baer 1983)

Esquirol:	Monomanie
Morel: (1860)	Démence précoce
Snell: (1865)	Monomanie als primäre Form der Seelenstörung
Griesinger: (1867)	Primordial-Delirien Primäre Verrücktheit
Kraepelin: (1893)	Dementia praecox für hebephrene Form
Kraepelin: (1899)	Dementia-praecox-Gruppe: Hebephrenie Katatonie Paranoide Form
Bleuler: (1908)	Die Gruppe der Schizophrenien

Tabelle 7. Schizophreniediagnostik in Erlangen

	1910	1920	1930	1940	1950	1984
Endogene Psychosen	32	58	130	151	148	240
Manisch-depressiver Formenkreis	20 62%	41 71%	79 61%	30 20%	75 51%	104 43%
Schizophrener Formenkreis	12 38%	17 29%	51 39%	121 80%	73 49%	136 57%

Tabelle 8. Regionaler Vergleich der Schizophreniediagnostik

	Psychiatrische Univ.-Klinik Erlangen 1984	Psychiatrische Univ.-Klinik Heidelberg 1984	Psychiatrische Univ.-Klinik München 1984	Psychiatrische Univ.-Klinik Würzburg 1984
Schizophrene Psychosen ICD 295	136 57%	355 59%	634 61%	115 25%
Affektive (manisch-depressive) Psychosen ICD 296	104 43%	244 41%	413 39%	340 75%
Endogene Psychosen ICD 295 + 296	240 100%	599 100%	1047 100%	455 100%

Dem Längsschnittvergleich der in Erlangen tätig gewesenen psychiatrischen Schulen möchten wir den Querschnittsvergleich für einige süddeutsche Kliniken an die Seite stellen.

Tabelle 8 zeigt, daß zumindest einige Kliniken recht übereinstimmende diagnostische Gewohnheiten praktizieren. Völlig abweichende Zahlen kommen aus der Würzburger Klinik.

Diese Zahlen verunsichern nur auf den ersten Blick. Sieht man genauer hin, so spiegelt sich in diesen Zahlen die Geschichte unseres Faches und die Problematik psychiatrischer Diagnostik. Am Ende einer solchen Betrachtung darf man als persönlichen Gewinn in Anspruch nehmen, daß man die eigene Arbeit bescheidener im Strome der Vergänglichkeit von Konventionen und angeblichen Weiterentwicklungen sieht.

Literatur

Ackerknecht EH (1957) Kurze Geschichte der Psychiatrie. Enke, Stuttgart
Baer R (1983) Die psychiatrische Systematik um 1800 und ihre Überwindung. Tropon, Köln
Baer R (1985) Diagnostischen Gewohnheiten einer Psychiatrischen Universitätsklinik. In: Lungershausen E, Baer R (Hrsg) Psychiatrie in Erlangen. Perimed, Erlangen
Bleuler E (1908) Die Prognose der Dementia praecox (Schizophreniegruppe). Allg Z Psychiat 65:436
Esquirol JED (1827) Allgemeine und specielle Pathologie und Therapie der Seelenstörungen. Frei bearbeitet von Dr. Karl Christian Hille. Nebst einem Anhange kritischer und erläuternder Zusätze von Dr. JCA Heinroth. CHF Hartmann, Leipzig
Griesinger W (1868/69) Vortrag zur Eröffnung der psychiatrischen Klinik zu Berlin am 2. Mai 1867. Arch Psychiat Nervenkr 1:143
Hecker E (1871) Die Hebephrenie. Virchows Arch [A] 52:394
Kahlbaum KL (1874) Die Katatonie oder das Spannungsirresein. Berlin, Hirschwald
Kraepelin E (1893) Psychiatrie. Ein kurzes Lehrbuch für Studirende und Aerzte, 4. Aufl. Abel, Leipzig
Kraepelin E (1918) Hundert Jahre Psychiatrie. Z Ges Neurol Psychiat 38:161
Morel BA (1852/53) Études cliniques. Traité théorique et pratique des maladies mentales considérées dans leurs natures, leur traitment et dans leur rapport avec la médecine légale des aliénés, I, II, Nancy, Paris. Veuve Raybois, Grimblot
Morel BA (1860) Traité des maladies mentales. Masson, Paris
Pinel P (1801) Philosophisch-medicinische Abhandlung über Geistesverirrungen oder Manie. Aus dem Französischen übersetzt und mit Anmerkungen versehen von M. Wagner. Carl Schaumburg, Wien
Schneider K (1959) Klinische Psychopathologie, 5. Aufl. Thieme, Stuttgart
Snell L (1865) Ueber Monomanie als primäre Form der Seelenstörung. Allg Z Psychiat 22:368
Snell L (1874) Ueber die verschiedenen Formen des Wahnsinns. Allg Z Psychiat 30:319

Katatonie in der Perspektive der psychiatrischen Nosologie

K. LEONHARD

Es soll über Nosologie bei Katatonie gesprochen werden. Da diese Krankheitsform von psychomotorischen Symptomen beherrscht wird, frage ich, ob man innerhalb dieser Symptome eine Krankheit oder vielleicht mehrere selbständige Krankheiten finden kann, oder ob man bei der unverbindlichen Feststellung wechselnder psychomotorischer Symptomverbindungen stehenbleiben muß. Man weiß, daß die Schizophrenien, darunter auch die Katatonien, wie man die Begriffe heute faßt, in etwa einem Drittel der Fälle ausheilen. Deutet der verschiedene Verlauf vielleicht doch auf verschiedene Krankheiten hin? Kraepelin (1913) wollte mit seiner Zweiteilung der endogenen Psychosen einstmals prognostisch diagnostizieren. Er kam nicht zum Ziel, sonst hätte man die Grenze zwischen der Schizophrenie und der manisch-depressiven Krankheit nicht immer wieder hin und her geschoben. Aber er konnte die Prognose doch viel besser geben, als es bei der weiten Fassung des Schizophreniebegriffes heute möglich ist. Er kam nämlich zu seinen in der Tat meist richtigen Prognosen dadurch, daß er manche heilbaren Psychosen, die man heute schizophren nennt, zur manisch-depressiven Krankheit zählte. Wenn man in seinem Lehrbuch nachliest, erkennt man sehr schnell, daß er bei Beschreibung der phasischen Krankheit sehr viele Bilder schildert, bei denen man heute ohne Bedenken eine Schizophrenie annehmen würde. Es sind vor allem die *zykloiden Psychosen*, die bei Kraepelin als manisch-depressiv erscheinen. Demnach hatte er mit seiner diagnostischen Einordnung prognostisch recht, denn die zykloiden Psychosen sind phasische Krankheiten. Man liest heute in ständiger Wiederholung, Kraepelin habe die Prognose der Schizophrenie zu ungünstig gegeben. Man stellt damit den tatsächlichen Sachverhalt schief dar; er hat nicht falsch prognostiziert, sondern hat anders diagnostiziert und hat mit seinen Diagnosen die Prognose besser gegeben als die heutigen Psychiater mit ihrem weiten Schizophreniebegriff. Wenn er das Drittel der Schizophrenien, das abheilt, von vornherein absonderte, dann mußte er für die anderen zwei Drittel natürlich eine schlechte Prognose angeben. Statt an *Kraepelins* Prognostik Kritik zu üben, sollte man bei ihm selbst nachlesen.

Es war für die theoretische wie auch für die praktische Psychiatrie von Nachteil, daß man die prognostische Diagnostik von Kraepelin aufgab, statt in dem Bemühen fortzufahren, sie zu verbessern. Hätte man die Degenerationspsychosen von Schröder und die Randpsychosen von Kleist aufgegriffen, dann wäre man zu einer brauchbaren Prognose der endogenen Psychosen gekommen. Statt dessen schob man die Prognose völlig beiseite und konnte bei der Diagnose einer Schizophrenie bleiben, auch wenn der Patient nach immer neuen Phasen der Krankheit stets gesundete. Ich habe einen Kranken mit einer Motilitätspsychose beschrieben (Leonhard u. von Trostorff 1964), der zwischen seinem 19. und 44. Lebensjahr 21 Phasen der Krankheit durchmachte und auch nach der letzten Phase wieder völlig gesund wurde. Er war im Laufe seiner vielen Psychosen in vier verschiedenen psychiatrischen Kliniken in Behandlung. An allen Stellen wurde eine Schizophrenie angenommen und auch aufrechterhalten, obwohl immer wieder erwähnt wird, daß der Patient nach der Phase völlig ausgeglichen war. Bei dieser Grundhaltung sollte man schon besser gar keine Diagnose stellen; denn wozu dient sie? Ich mußte dem Patienten zwar sagen, daß er leider mit weiteren Phasen rechnen müsse, aber er war schon sehr froh, daß ich ihm versicherte, einen bleibenden Ausfall werde er nie davontragen. Ich konnte das nach dem Zustandsbild, das er in den verschiedenen Kliniken und bei mir bot, sagen, denn es lag eindeutig eine Motilitätspsychose, also eine zykloide Psychose vor, die man fälschlicherweise als Katatonie angesehen hatte.

Ich frage mich: Warum neigen die Psychiater heute so sehr dazu, eine Schizophrenie anzunehmen und damit jedenfalls für zwei Drittel der Patienten einen ungünstigen Verlauf vorauszusagen? Sonst neigt man in der Medizin dazu, im Zweifelsfall lieber die günstige Möglichkeit festzuhalten und dem Patienten und seinen Angehörigen in diesem Sinne Auskunft zu geben. Warum verhalten sich hier die Psychiater anders? Ich weiß es nicht. Für mich war es immer eine ganz besondere Freude, wenn ich bei einem Patienten, der mit der Diagnose einer Schizophrenie zu mir kam, mit Nachdruck versichern konnte, er werde niemals einen krankhaften Dauerzustand davontragen. Bei Vorliegen einer zykloiden Psychose konnte ich das und hatte es nicht nötig, den zweifelhaften Trost zu spenden, daß er vielleicht zu dem Drittel der gutartig verlaufenden Schizophrenien gehöre.

Die Tendenz der Psychiater, eine Schizophrenie anzunehmen, ist an einem praktischen Fall genauer zu demonstrieren. Eine bei der letzten Beobachtung 35jährige Frau war 7mal wegen einer psychischen Krankheit in stationärer Behandlung. In einem psychiatrischen Krankenhaus, in welchem meine differenzierte Diagnostik Eingang gefunden hatte, wurde 6mal die Diagnose einer Motilitätspsychose gestellt. Bei der 7. Phase war die Patientin in einer Universitätsklinik, wo die Diagnose jetzt lautete: „Prozeßpsychose". In der Epikrise wurde u. a. folgendes beschrieben: „Bei der Aufnahme bestand das Bild einer psychomotorischen Hyperkinese sowie ein inkohärenter Rededrang im Sinne einer Schizophasie. Es war zunächst unmöglich, Kontakt mit der Patientin aufzunehmen, auch der Rapport gelang nicht. Die Patientin war hochgradig erregt, aggressiv, schlug um sich und konnte in den ersten Tagen nur fixiert auf der Station gehalten werden . . . Wir führten eine Serie von 7 Elektroschocks durch, woraufhin es zu einer eindrucksvollen Besserung im Befinden der Patientin kam. Sie wurde freundlich und zugewandt, war insgesamt gut lenkbar, zeigte zuletzt nur eine affektive Verflachung sowie eine Antriebsverminderung im Sinne eines Defektsyndroms".

Da die Patientin 6mal das Bild einer Motilitätspsychose geboten hatte und anschließend jedesmal gesund erschienen war, ist es nicht sehr wahrscheinlich, daß sie nach der 7. Phase nun ein Defektsyndrom bot. Vielleicht war sie durch die Schockbehandlung vorübergehend verändert. Aber darauf kommt es mir jetzt gar nicht an, ich will nur darauf hinweisen, mit welcher Leichtigkeit man die günstige Diagnose einer Motilitätspsychose beiseiteschob, um eine Schizophrenie, sogar mit der Festlegung, daß es sich um eine Prozeßpsychose handele, anzunehmen. Auch in dieser Klinik wurde das charakteristische Bild einer Motilitätspsychose beschrieben; was man „schizophasisch" nannte, stellte sicher die Inkohärenz der Motilitätspsychose dar. Man hätte doch etwas erläutern müssen, warum man an der Diagnose einer gutartigen Psychose nicht festhalten könne. Ohne Tendenz in Richtung auf eine Schizophrenie hätte man sich doch noch einmal fragen müssen, ob die „affektive Verflachung" und die „Antriebsverminderung" wirklich keine andere Möglichkeit als die einer „Prozeßpsychose" zuließ. Ich erinnere daran, daß man gerade in der jüngeren Zeit auf die Tatsache hinweist, daß sogar manisch Depressive nach wiederholten Klinikbehandlungen eine gewisse Einbuße in ihrer Affektivität und Aktivität aufweisen können.

Ich würde es begrüßen, wenn in der Psychiatrie allmählich wie in anderen medizinischen Disziplinen die Tendenz Eingang fände, im Zweifelsfall lieber die günstige Diagnose zu stellen. Man wäre dann mehr bestrebt, Zustandsbilder kennenzulernen, die zwar schizophren genannt werden, aber von Anfang an eine günstige Prognose erlauben. Wie diese prognostische Diagnostik im Bereich der Katatonien, allgemeiner gesagt, im Bereich der psychomotorischen Symptome gestaltet ist, das möchte ich nun zeigen, soweit es in einem kurzen Bericht möglich ist. Es soll zunächst noch weiter die *Motilitätspsychose* zur Sprache kommen, die von der *periodischen Katatonie* abgegrenzt werden muß, wenn prognostisch diagnostiziert werden soll.

Auf die Sonderstellung der Motilitätspsychose wurde auch außerhalb der Wernicke-Kleistschen Schule hingewiesen, so von Schröder (1920), Pohlisch (1925), Boström (1928). Es sei erwähnt, daß Pohlisch bei Motilitätspsychosen häufig äußere Ursachen fand. Damit tritt ein Umstand hervor, der zusätzlich Anlaß geben sollte, ihnen Beachtung zu schenken. Man findet bei allen *zykloiden Psychosen* häufiger als bei den Schizophrenien eine äußere Verursachung. Die *Puerperalpsychosen* ohne Infekt stellen überwiegend zykloide Psychosen dar. Ihr gutartiger Verlauf, der immer wieder betont wird, auch wenn man eine Schizophrenie annimmt, bestätigt das. Auch die Tatsache, daß allgemein der „atypische" Charakter der Puerperalpsychosen genannt wird, weist auf die zykloiden Psychosen hin, denn die meisten sog. atypischen Psychosen sind zykloide Psychosen.

Der stärkeren Abhängigkeit der zykloiden Psychosen von exogenen oder somatogenen Einwirkungen entspricht ihre *geringe erbliche Belastung* durch Psychosen in der Familie. Bei der Motilitätspsychose fanden wir 5,1 % kranke Eltern und 4,1 % kranke Geschwister, bei ihrer „bösartigen Verwandten", der periodischen Katatonie, waren dagegen 22,0 % der Eltern und 21,2 % der Geschwister psychotisch. Zwar ist die erbliche Belastung bei der „Kerngruppe" von Schizophrenie, d. h. bei den systematischen Schizophrenien, noch geringer als bei den zykloiden Psychosen, aber eine Verwechslung ist bei diesen letzteren beiden Formen nach den Zustandsbildern nicht möglich. Da ich die Differentialdiagnose nur zwischen der Motilitätspsychose und der periodischen Katatonie zu geben habe, ist der enorme Unterschied in den Belastungszahlen höchst bedeutsam. Die periodische Katatonie hat neben der manisch-depressiven Krankheit die höchste erbliche Belastung unter den endogenen Psychosen.

Ich beginne die Differentialdiagnose der psychomotorischen Psychosen damit, daß ich eine erregte Motilitätspsychose schildere. Um die allgemeine Gültigkeit der Beschreibung zu betonen, greife ich keinen eigenen Fall heraus, sondern lasse Wernicke (1900) sprechen. Ich könnte auch keine bessere Beschreibung geben. Wir lesen (in seinem „Grundriß der Psychiatrie" auf Seite 374):

„Der Zufall hat es gefügt, daß ich Ihnen eine andere Kranke vorstellen kann, welche Ihnen den floriden Zustand einer hyperkinetischen Motilitätspsychose vor Augen führt. Sie sehen die Kranke im Walzerschritt tanzend und dazu eine Walzermelodie singend, hereinkommen. Dann klopft sie sich und wiederholt das Wort und die gleiche Bewegung noch 5mal. Meine Handbewegung, mit der ich sie einlud, Platz zu nehmen, faßte sie richtig auf und setzte sich mit einem Ruck auf den Stuhl, sie steht aber bald wieder auf, beugt den Oberkörper vor und wirft den Kopf nach vorne, so daß ihr aufgelöstes Haar über das Gesicht fällt. Das wiederholt sie rhythmisch etwa 20mal. Dann geht sie lebhaft gestikulierend und fortwährend sprechend umher, den Rumpf wiegend und wendend, mit taktmäßig akzentuierten Schritten, an die gewaltsam gesteigerten Ausdrucksbewegungen eines Menuetts erinnernd . . . Auch das Gesicht zeigt ein übertriebenes Mienenspiel, die Patientin rollt die Augen, macht ein zorniges, dann wieder ein hochmütig abweisendes oder neckisches Gesicht."

Wernicke kommt dann auf „abgehackte Redebruchstücke" zu sprechen und fährt fort: „So nimmt die Patientin z. B. eine militärische Haltung ein, macht mit der rechten Hand die Bewegung des ‚Schnurrbartstreichens' und sagt in schnarrendem Ton: ‚Leutnant von der Garde'. Ein anderes Mal erhebt sie den rechtwinklig gebeugten Arm, führt Daumen- und Zeigefingerspitze gegeneinander mit der Gebärde des Feinschmeckers und sagt: ‚Schweinebraten'. Oder die Patientin spreizt die Arme und Hände aus und sagt: ‚Ich habe noch zehn gesunde Finger':"

Über die Entwicklung der Krankheit lesen wir folgendes: „Diese Kranke, eine 36jährige unverehelichte Schneiderin, sieht blaß, mager und angegriffen aus, bei der Kraftvergeudung durch ihre fast unausgesetzten gewaltsamen Bewegungen ist das sehr natürlich. Sie befindet sich seit 5 Wochen in dem gleichen, nur hin und wieder an Intensität schwankenden Zustande . . . Acht Wochen vor der Aufnahme hatte sie einen 2tägigen prämenstruellen Tobsuchtsanfall, in welchem sie fortwährend sprach und sang, sich bewegte, mit dem Hausgerät herumwarf, angstvolle Gehörs- und Gesichtshalluzinationen hatte, verbigerierte und zeitweilig Personen und Umgebung verkannte. Nach der Schilderung der Angehörigen hatte sie damals auch eine sehr ausgesprochene Hypermetamorphose. Mit Eintritt der Menstruation rasche Beruhigung mit spontanem Schlaf. Die darauffolgende Menstruation 4 Wochen darauf ging ohne Störung vorüber. 2 Tage vor der nächsten, genau wieder nach 4 Wochen eintretenden Menstruation wurde wegen eines neuen Tobsuchtsanfalles ihre jetzige Aufnahme in die Klinik erforderlich, nachdem die Patientin schon zu Hause 2 Tage in einem tobsüchtigen Zustand zugebracht hatte."

Dem Ausbruch der Krankheit im Prämenstruum mißt Wernicke große Bedeutung zu, denn er schreibt, er müsse hier bemerken, „daß dies keine vereinzelte Erfahrung ist, sondern daß dieselbe bei der hyperkinetischen Motilitätspsychose so häufig wiederkehrt, daß man genötigt ist, diese als den bei weitem häufigsten Typus der Menstrualpsychose anzuerkennen. Namentlich ist die hyperkinetische Motilitätspsychose noch häufiger menstruell als puerperal bedingt."

Daß die zykloiden Psychosen häufig im Puerperium ausbrechen, wußte also Wernicke auch schon. Wenn er meint, daß die Motilitätspsychose noch häufiger mit der Menstruation als mit dem Puerperium erscheine, so kann ich das zwar nicht bestätigen, doch habe ich vielleicht zu wenig darauf geachtet.

Nun möchte ich aber auch mit den Worten Kraepelins das Bild einer Motilitätspsychose beschreiben. Die Diagnose lautet hier allerdings anders.

Die „Manie", bei der es zu „wachsender Willenserregung" gekommen ist, beschreibt Kraepelin (1913) folgendermaßen (S. 1 449 seines Lehrbuchs):

„Der Kranke kann nicht lange stillsitzen oder -liegen, springt aus dem Bett, läuft herum, hüpft, tanzt, steigt auf Tische und Bänke, hängt Bilder ab. Er drängt hinaus, entkleidet sich, neckt die Mitkranken, taucht, plätschert und spritzt im Bade, poltert, schlägt auf den Tisch, beißt, spuckt, piepst und schnalzt. Diese Willensäußerungen pflegen im allgemeinen das Gepräge natürlicher, wenn auch vielfach verstümmelter und sich überstürzender Ausdrucksbewegungen und Handlungen zu zeigen. Dazwischen schieben sich jedoch vielfach auch Bewegungen, die lediglich als Entladungen der inneren Unruhe angesehen werden können, Wakkeln des Oberkörpers, Herumwälzen, Wedeln und Fuchteln mit den Armen, Verdrehen der Glieder, Reiben des Kopfes, Auf- und Niederschnellen, Streichen, Wischen, Zucken, Klatschen und Trommeln."

Auch diese Schilderung läßt eindrucksvoll das Bild einer Motilitätspsychose erkennen. Es sind nur besonders schwere Erkrankungen, die Kraepelin hier im Auge hat. Die Bewegungen sind dadurch einförmiger, der spielerische und tänzerische Charakter, der Wernickes Fall auszeichnet, geht verloren. Aber der Grundcharakter der Unruhe, wie er der Motilitätspsychose eigen ist, wird von Kraepelin eigens betont, da er von „sich überstürzenden Ausdrucksbewegungen und Handlungen" spricht. Statt „Handlungen" würde ich nun lieber sagen „Reaktivbewegungen"; denn die Kranken wenden sich kurzschlüssig den Vorgängen der Umgebung zu. Wernicke nannte die Bewegungen bei seiner Patientin hypermetamorphotisch. Manchmal überwiegend die Ausdrucksbewegungen, manchmal die Reaktivbewegungen.

Die schweren Hyperkinesen der Motilitätspsychose können in die „tödliche Katatonie" von Stauder überleiten. Wenn die Kranken am Leben bleiben, wie es bei den heutigen therapeutischen Möglichkeiten fast immer der Fall ist, zeigen sie nach Abklingen der Erregung in den meisten Fällen keinen Dauerausfall, sondern sind wieder gesund. Wenn Kraepelin bei ähnlichen Zustandsbildern von „Manie" spricht, so ist dies eine Bestätigung dessen, was ich sagte: Er zählte die „zykloiden Psychosen" zur manisch-depressiven Krankheit und gab damit die richtige Prognose. Wer würde heute bei der Schilderung Kraepelins eine Manie annehmen?

Wenn die Kranken mit Motilitätspsychose nicht so schwer erregt sind, dann kann man gut mit ihnen in Kontakt kommen. Häufig sind sie heiter, dann versteht man eher, daß Kraepelin sie zu den Manien rechnete. Ihre tänzerische Art, zusammen mit den vielen spielerischen Bewegungen, kann den Untersucher lebhaft ansprechen. Ich verstehe nicht, daß solche Hyperkinesen in Krankengeschichten oft läppisch genannt werden und zur Diagnose einer Hebephrenie führen.

Bei den Hyperkinesen der *periodischen Katatonie* ist das ganz anders. Die Unruheerscheinungen können hier zwar auch an Ausdrucksbewegungen erinnern, aber sie rühren den Untersucher nicht an, da sie steif und oft verzerrt ablaufen. Das Grimassieren ist ein charakteristisches Symptom der periodischen Katatonie; man sollte sich aber davor hüten, schon bei übermäßig lebhaften mimischen Bewegungen der Kranken von Grimassieren zu sprechen. Bei Überlebhaftigkeit wirkt das Mienenspiel schon bei Normalen oft nicht mehr harmonisch, wie man bei Schauspielern auf der Bühne beobachten kann. Ähnliches gilt für Übertreibung in den Gesten, so daß man auch hier nicht vorschnell an Parakinesen denken darf. Überdies ist bei der periodischen Katatonie oft gar kein Ausdruckscharakter mehr zu erkennen, die Verzerrungen im Bewegungsablauf treten ganz in den Vordergrund. Dazu kommt eine Einförmigkeit, die bis zu stereotypen oder gar iterativen Bewegungen führen kann. Es ist selten, daß eine periodische Katatonie noch so viel Ausdruckscharakter besitzt und in den Bewegungen noch so abwechslungsreich ist, daß man an eine Motilitätspsychose denken kann. Bei letzterer werden die Bewegungen nur bei hohen Graden der Erregung einförmig. – ich führe eine meiner Patientinnen mit periodischer Katatonie aus einer Zeit an, in der es noch keine psychopharmakologische Behandlung gab. Es werden neben hyperkinetischen Zuständen auch akinetische beschrieben, auf die ich gleich anschließend zu sprechen kommen werde.

„Die Patientin, 29 Jahre alt, wurde plötzlich erregt, heulte, schrie, schimpfte, wollte zum Fenster hinausspringen, sang religiöse Lieder und wurde daraufhin in die Frankfurter Nervenklinik gebracht. Hier lief sie umher, sang unverständliche Silben, nickte taktmäßig mit dem Kopf, drehte an ihrem Haar, klatschte in die Hände, griff nach allem, räumte ihr Bett aus, bohrte ein Loch in die Matratze und legte sich in bizarrer Haltung hinein. Im Bad gestikulierte sie mit Armen und Beinen und stieß stereotype Schimpfworte aus. Antwort gab sie nicht. Im Wechsel mit dieser Erregung wurde sie akinetisch, lag stocksteif da, gab keinen Laut von sich, hielt vertrackte Haltung ein, den Kopf zur Seite in den Nacken geworfen, die Beine gespreizt, während Finger und Hände spielende Bewegungen ausführten. Nach Erregungen traten immer wieder statuenhafte Haltungen auf, in denen die Patientin grimassierte. Zeitweise wiederholte sie bei sonst akinetischem Verhalten stundenlang die gleichen Sätze."

So die schwere Erregung einer periodischen Katatonie. Von Ausdruckscharakter ist kaum noch etwas zu erkennen.

Die Motilitätspsychose ist wie alle zykloiden Psychosen von bipolarem Charakter. Wernickes Beschreibung der „akinetischen Motilitätspsychose" kann ich nicht wiedergeben, denn hier zieht er die Grenze gegen die periodische Katatonie nicht mit genügender Deutlichkeit. Er nennt Symptome, die ich der Katatonie zuordnen würde. Es ging ihm bei seinen eindrucksvollen Schilderungen grundsätzlich nicht um die Prognose. Er führt zwar oft an, daß ein Kranker, den er beschreibt, gesundete, aber er vermerkt das nur nebenbei, für die Diagnose ist es ihm nicht wesentlich. Erst Kleist führte die strenge Trennung zwischen Katatonie und Motilitätspsychose durch und fügte damit zum symptomatologischen Prinzip von Wernicke das ätiologische Prinzip von Kraepelin.

Bei Kraepelin fehlt die Beschreibung der akinetischen Motilitätspsychose nicht, man findet sie vielmehr bei der manisch-depressiven Krankheit: Wir lesen auf S. 1220:

„Bei den schwersten, stuporösen Formen kann jede Willensäußerung des Kranken aufgehoben sein, so daß er nur liegen und kaum die Augen zu öffnen vermag. Er ist außerstande, die Zunge zu zeigen, die Mahlzeiten einzunehmen, die Hand zu geben oder gar das Bett zu verlassen und seine Bedürfnisse zu verrichten. Obgleich er die an ihn gerichteten Aufforderungen vielleicht gut versteht, erfolgen doch höchstens einige schwache, zitternde Ansätze zu den verlangten Bewegungen."

Daß Kraepelin hier tatsächlich Motilitätspsychosen im Auge hat, erkennt man daran, daß er anschließend schreibt: „Die Ausdrucksbewegungen, soweit sie seelische Regungen wiedergeben sollten, pflegen durch die Hemmung besonders stark betroffen zu werden; auch die mimischen Gebärden büßen gewöhnlich an Lebhaftigkeit ein." Der Ausfall der Ausdrucksbewegungen stellt das wichtigste Symptom der akinetischen Motilitätspsychose dar. Man überzeugt sich wieder, daß Kraepelin die zykloiden Psychosen zu der manisch-depressiven Krankheit gezählt hat.

Die *Differentialdiagnose* der akinetischen Motilitätspsychose ist schwieriger als die der hyperkinetischen Form, denn man hat zu unterscheiden den depressiven Stupor der manisch-depressiven Krankheit, den ratlosen Stupor der Verwirrtheitspsychose, den akinetischen Stupor der Motilitätspsychose und schließlich den katatonen Stupor. Entsprechend der Tatsache, daß die Ausdrucksbewegungen bei der hyperkinetischen Motilitätspsychose vermehrt sind, fallen sie bei der akinetischen Form aus. Daher rührt eine mimische und gestische Starre, welche die Kranken auszeichnet. Das Gesicht ist nicht nur unbewegt, sondern starr, die Haltung ist nicht nur steif, sondern muß ebenfalls starr genannt werden. Man wird an eine Parkinson-Starre erinnert. Beim depressiven und beim ratlosen Stupor fehlt diese Eigenart, das Gesicht drückt hier die Depression oder die Ratlosigkeit aus und ist darüber hinaus wenig belebt, aber nicht starr. Die Bewegungen laufen nur verlangsamt ab. Dagegen beobachtet man die Starre auch bei den akinetischen Zuständen der periodischen Katatonie. Die Differentialdiagnose ergibt sich hier dadurch, daß man die Akinese in reiner Form nur bei der Motilitätspsychose findet. Die Kranken bieten sonst nichts als nur eine Bewegungslosigkeit oder Bewegungsarmut mit allgemeiner Erstarrung. Periodische Katatone können dieses Grundsyndrom auch aufweisen, aber weitere Symptome kommen hinzu. Manche Kranke sind zugleich negativistisch, widerstreben heftig, wenn man sie bedrängt; sie können, obwohl sie eben noch bewegungslos waren, sogar aggressiv werden. Sie können auch ohne äußere Anregung aus dem Stupor heraus plötzlich aufspringen und impulsiv zuschlagen oder dranghaft durch den Saal rennen. Sie halten in ihrer Akinese auch nicht normale Stellungen ein, sondern stehen oder sitzen unnatürlich da, z. B. halb nach der Seite hin geneigt oder mit dem Körper verdreht. Man möchte meinen, daß sich Impulse oder doch Spannungen beimischen, die an sich der hyperkinetischen Form der Krankheit eigen sind. Erst recht ist dies anzunehmen, wenn trotz der allgemeinen Akinese da und dort am Körper eine Bewegung abläuft, z. B. ein Arm stereotyp bewegt wird oder von Zeit zu Zeit ein Trippeln der Beine erfolgt. All das gibt eine ungünstige Prognose, wenn auch die Schübe der periodischen Katatonie oft in eine relativ noch gut zu nennende Remission überleiten. Die reinen Akinesen pflegen zu einer völligen Heilung zu führen, man darf allerdings nicht ungeduldig sein, denn solche Zustände dauern oft sehr lange, manchmal länger als ein Jahr; die hyperkinetischen Phasen sind im Gegenteil meist relativ kurz, dauern oft nur wenige Wochen. Sie sind viel häufiger als die Akinesen.

Ich habe damit die Differentialdiagnose zwischen der *Motilitätspsychose* und der *periodischen Katatonie* geschildert. Auf diese Differentialdiagnose kommt es an, wenn man bei psychomotorischen Symptomen prognostisch diagnostizieren will; denn hier gilt es, phasische von progressiven Psychosen zu trennen. Weniger wichtig ist die Trennung der periodischen Katatonie von der „Kerngruppe", d. h., den systematischen Katatonien. Bei letzteren sind schwere Defekte zu erwarten, während der Defekt bei der periodischen Katatonie, sofern sich die Schübe nicht häufen, gering bleiben kann. Es kommt hinzu, daß man die Schübe mit einer Krampfbehandlung oft zu unterbrechen vermag. Vielleicht kann man dadurch die Vertiefung des Defekts verhindern. Ich kann nicht sagen, ob dies wirklich zutrifft, da man nicht weiß, ob der unterbrochene Schub nicht doch später nachgeholt wird. Man sollte aber die Möglichkeit im Auge behalten, wenn man eine therapeutische Entscheidung trifft. Bei den systematischen Katatonien ist wie bei allen systematischen Schizophrenien jede somatische Therapie erfolglos. Glaubt man doch eine gewisse Besserung zu finden, dann erklärt sich das durch eine vermehrte psychische Zuwendung während der Therapie. Reduziert man die Zuwendung, dann stellt sich auch der frühere Zustand wieder ein. Das Krankheitsgeschehen selbst hat man nicht beeinflußt. Die Behandlung der systematischen Katatonien muß daher ganz vorwiegend soziotherapeutisch erfolgen, damit nicht zu den echten Krankheitssymptomen, die nicht zu beeinflussen sind, zusätzliche Störungen, die einen psychischen Überbau darstellen, hinzukommen, sondern im Gegenteil die gesunden Anteile der Persönlichkeit eine Förderung erfahren. Insofern ist doch auch eine Differentialdiagnose zwischen den beiden schizophrenen Formen von Bedeutung.

Ich kann diese Unterscheidung hier nicht genauer schildern, ich müßte eine ganze Reihe von Einzelsyndromen ins Auge fassen. Ich werde aber einen gewissen Einblick geben. Ein grundsätzlicher Unterschied der systematischen Schizophrenien gegenüber den unsystematischen, zu denen die periodische Katatonie gehört, besteht darin, daß sie fest abgegrenzte Syndrome bilden. Die unsystematischen Schizophrenien sind dagegen „vielgestaltige" Psychosen, wie ich sie nenne; hier gibt es eine Spielbreite der Symptome. Eines der festen Syndrome möchte ich genauer beschreiben, nämlich das der *manierierten Katatonie*. Ich wähle aus zwei Gründen gerade diese Form aus, einmal, weil das angebliche feste Syndrom zunächst gar nicht zu erkennen ist, zum anderen, weil ich hier zeigen kann, wieviel man bei den systematischen Katatonien soziotherapeutisch und arbeitstherapeutisch zu erreichen vermag, obwohl man nicht verhindern kann, daß es regelmäßig unter einem chronischen Verlauf zu schweren Defekten kommt.

Kranke mit einer manierierten Katatonie können bei mangelnder Betreuung stundenlang in einer Ecke stehen oder stundenlang die gleiche Strecke hin- und hergehen. Die gleichen Kranken werden aber bei guter Betreuung oft geschätzte Arbeiter. Äußerlich hat sich das Bild damit völlig verändert; trotzdem kann ich feststellen, daß das katatone Grundsyndrom bleibt. Es ist die Stereotypierung der Motorik, zugleich mit einer Starrheit in Haltung und Bewegungen. Wenn man die Kranken nachdrücklich zu einer bestimmten Tätigkeit anhält, dann übernehmen sie diese schließlich, aber sie werden damit nicht wirklich arbeitsfähig. Sie führen vielmehr das, was man sie gelernt hat, nun mit starrer Gleichförmigkeit durch. Sie sind nicht fähig, etwas daran zu ändern, wenn es angezeigt wäre. Will man von außen her etwas ändern, dann können sie auch hier nicht folgen, sondern stellen die Arbeit ein. Man muß nun zur vorigen Arbeitsordnung zurückkehren oder muß wieder beginnen, die Kranken mit großer Konsequenz an das Neue zu gewöhnen. Der gelernte Arbeitsgang wird für die Patienten sozusagen zur Manier, an der sie starr festhalten. Als ich vor Jahrzehnten an der damals sog. Heil- und Pflegeanstalt Gabersee tätig war, sah ich, daß die Manieren unter der *Simonschen Arbeitstherapie* verschwunden waren, aber nicht die manierierten Katatonien. Die Neigung zur Stereotypie hatte nur eine andere, sozial angepaßte Form angenommen. Was bei der manierierten Katatonie ebenfalls immer bleibt, das ist eine Starre der Haltung und der Bewegungen; ich nannte diese Form früher starre Katatonie.

Man liest heute immer wieder, katatone Symptome seien unter der modernen Behandlung selten geworden; man kann sogar lesen, sie seien ganz verschwunden. Hier liegt ein großer Irrtum vor. Die Symptome haben nur eine sozial mehr angepaßte Form angenommen; das war schon unter der Simonschen Arbeitstherapie zu beobachten. Die katatonen Grundsymptome sind heute genauso häufig wie vor 50 Jahren. Die heutigen Psychiater scheinen feinere katatone Symptome nicht mehr zu sehen; denn man kann sogar bei typischen katatonen Bildern die Diagnose „paranoid-halluzinatorische Schizophrenie" lesen, weil sich nebenbei, oft sogar nur flüchtig, Wahnideen und Sinnestäuschungen andeuten. Das paranoid-halluzinatorische Syndrom wird in der modernen Psychiatrie geradezu extrem überstrapaziert und in der Schizophreniediagnose völlig zu Unrecht höher eingeschätzt als ein katatones Syndrom. In Wirklichkeit besagen verzerrte Bewegungsabläufe oder eine versteifte Psychomotorik diagnostisch viel mehr als Wahnvorstellungen und Sinnestäuschungen, die ebenso bei heilbaren wie unheilbaren endogenen Psychosen von der monopolaren Depression oder der Angstpsychose bis zur phantastischen Paraphrenie hin, vorkommen. Nachfolgend möchte ich einen manierierten Katatonen mit wechselndem Bild und doch gleichbleibendem Grundsyndrom genauer schildern:

Der Patient kam ausgehungert und erschöpft in die Frankfurter Klinik, nachdem er in Zusammenhang mit einer Manier kaum noch gegessen und geschlafen hatte. Er war zu Hause vom Morgen bis zum Abend damit beschäftigt gewesen, Gegenstände, die er auf dem Fußsteig sah, auf die Fahrstraße zu schieben. Anfangs waren es nur Obstkerne, bei denen, wie der Patient begründete, jemand ausrutschen und hinfallen konnte. Die Manier breitete sich aber aus, schließlich mußte der Patient auch Blätter vom Fußsteig schieben. Da kam der Herbst, das Lauf fiel auf die Fußsteige, der Patient arbeitete bis zur Erschöpfung daran, die Blätter zu entfernen. Er wurde in der Klinik bald einer der tüchtigsten Arbeiter. Es war Krieg, von den Verwaltungsangestellten wurde einer nach dem anderen eingezogen, der Patient, der selbst Verwaltungsangestellter gewesen war, ersetzte bald einen und noch einen anderen. Nachdem wir ihm mit konsequenter Einwirkung beigebracht hatten, was er durchzuführen hatte, verrichtete er seine Verwaltungsarbeit so nachhaltig wie früher sein Säubern der Fußsteige. Man durfte ihm aber nicht dazwischenreden, sonst stellte er die Arbeit ein. Es mußte genau bei dem bleiben, was er von früher kannte und bei uns dazugelernt hatte. Die starre Einhaltung des Arbeitsgangs war an die Stelle der Manier getreten, bzw. wie ich direkt sagen möchte, stellte jetzt seine individuelle Manier dar. An seiner Katatonie änderte sich auch sonst nichts. Wenn man ihm begegnete, fiel er gleich durch seine starre Haltung, seine starre Mimik und seine etwas schnellen, aber taktmäßig steifen, hart aufgesetzten Schritte auf.

Eine Starrheit in Haltung und Mimik fanden wir auch bei der akinetischen Motilitätspsychose und der periodischen Katatonie. Eine Verwechslung ist nicht möglich, denn es ist nicht nur das sonstige Bild ganz verschieden, sondern es handelt sich dort um akute Krankheitszustände, bei der manierierten Katatonie dagegen um einen chronischen Zustand, bei dem sich im weiteren Verlauf nichts mehr ändert. Es sei auch darauf aufmerksam gemacht, daß die Starre bei der manierierten Katatonie nicht mit einer Bewegungsarmut einherzugehen braucht. Je nach Art der Manier handelt es sich um eine „Bewegungsmanier" oder „Unterlassungsmanier".

Mit der Beschreibung der manierierten Katatonie gab ich ein Beispiel für eine *dritte Gruppe psychomotorischer Psychosen*. Ich sehe auch hier klare Unterschiede. Dagegen sagen viele Autoren, bei Schizophrenien könne man keine Sonderformen unterscheiden, da die Gestaltung wechselten und ineinander übergingen. Bei den systematischen Schizophrenien gibt es diesen Wechsel, der den „vielgestaltigen" Formen eigen ist, nicht. Bei einer manierierten oder negativistischen oder einer proskinetischen Katatonie findet man eine langsame Verstärkung der Symptome, sonst ändert sich im Verlauf nichts. Nach 5–10 Jahren hört auch die Verstärkung der Symptome auf, der bleibende Endzustand ist erreicht. Beobachter, die etwas anderes sehen, haben die unsystematischen Schizophrenien oder die zykloiden Psychosen im Auge. Deren Vielgestaltigkeit hat aber auch ihre Grenzen. Es gibt Übergänge innerhalb der zykloiden Psychosen und innerhalb der unsystematischen Schizophrenien, aber die beiden Gruppen kann man fast immer mit Sicherheit trennen. In Kliniken mit vorwiegend akuten Fällen machen die drei Gruppen je etwa 1/3 aus. Die vielgestaltigen Formen sind hier in der Überzahl. Die systematischen Schizophrenien treten dagegen in Kliniken mit überwiegend chronischen Fällen in den Vordergrund.

Nach Darstellung verschiedener Symptombilder muß ich nun noch von verschiedenen *Ätiologien* sprechen, die wir bei den Formen fanden. An dieser Stelle sind aber nur Hinweise möglich. Wenn man im Bereich der Schizophrenien trennt, stößt man nicht nur auf verschiedene erbliche Verhältnisse, sondern auch auf unterschiedliche psychosoziale Einflüsse, allerdings anderer Art, als die Sozialpsychiater heute vermuten. Um eine gewisse Übersicht zu geben, zähle ich wenigstens einiges von dem, was sich fand, auf:

Bei eineiigen Zwillingen fehlen systematische Schizophrenien. Ich habe bisher 45 eineiige und 46 zweieiige Zwillinge mit endogener Psychose untersucht. Bei den zweieiigen Zwillingen fanden sich alle Formen, bei den eineiigen Zwillingen fehlten die systematischen Schizophrenien. Auch bei 25 kranken Partnern eineiiger Zwillinge fanden sie sich nicht. Man wird die Ursache für diesen Tatbestand im psychosozialen Bereich suchen müssen. – Die Motilitätspsychose war dagegen bei den Zwillingen unverhältnismäßig häufig vertreten, dies nun aber bei den zweieiigen Zwillingen ebenso wie bei den eineiigen. – Bei der periodischen Katatonie hatten die Probanden signifikant weniger Geschwister als bei den beiden anderen unsystematischen Schizophrenien. – Die Probanden mit Motilitätspsychose hatten relativ viele Geschwister, die mit Verwirrtheitspsychose, der anderen zykloiden Psychose, relativ wenige. Der statistisch signifikante Unterschied betraf aber nur die älteren Geschwister, die jüngeren waren fast gleich an Zahl. – Unsere kataphasischen Kranken – die Kataphasie entspricht in ihrem erregten Zustand der Schizophasie von *Kraepelin* – kamen mit einem statistischen signifikanten Abstand von den beiden anderen unsystematischen Schizophrenien relativ häufig aus der Großstadt, relativ selten vom Land. – Was wir untersuchten, wurde schon von vielen Autoren geprüft, aber immer unter Bezugnahme auf Schizophrenie als Ganzes. Es ist nicht verwunderlich, wenn sich dabei nichts ergab, denn was für eine Psychoseform gilt, wird durch den Befund bei einer anderen Form aufgehoben. Schon wenn man die beiden genannten zykloiden Psychosen nicht auseinanderhält, ergibt sich nichts. Bei der Motilitätspsychose fanden sich viele Geschwister, bei der Verwirrtheitspsychose wenige. Nimmt man beide Formen zusammen, findet man eine durchschnittliche Geschwisterzahl.

Meine Aufzählung zeigt, daß sich die beiden psychomotorischen Psychosen, von denen ich vor allem spreche, in bezug auf die Geschwisterschaften gegensätzlich verhalten, da sich bei Motilitätspsychose relativ viele, bei der periodischen Katatonie relativ wenige Geschwister fanden. Zu dem großen Unterschied in der erblichen Belastung kommt hier also ein Unterschied, den man psychosozial deuten muß. Wenn hier, wie auch in anderen unserer Beobachtungen die Zahl von Geschwistern von Bedeutung ist, so möchte ich daraus schließen, daß es sich um einen Einfluß handelt, der biologisch wirksam ist. Es geht ja nicht um Konflikte zwischen den Geschwistern, sondern nur um ihre Zahl. Psychologisch kann diese wohl kaum allgemein bedeutsam sein, aber vielleicht biologisch. Bei Tieren leben meist nur Junge des gleichen Wurfs zusammen, auch dies meist nur ein Jahr lang. Wenn die Mutter wieder Junge zur Welt bringt, vertreibt sie oft sogar die des vorigen Wurfs. Sollte es für die Entwicklung des Menschen biologisch völlig gleichgültig sein, daß sie als Kinder viele Jahre bei unterschiedlichem Alter zusammenleben? Unter den Tieren bilden nur die Primaten Gemeinschaften von Geschwistern verschiedenen Alters. Obwohl sie hier immer nur einige Jahre lang bestehen, also bei weitem nicht so lange wie beim Menschen, zeigt sich schon ein biologischer Einfluß. Tembrock, der Berliner Verhaltensforscher, schrieb mit über das Zusammenleben von Geschwistern bei Primaten: „Es scheint für die normale Verhaltensentwicklung unerläßlich zu sein, wie Isolierungsversuche gezeigt haben." Er bezieht sich dabei u. a. auf Versuche, die Harlow u. Harlow (1965) durchgeführt haben. Nach solchen Beobachtungen darf man sich nicht wundern, wenn in die Entwicklung des Menschen der Einfluß von Geschwistern aufeinander biologisch eingeschaltet ist. Es stellt m. E. einen Fehler dar, wenn Sozialpsychiater bei der Frage nach der Erstehung der endogenen Psychosen immer nur an Fehlentwicklungen psychischer Art denken und ähnliche Ursachen suchen wie bei Neurosen. Neurosen und Psychosen sind grundsätzlich voneinander verschieden und haben sicher ganz verschiedene Ursachen.

Ich will diesen Gedanken nicht weiterverfolgen, denn es kommt mir jetzt nur auf die Feststellung an, daß auch die äußeren Ursachen, die zur Entstehung der endogenen Psychosen beitragen, bei verschiedenen Formen sehr verschieden sind und sogar gegensätzlicher Natur sein können. Besonders interessant ist die Tatsache, daß unsere kataphasischen Patienten relativ häufiger aus der Großstadt, relativ seltener vom Land kommen. Denn hier taucht die Frage auf, ob die moderne Überflutung an Reizen, die in der Großstadt viel größer ist als auf dem Land, in der Entstehung der Krankheit eine Rolle spielt. Da bei der Kataphasie (Schizophasie) ganz vorwiegend eine Störung im Denken und Sprechen vorliegt, wäre eine Überbeanspruchung durch kognitive äußere Einflüsse durchaus möglich. Man müßte an die Kindheit und Jugend denken, d. h. eine Zeit, in der das Nervensystem noch nicht ausgereift ist.

Auch die vielerörterte Frage taucht auf, ob die Schizophrenien in *verschiedenen Kulturbereichen* eine unterschiedliche Verbreitung aufweisen. Bei einfach lebenden Völkern gibt es nicht die massiven kognitiven Einwirkungen wie bei uns. Andererseits ist die durchschnittliche Kinderzahl, die sich uns als wesentlich erwies, bei uns viel geringer. Sollten trotzdem die Schizophrenien in den Entwicklungsländern die gleich Häufigkeit aufweisen wie in den Industrieländern, wie viele meinen, so wäre das noch kein Beweis dafür, daß kulturelle Einflüsse in der Entstehung der Schizophrenien gleichgültig sind. Manche Formen können bei uns häufiger sein, andere Formen in den Entwicklungsländern, so daß ein Ausgleich erfolgt. Man findet häufig beschrieben, daß die endogenen Psychosen bei einfacher lebenden Völkern stürmischer verlaufen als bei uns. Wahrscheinlich ist dort die Motilitätspsychose häufiger, denn eine größere Geschwisterzahl scheint nach unseren Beobachtungen hier von Nachteil zu sein. Andererseits sind systematische Schizophrenien dort wahrscheinlich seltener.

Zugleich ist aber zu bedenken, daß die Beziehung nicht geradlinig zu sein braucht, denn an die Stelle von Geschwistern können auch *Kindern außerhalb der Familie*, mit denen eine enge Gemeinschaft besteht, treten. Da die Menschen bei uns großenteils enger zusammenwohnen, kommen solche Kindergemeinschaften leichter zustande, als in dünn bevölkerten Ländern. Die Gemeinschaften werden zusätzlich durch Kindergärten, Schulen und Jugendverbänden gefördert. – Diese meine Bemerkungen zu transkulturellen Fragen sind nur als Hinweise gedacht.

Da ich meine Ausführungen teilweise recht kurz fassen mußte, erscheinen vielleicht manche meiner Aussagen apodiktisch. Ich darf daher anmerken, daß ich nichts ohne praktische Erfahrung aussage, sondern ständig Nachuntersuchungen vornehme und seit meiner Emeritierung vor 15 Jahren bisher schon mehr als 1 500 Kranke mit endogener Psychose klinisch und zusammen mit meiner Mitarbeiterin auch erbbiologisch untersucht habe. Ich bin schon grundsätzlich der Meinung, daß man in der Psychiatrie zu viel theoretisiert und philosophiert und zu wenig untersucht.

Literatur

Boström A (1928) Katatone und striäre Störungen. In: Bumke O (Hrsg) Handbuch der Geisteskrankheiten. Springer, Berlin, S. 227–235

Harlow HF, Harlow MK (1965) Effects of various mother-infant relationships on rhesus monkey behaviours. In: Foss BM (ed) Determinants of infant behaviour, Vol IV. Methuen, London p 15

Kraepelin E (1913) Psychiatrie, 8 Aufl, Bd III. Barth, Leipzig

Leonhard K, Trostorff S (1964) Prognostische Diagnose der endogenen Psychosen. VEB Gustav Fischer, Jena

Pohlisch K (1925) Der hyperkinetische Symptomenkomplex und seine nosologische Stellung. Abhandlungen aus der Neurologie, Psychiatrie, Psychologie und ihrer Grenzgebiete, Heft 29. Karger, Berlin

Schröder P (1920) Die Spielbreiten der Symptome beim manisch-depressiven Irresein und bei den Degenerationspsychosen. Karger, Berlin

Wernicke C (1900) Grundriß der Psychiatrie in klinischen Vorlesungen. Thieme, Leipzig

Katatonie – von der Krankheitseinheit zum Syndrom

E. EBEN

Um der Leistung eines Forschers wie Kahlbaum gerecht zu werden, muß man seine Ausgangssituation kennen. Dies erfordert, daß man sich seiner Zeit zuwendet. In Begriffen, auch in psychiatrischen, ist ihre Geschichte anwesend, und die Unkenntnis dieses Sachverhalts mag einer der Gründe sein, warum es sich in diesem wie in keinem anderen Fach aneinander vorbeireden läßt. Schon 1818 verglich Nasse die Uneinheitlichkeit psychiatrischer Benennungen mit der Sprachverwirrung beim Turmbau zu Babel. Man muß also, wenn man miteinander reden will, schon – um ein Hegel-Wort aufzugreifen – die „Anstrengung des Begriffes" auf sich nehmen. Und dazu gehört auch, den Wandel des Begriffes in der Zeit zu beachten.

Wenden wir uns also zunächst der Ausgangssituation zu, die Kahlbaum vorfand, und rufen wir uns vor diesem Hintergrund seinen Beitrag zur psychiatrischen Systematik und seine Darstellung der Krankheitseinheit Katatonie ins Gedächtnis. In einem zweiten Schritt wollen wir dann verfolgen, welches Schicksal dieser „Krankheitseinheit" beschieden war.

Zwischen dem 18. und dem 19. Jahrhundert vollzog sich ein eigenartiger Wandel, den Lepenies (1975) das „Ende der Naturgeschichte" nennt. Diesem Vorgang entspricht der Übergang von der Nosographie zur Krankengeschichte. Für die alten Klassifikationsversuche war die „scientia amabilis", die Botanik Linnescher Provenienz das Vorbild gewesen: Hatte schon Sydenham eine Ordnung der Krankheiten nach botanischem Vorbild gefordert, so legte im Jahre 1763 nicht nur Boissier de Sauvage sein System vor, auch Linne selbst, 1741 zum Professor der theoretischen und praktischen Medizin ernannt, publizierte in diesem Jahr seine „Genera Morborum". In diesen Systemen ist entscheidend für die Einordnung einer Krankheit der Grad der Ähnlichkeit zu einer anderen, ohne Berücksichtigung der Genealogie der Symptome oder ihrer Abläufe. Folgt man Lepenies (1975), so ist auch Pinels Nosographie in diesem Sinne „botanisch". Erst um 1840 lehrte Casimir Broussais: um Krankheiten heilen zu können, müsse man wissen, wie sie entstehen, sich entwickelten und endeten. Genau hier deutet sich der Wandel an, der in der Biologie von Linne zu Darwin führte, und den für die Psychiatrie als erster Kahlbaum vollzog. Das brauchen wir übrigens aus seinen Arbeiten nicht indirekt zu schließen; Kahlbaum selbst beruft sich zur Rechtfertigung seines nosologischen „Darwinismus" ausdrücklich auf diesen Autor (Kahlbaum 1863) und zwar in seiner Monographie „Die Gruppirung der psychischen Krankheiten und die Eintheilung der Seelenstörungen. Entwurf einer historisch-kritischen Darstellung der bisherigen Eintheilungen und Versuch zur Anbahnung einer empirisch-naturwissenschaftlichen Grundlage der Psychiatrie als klinischer Disziplin".

Zwar erfolgt die Ordnung der Erkrankungen nach Klasse, Gattung und Art; Linnes starre Grenzen (tot species numeramus, quot diversae formae in principio sunt creatae) hält er aber durch Darwins evolutionären Ansatz für überwunden: diese Begriffe sind ihm nur mehr „Collectionswörter". Auch weitere Einzelheiten sind vom evolutionären Aspekt geprägt: bestimmte Klassen von Erkrankungen werden bestimmten Lebensaltern zugeordnet („Neophrenia", „Paraphrenia"), oder sind durch ihre typische Stadienabfolge gekennzeichnet (Vesania typica), so daß die zeitliche Progression, die in Zellers und Griesingers Auffassung allen Psychosen gesetzmäßig zukam, zum Charakteristikum einer bestimmten Gattung wird. Dieser charakteristischen Stadienabfolge werden wir bei den Krankheitseinheiten Hebephrenie und Katatonie wiederbegegnen. Eine Art der Vesania, die Vesania progressiva als „idiopathische Seelenstörung mit eigenthümlicher Steigerung der Symptome im Verlauf der Krankheit" und ihrer Kombination motorischer und psychischer Phänomene, wird zum Modell der Krankheitseinheit Katatonie.

1868/69 stellte Kahlbaum ein Krankheitsbild, das er „Spannungsirresein" nannte, der Naturforschenden Gesellschaft zu Innsbruck vor. Er fand aber so wenig Resonanz, daß er die Beschreibung der nächsten Krankheitseinheit, der Hebephrenie, seinem Freund Hecker überließ (1871).

1874 erst erschien dann in Berlin Kahlbaums Monographie „Die Katatonie oder das Spannungsirresein, eine klinische Form psychischer Krankheit", in der nochmals programmatisch dargelegt wird, was unter Aufstellung einer klinischen Krankheitseinheit verstanden werden soll:

„... nach klinischer Methode Krankheitsbilder zu entwickeln, in welchen möglichst alle Lebenserscheinungen am einzelnen Kranken behufs der Diagnose verwerthet sind, und der ganze Krankheitsverlauf zur Beachtung kommt. Die so durch Zusammenfassung der häufigsten coincidirend vorkommenden Symptome und durch rein empirische Abgrenzung sich ergebenden Gruppen von Krankheitsgestaltungen ... waren nicht nur ... leicht verständlich zu machen, sondern die auf ihnen gebaute Diagnostik gewährte auch die Möglichkeit, aus dem augenblicklichen Zustand eines Kranken mit größter Bestimmtheit den vorausgegangenen Verlauf ... ex post zu construiren und die weitere Entwicklung im Einzelnen ... mit grösserer Wahrscheinlichkeit zu erschliessen, als es vom Standpunkte des frühen Eintheilungsfachwerks möglich war."

Ausgangspunkt war für Kahlbaum, geleitet vom Paradigma der „allgemeinen Paralyse der Irren" mit ihrer Kombination muskulärer und psychischer Symptome, das Bild der Melancholia attonita, die nur selten primär, meist aber nach einer einfachen Melancholie, oder als drittes Stadium nach einer Melancholie mit nachfolgender Tobsucht hervorgeht, sich so in die Vierstadienabfolge der Vesania typica (Melancholia – Mania – Perturbatio – Dementia) einordnen läßt und wie die Vesania progressiva die Kombination motorischer und psychischer Symptome zeigt. Dieser Zustand der Attonität ist gekennzeichnet durch die Merkmale *Mutismus, Akinese* und *Flexibilitas caerea*. Die Attonität, das belegt der Autor anhand von Kasuistiken, findet sich in der Regel als Zustandsbild innerhalb eines Verlaufes, der üblicherweise der folgende sei: Initialmelancholie – kurzer maniakalischer Zustand –

Attonität – Blödsinn. Dabei sei die Dauer der einzelnen Stadien ganz unterschiedlich und namentlich der mehrfache Wechsel von Depressions- und Exaltationszuständen nicht selten. In allen Fällen ist aber „das cyclische des Gesamtverlaufes nachzuweisen".

Während die Initialmelancholie uncharakteristisch ist, unterscheidet sich schon im Stadium der Exaltation die Katatonie von anderen Exaltationen im Verlauf der Vesania typica durch „etwas eigenthümlich Pathetisches im Benehmen der Kranken": schauspielerhafte Exaltation oder tragisch-religiöse Ekstase. Dies äußert sich in „fortwährendem Declamiren und Recitiren unter lebhaften Gestikulationen", die Kranken „sprechen Trivialitäten in einem hochgeschraubten Ausdruck". Neben diesen „affektiven" Symptomen kommen folgende spezifische Auffälligkeiten zur Beobachtung: „Formale Intellectualsymptome" wie Redesucht mit Wort- und Redewiederholungen, welche sich zusammen mit dem pathetischen Affekt gut von der „Schrei- und Redesucht der Maniaci anderer Krankheitsformen" unterscheiden lassen; Redekrampf (Verbigeration), stereotype Verwendung von Diminuitiva, Gedankenstillstand (Sperrung). Die inhaltlichen „Intellectualsymptome" sind weniger spezifisch (gemeint sind Wahn und Halluzination), doch kommen religiöse Inhalte ungewöhnlich oft vor. Wichtiger sind die „Bethätigungssymptome": Negativismus, Nahrungsverweigerung, „Bizzarrerien und Gewohnheitssucht" (Bewegungsstereotypien, Haltungsverharren, Schnauzkrampf, Manieren). Als „somatische Symptome" werden aufgeführt: Flexibilitas caerea (als Krampfform interpretiert), „choreaartige Convulsionen, epileptiforme Anfälle und andere Zufälle". Man beachte, daß damals unter dem Terminus Krampf oder Convulsion die verschiedensten motorischen Erscheinungen zusammengefaßt wurden.

Die Krankheitssymptome werden belegt anhand von 26 z. T. minutiös mitgeteilten Kasuistiken, die nicht nur Querschnitt-, sondern teilweise jahrelange Längsschnittbeobachtungen wiedergeben. 22 der Fälle sind Katatone, 4 Paralytiker werden zum Vergleich gegenübergestellt. Die Heredität scheint gering, bevorzugt sind jüngere Altersgruppen. Von 18 der 22 Patienten ist das Alter angegeben, es liegt bei 30 ± 8 Jahren; Männer zu Frauen verhalten sich wie 2:1. Von 20 Fällen wird der Ausgang mitgeteilt: 6mal Gesundung, je 7mal Exitus bzw. Chronifizierung. Bei den obduzierten Fällen fand sich mit einer gewissen Regelmäßigkeit eine basale Trübung der Arachnoidea. An ätiologischen Faktoren werden angeschuldigt (dem Geist der Zeit entsprechend) heftige Gemütsbewegung, geistige Überanstrengung und Masturbation.

Insgesamt, würde man meinen, wurde hier eine gut abgegrenzte Krankheitseinheit, abgesichert durch Kasuistiken und Autopsiebefunde, vorgelegt, deren Existenz sich wissenschaftlich nachprüfen lassen sollte.

Nun wollen wir uns mit dem Schicksal befassen, das dieser Krankheitseinheit beschieden war.

Zwei divergente Entwicklungen, das sei der Klarheit halber vorausgeschickt, werden sich aufweisen lassen: einmal die Auflösung der Krankheitseinheit Katatonie in Syndrome und Symptome, die bei den unterschiedlichsten Erkrankungen vorkommen, so daß im Extremfall die Existenz einer Erkrankung Katatonie auch als Unterform der Schizophrenien geleugnet wird; auf der anderen Seite wird aus der Katatonie als Krankheitseinheit eine Reihe selbständiger Erkrankungen.

Um die Jahrhundertwende beherrschen zwei Antipoden die psychiatrische Landschaft: Wernicke und Kraepelin.

Wernicke, der wie Kahlbaum seelische Funktionsstörungen einteilt in Hypo-, Hyper- und Parafunktionen (1899), ist davon überzeugt, daß die Apparate, die Seelischem zugrunde liegen, immer nur gesetzmäßig reagieren können, unabhängig davon, welche Noxe sie trifft (Kindt 1980), so daß er alle ätiologischen Klassifikationsversuche ablehnt. Diese Auffassung ist mit der Kahlbaums durchaus zu vereinen, da Kahlbaum, wie wir sahen, unter „Ätiologie" nur ein Bündel unterschiedlichster prädisponierender Faktoren verstand. Wernicke (1900) begriff Psychosen lokalistisch als Störungen transkortikaler Assoziationsbahnen. Nach seiner Ansicht war der Kahlbaumsche Katatoniebegriff zu weit gefaßt: katatone Erscheinungen kämen bei den meisten progressiv verlaufenden Psychosen in irgendeiner Phase der Erkrankung vor, nur wo sie allein oder ganz überwiegend das Krankheitsbild ausmachen, könne man von einer besonderen Erkrankung sprechen; Kahlbaum ist für ihn der Erstbeschreiber der Motilitätspsychose, eines unspezifischen, aber klinisch charakteristischen Symptomenkomplexes.

Wernicks Schüler Kleist übernimmt in vielen Teilen seine Systematik und seinen lokalistischen Ansatz. Während aber Wernicke immer wieder die Gleichartigkeit der Bilder bei den verschiedensten Ursachen betonte und hierin für Bonhoeffer und die Berliner Schule bedeutsam wurde, tauchte bei Kleist der Gedanke auf, Schizophrenien könnte, vergleichbar bestimmten neurologischen Erkrankungen, *Heredodegenerationen* sein, was sich dann nachweisen ließe, wenn sich für klinisch zirkumskripte schizophrene Syndrome ein definierter Erbgang fände.

Leonhard hatte zunächst unabhängig von Kleist mit der Wernickschen Methode der Präparation von klinischen Bildern unter Vernachlässigung der Begleitsymptome im Bezirkskrankenhaus Gabersee schizophrene Endzustände untersucht. Mag am Anfang der Gedanke der Heredodegeneration (organisch faßbarer Systeme) für ihn eine Rolle gespielt haben, so entfernte er sich darin doch rasch von seinem Lehrer Kleist, es geht ihm bald um psychische, nicht mehr um neuroanatomische Funktionseinheiten, deren Störung bestimmte Krankheitsbilder zugeordnet werden (1970). Auf diesem Weg läßt sich die Kahlbaumsche Krankheitseinheit Katatonie in selbständige Krankheitsformen auflösen, die nach Verlauf, Bild, Prognose, genetischer Belastung und prämorbider Persönlichkeit toto coelo geschieden sind. Dies sind Motilitätspsychose als zykloide Form, periodische Katatonie als unsystematische Schizophrenie und sechs einfach systematische Katatonien mit dem Ausfall isolierter Willenskräfte (1980). Leonhard ist u. E. der einzige zeitgenössische Autor, der an einem Krankheitsbegriff, dem Kahlbaumschen vergleichbar, festhält.

Kraepelins Arbeitsweise war eine grundsätzliche andere als die Wernickes. Jeder vorschnellen Hypothesenbildung abgeneigt, hat er immer versucht, die gesamte Fülle der bei den einzelnen Erkrankungen vorkommenden Symptome darzustellen, so daß die Fülle des akribisch gesammelten Materials endlich die letzte Auflage seines Lehrbuches schwer lesbar macht. Dem Einfluß

Kahlbaums auf Kraepelins Krankheitskonzept ist in einer 1985 erschienen Arbeit Hoff nachgegangen; Kahlbaums Syndrom-Verlaufs-Einheiten setzten jedoch weder eine einheitliche Ätiologie noch eine einheitlichen Ausgang voraus; das charakteristische am Verlauf war ihm die Stadienabfolge. Für Kraepelin geht es um Einheit von (noch zu erschließender) Ursache, klinischem Bild und Ausgang. So ist es nicht verwunderlich, daß die Krankheitseinheit Katatonie zum Paradigma *und* zum Ärgernis wird, denn Kahlbaums Fälle, auf die er zurückgreift, sind keineswegs homogen in Hinsicht auf Ursache, Symptomatik und Ausgang. So erscheint in den ersten 4 Auflagen seines Lehrbuchs die Katatonie als katatone Melancholie einer katatonen Verrücktheit gegenübergestellt und erst in der 6. Auflage (1899, Kahlbaums Todesjahr) erfolgt die endgültige Aufstellung zweier großer Gruppen: exogene und endogene Psychosen und unter diesen manisch-depressives Irresein und Dementia praecox, mit den Unterformen Katatonie – Hebephrenie – Dementia paranoides. Kraepelin schreibt: „Die Lehre von der Dementia praecox lehnt sich an Kahlbaum-Heckers Forschungen über die Katatonie und die Hebephrenie an. Als ich zu der wohl von vielen Beobachtern heute geteilten Überzeugung kam, dass es unter den zur Zeit zugänglichen klinischen Gesichtspunkten nicht möglich ist, beide Formen scharf voneinander zu trennen ..., war es nötig, eine Bezeichnung zu finden, die beide klinische Formen umfassen konnte" (1905). Von hier bis zur letzten Auflage wird die Katatonie eine Unterform der Dementia praecox mit fließenden Übergängen zu anderen Unterformen.

Auch von anderer Seite war Kritik laut geworden: Karl Wilmanns hielt 1907 einen Vortrag vor der Bayerischen Psychiaterversammlung in München, der der Differentialdiagnose funktioneller Psychosen gewidmet war. Hier kam ein Problem zur Sprache, das bei dem zyklischen Verlauf, den Kahlbaum bei seiner Krankheitseinheit Katatonie beschrieb, zu erwarten war, nämlich das der Differentialdiagnose Katatonie – (atypische) Zyklothymie. Wilmanns beschreibt anhand von Kasuistiken Patienten, bei denen die Merkmale Negativismus, Manieren, Stereotypien im Verlauf eines manisch-depressiven Irreseins wiederholt vorkamen. Er gibt eine klare Regel an, nach der in solchen Fällen zu entscheiden sei: „Katatonische Symtomenkomplexe, die sich eindeutig an manisch-depressive oder cyclothyme Anfälle anschließen, sind als eigentümliche Äusserung dieser Erkrankung anzusehen und gehen in Heilung über." Es wird plädiert für den diagnostischen Vorrang „einer klassischen Hypomanie oder besonders der typischen Depression", die „katatonischen Zeichen sind Erscheinungen, wie sie den verschiedensten Erkrankungen zukommen".

Auch Johannes Lange beschäftigte sich auf Anregung Kraepelins mit diesem Problem: er widmete seine Habilitationsarbeit katatonischen Erscheinungen im Rahmen manischer Erkrankungen und fand bei 28 von 54 Patienten mit gesicherten manisch-depressiven Irresein mehr oder weniger stark ausgeprägte katatone Symptome (1922).

Zudem löste sich Katatonie als Krankheitseinheit von anderer Seite auf: Wernickes Grundgedanken von der Ätiologieunspezifität psychischer Krankheitsbilder aufgreifend beschrieb Bonhoeffer katatone Syndrome als exogene Reaktionstypen bei unterschiedlichen körperlichen Erkrankungen (1907,

1917). Erneut aktualisiert wurde Wernickes Hypothese von Conrad (1972), der auch die Unterscheidung und Unterscheidbarkeit exogener und endogener Syndrome in Frage stellt.

Nun hat sich seit Kraepelin wohl auch unsere Vorstellung geändert, was seelische Krankheit ist. Bereits Kronfeld (zit. nach Schneider 1921) hatte konstatiert, daß die Übertragung des Krankheitsbegriffes auf Seelisches nur den Wert einer „ungeheuren Metapher" habe. Hatte Virchow mit der Vorstellung aufgeräumt, daß Krankheiten eine unabhängige und selbständige Existenz zukomme, so muß man sich heute, 60 Jahre nach Kronfelds Arbeiten fragen, ob ein an der *Somatopathologie* orientierter Krankheitsbegriff überhaupt, und sei es nur als „ungeheure Metapher", in der Psychiatrie brauchbar ist. So gesehen sind die Probleme mit der Krankheitseinheit Katatonie auch Ausdruck der Schwierigkeiten, die wir mit Krankheitseinheiten überhaupt haben und wohl nur mit diesen zusammen zu lösen.

Obwohl sich im weiteren immer wieder Autoren um die Umgrenzung der Katatonie, sei es psychopathologisch (Pauleikhoff 1969), sei es somatologisch (Gjessing 1953 a, b), bemühten, war dennoch lange Zeit folgendes der Stand der Dinge:

1) Es gibt Unterformen der Schizophrenien, bei denen „am häufigsten katatone Symptome vorkommen und dauernd oder über längere Zeit im Vordergrund stehen" (Bleuler 1911); diese Formen gehen aber fließend in andere über. Das ist z. Zt. wohl die Ansicht der überwiegenden Mehrzahl der Psychiater. 1977 haben Carpenter et al. bestätigt, daß sich die vier klassischen Unterformen der Schizophrenie nicht unterscheiden ließen und ihnen kein prognostischer Wert zukäme.

2) Katatone Symptome kommen sowohl bei affektiven Erkrankungen, als auch bei exogenen Psychosen vor. Taylor u. Abrams (1977) fanden in methodisch gut abgesicherten Studien katatone Symptome bei einem hohen Prozentsatz von Manikern.

Ein weiteres Problem ist zu konstatieren: die Katatonie, auch als Unterform der Schizophrenie, scheint zu verschwinden. Morrison (1974) fand einen Schwund von 14,2 % auf 8,5 % Katatonien unter den schizophrenen Patienten des Iowa State Hospital in den Jahren 1920 – 1966. Diese Arbeit gibt einen international zu konstatierenden Wechsel der diagnostischen Gepflogenheiten wieder: hebephrene und katatone Schizophrenien werden seltener diagnostiziert. So konnte Mahendra 1981 in einem Editorial fragen: „Where have all the catatonics gone?" Der Autor bezweifelt die Existenz der Erkrankung Katatonie überhaupt und hält auch Kahlbaums Fälle für affektive Erkrankungen oder Enzephalitiden.

Zweifellos hat ein Wandel diagnostischer Gepflogenheiten stattgefunden, aber die Abnahme einer Diagnosehäufigkeit kann auch mit diagnostischen Stereotypen zu tun haben und muß nicht per se die absolute Abnahme der Häufigkeit einer Erkrankung bedeuten. Erklärungsmöglichkeiten wären u. a.: ein pathoplastischer Gestaltwandel der Erkrankung, so könnten bei den Katatonien wie bei den Hysterien die motorischen Phänomene diskreter geworden sein; eine generelle Änderung der Einstellung der Psychiater mit einem geringeren Interesse an motorischen Phänomenen; ein pharmakogener Gestaltwandel der Erkrankung, so könnte die frühe Behandlung die Ausprägung typischer Vollbilder verhindern oder die Superposition neuroleptischer Begleitwirkungen die Diagnose katatoner Phänomene erschweren oder unmöglich machen, endlich wäre es auch denkbar, daß auch eindeutige katatone Symptome fälschlich als neuroleptisch interpretiert werden.

Können wir die Frage nach der Krankheit Katatonie getrost beiseite legen? Dagegen spricht nicht nur die klinische Bedeutung z. B. der Differentialdiagnose „perniziöse Katatonie" versus malignes neuroleptisches Syndrom, denn diese seltenen aber lebensgefährlichen Erscheinungen sind nur die Maximalvariante der im klinischen Alltag häufigen Schwierigkeit zu entscheiden, ob ein motorisches Phänomen der Grundkrankheit angelastet werden muß, also Dosiserhöhung erfordert, oder ob es eine unerwünschte Folge der Behandlung ist, die gegebenenfalls Dosisreduktion oder Absetzen erfordert. Hier könnte die differenzierte Kenntnis katatoner Phänomene eine praktisch wichtige Entscheidungshilfe bedeuten. Aber auch die theoretische Bedeutung katatoner Syndrome sollte nicht vergessen werden. Saß hatte nicht zu Unrecht 1981 auf den *paradigmatischen Charakter* hingewiesen, der ihnen zukommt.

Mahendras Frage, wo all die Katatonen geblieben sind, soll uns aber auch Anlaß zu einer *methodenkritischen Besinnung* sein. Im ICD-9 werden die Merkmale Erregung, Stupor, Echophänomene, Negativismus und Katalepsie für die katatone Schizophrenie angeführt, fakultativ können auch depressive und hypomane Begleitsymptome vorhanden sein. In dieser Fassung stellt sich das gleiche Problem der Abgrenzung gegen die affektiven Psychosen, das Wilmanns schon 1907 konstatiert hatte, ohne daß wie bei Wilmanns eine Regel zu seiner Lösung angegeben wird. Hier stellt u. E. das amerikanische Diagnosesystem DSM-III eine Verbesserung dar (Spitzer 1980): neben der Aufzählung von 5 für die Katatonie typischen Merkmalen, von denen mindestens eines *den Verlauf beherrschen* muß (also während der gesamten Krankheitsmanifestation nachzuweisen ist), werden präzise Ein- und Ausschlußkriterien für die Diagnose „schizophrene Störung" angegeben, die auch eine Verlaufsstrecke von mindestens einem halben Jahr berücksichtigen. Durch operante Definition der Störung, Angabe eines Symptomenkatalogs und den Verlaufsmerkmalen ist eine höhere Übereinstimmung in der Diagnosestellung zu erwarten, die der Diagnose der Schizophrenien überhaupt und somit vielleicht auch den Katatonien zugute kommen wird.

Obwohl auf diese Weise die Diagnose einer Schizophrenie mit mehr Zuverlässigkeit möglich wird, so ist doch die Abbildung der Fülle katatoner Symptomatik relativ beschränkt. Ein Vergleich mit anderen beschreibenden und diagnostischen Instrumenten spricht aber nicht für diese. So sind von 100 AMDP-Merkmalen nur 2–3 einigermaßen geeignet zur Abbildung katatoner Symptome, nämlich Parakinesen, maniriert/bizarr und gesperrt/Gedankenabreißen. Auch m PSE (Wing et al. 1973) werden nur wenig katatone Merkmale aufgeführt: Manierismen/bizarre Haltung, Stereotypien, „katatones Verhalten" (Negativismus, Ambitendenz, Echophänomene, Katalepsie), ohne daß auf den Zusammenhang mit dem Affekt und der Untersuchungssituation eingegangen wird.

Hier stellt sich die Aufgabe, präzisere und detailliertere Verfahren zur Beschreibung katatonen Verhaltens zu entwickeln. Mit diesen Instrumenten müssen dann die katatonen Syndrome untersucht werden, zunächst unabhängig von ihrer nosologischen Zuordnung, aber mit Berücksichtigung von Primärpersönlichkeit, organischen Kofaktoren, situativen Faktoren und sozialer Funktionsfähigkeit. Lassen sich so einzelne Syndrome abgrenzen, stellt sich die zweite wichtige Aufgabe: die Untersuchung des Verlaufs der Syndrome über die Zeitachse und gegebenenfalls der Nachweis der Stabilität der Syndrome. Denn solange uns ätiologische Einteilungsprinzipien nicht zur Verfügung stehen, müssen wir von ätiologieunabhängigen „Symptomenkomplexen" (ein Begriff Kahlbaums) ausgehen und nur wenn sich diese über die Zeit als stabil erweisen, hätte es vielleicht noch Sinn, von Krankheitseinheiten zu sprechen. Mit diesem Ansatz könnte es sich ergeben, daß – über 100 Jahre nach Kahlbaum – die katatonen Syndrome sich nochmals als Paradigmen für die Psychiatrie erweisen.

Literatur

Bleuler E (1911) Dementia praecox oder die Gruppe der Schizophrenien. In: Aschaffenburg G (Hrsg) Handbuch der Psychiatrie. Deuticke, Leipzig

Bonhoeffer K (1907) Zur Frage der Klassifikation der symptomatischen Psychosen. Berl Klin Wochenschr 51:2257–2260

Bonhoeffer K (1917) Die exogenen Reaktionstypen. Arch Psychiat Nervenkr 58:58–70

Carpenter WP, Bartko JJ, Langsner CA, Strauss JS (1977) Another view of schizophrenic subtypes. A report from the International Pilot Study of Schizophrenia. Arch Gen Psychiatry 33:508–516

Conrad K (1972) Die symptomatischen Psychosen. In: Gruhle HW, Jung R, Mayer-Gross W, Müller M (Hrsg) Psychiatrie der Gegenwart. Klinische Psychiatrie, Bd. II. Springer, Berlin Heidelberg New York, S 1–70

Gjessing R (1953a) Beiträge zur Somatologie der periodischen Katatonie. Mitteilung VII. Wertung der Befunde I. Arch Psychiat Z Neurol 191: 247–296

Gjessing R (1953b) Beiträge zur Somatologie der periodischen Katatonie. Mitteilung VIII. Wertung der Befunde II. Arch Psychiat Z Neurol 191:297–326

Hecker E (1871) Die Hebephrenie. Virchows Arch Ges Pathol 52:203–218

Hoff P (1985) Zum Krankheitsbegriff bei Emil Kraepelin. Nervenarzt 56:510–513

Kahlbaum K (1863) Die Gruppirung der psychischen Krankheiten und die Eintheilung der Seelenstörungen. Kafemann, Danzig

Kahlbaum K (1874) Die Katatonie oder das Spannungsirresein, eine klinische Form psychischer Krankheit. Hirschwald, Berlin

Kindt H (1980) Die Katatonie – ein Modell psychischer Krankheit. Enke, Stuttgart

Kraepelin E (1905) Fragestellungen der klinischen Psychiatrie. Zbl Nervenheilk 28:573–597

Lange J (1922) Katatonische Erscheinungen im Rahmen manischer Erkrankungen. Springer, Berlin

Leonhard K (1970) Biopsychologie der endogenen Psychosen. Hirzel, Leipzig

Leonhard K (1980) Aufteilung der endogenen Psychosen, 5. Aufl. Akademie-Verlag, Berlin

Lepenies W (1975) Das Ende der Naturgeschichte. Suhrkamp, Frankfurt/M.

Mahendra B (1981) Where have all the catatonics gone? Psychol Med 11:669–671

Morrison JR (1974) Changes in subtype diagnosis of schizophrenia: 1920–1966. Am J Psychiatry 34:674–677

Nasse CF (1818) Über die Benennung und vorläufige Eintheilung des psychischen Krankseins. Nasses Psych Ärzte 18

Pauleikhoff B (1969) Die Katatonie (1868–1968). Fortschr Neurol Psychiat 37:461–496
Saß H (1981) Probleme der Katatonieforschung. Nervenarzt 51:373–382
Schneider K (1921) Der Krankheitsbegriff in der Psychiatrie. Monatsschr Psychiat Neurol 49:154–158
Spitzer RL (1980) Diagnostic and Statistical Manual of Mental Disorders, 3d edn. APA, Washington
Taylor MA, Abrams R (1977) Catatonia: Prevalence and importance in the manic phase of manic-depressive illness. Arch Gen Psychiatry 34:1223–1225
Wernicke C (1899) Über die Klassifikation der Psychosen. Schletter'sche Buchhandlz, Breslau
Wernicke C (1900) Grundriß der Psychiatrie. Thieme, Leipzig, S 430
Wilmanns K (1907) Zur Differentialdiagnostik der „funktionellen Psychosen". Zbl Nervenheilk 30:569–588
Wing JK, Cooper JE, Sartorius N (1973) Present State Examination. Med Res Cons/Cambridge Univ Press, Cambridge

Die Stellung katatoner Syndrome zwischen den affektiven und schizophrenen Psychosen

H. SASS

Zur ideengeschichtlichen Bedeutung der Katatonie

Seit der 1874 erschienenen Monographie über „Die Katatonie oder das Spannungsirresein" besteht der Reiz des Katatonieproblems in der Verbindung mit grundlegenden Fragestellungen des psychopathologischen Denkens. Am Beispiel der Katatonie entwickelte Kahlbaum seine „klinische Methode", die eine umfassende Analyse des gesamten klinischen Bildes, vor allem aber die Berücksichtigung des vollständigen Verlaufes als wichtigste Grundlage für die Aufstellung von Krankheitseinheiten fordert. In Fortsetzung der nosographischen Intentionen Kahlbaums hat Kraepelin (1899) die klinische Methode breit entfaltet, von Jaspers (1913) wurde sie mit der Begründung einer phänomenologisch-deskriptiven Psychopathologie methodologisch vertieft. Eine bleibende Form gewann jener vor allem in Heidelberg vertretene Ansatz, dessen Wesen in der Zusammenschau aller klinisch verfügbaren Aspekte liegt, schließlich in der klinischen Psychopathologie Kurt Schneiders (1967). Die Begründung dieser Tradition macht die eigentliche Bedeutung der Katatonie Kahlbaums aus, nicht ihre Konzipierung als spezielle Krankheitseinheit, die von Anfang an ein wechselvolles Schicksal genommen hat und schon früh, erstmals wohl bei Schüle (1867, 1898) einer syndromalen Auffassung weichen mußte.

Heute, nachdem die von Kraepelin (1899) und E. Bleuler (1911) vorbereitete Äquivokation von Katatonie und katatoner Schizophrenie weitgehend überwunden ist, spricht man von den katatonen Syndromen. Diese treten zwar klinisch und in der Literatur seltener in Erscheinung als früher, gehören aber weiter zum harten Kern der schweren psychiatrischen Störungsbilder. Sie besitzen eine besondere Stellung in den Grenzbereichen zwischen Neuropathologie und Psychopathologie, zwischen den beiden großen endogenen Formenkreisen sowie zwischen Krankheitsprozessen und psychogenen Entwicklungen. Wohl deshalb führen katatone Syndrome immer wieder zu theoretischen Überlegungen und psychopharmakologischen Experimenten über die Grundlagen organischer, psychotischer und psychogener Symptombildungen (vgl. Saß 1981).

Zur Klinik katatoner Syndrome

Symptomatologie

Mit Kahlbaum (1874) zählen wir folgende Phänomene zu den katatonen Symptomen: die geläufigen Störungen von Muskeltonus, Motilität, Haltung und Ausdruck, z. B. Rigor, Katalepsie, Flexibilitas cerea, Tremor, Spasmen; ferner die von ihm benannte und als pathognomonisch für Katatonie angesehene Verbigeration mit „krampfartiger Störung der Sprechorgane", Stereotypien, Bizarrerien, Manierismen; das Spektrum gehemmter, gespannter und erregter stuporöser Zustände; eng damit verknüpft Störungen der Willenssphäre wie Negativismus, Befehlsautomatismus, Echophänomene, Mutismus, Aggressivität. All dies läßt sich zusammenfassen als Störungen im Bereich der Psychomotorik. Hinzu treten die in der Nähe zum alten Delirium acutum stehenden febrilen oder perniziösen Syndrome, früher als tödliche, heute als akute lebensbedrohliche Katatonie bezeichnet. Sie geht mit schweren vegetativen Regulationsstörungen einher, etwa Hypersalivation, Salbengesicht, Puls- und Blutdruckveränderungen, Elektrolytverschiebungen, Akrozyanose, vor allem jedoch einer vital gefährdenden Hyperthermie.

Bei der symptomatologischen Deskription fällt auf, daß katatone Syndrome vorwiegend durch äußerlich wahrnehmbare Verhaltensmerkmale und objektive Zeichen charakterisiert werden, während über das subjektive Befinden und die Erlebnisse der Kranken weniger bekannt ist. In der Phase florider katatoner Störungen ist die Verständigung mit dem Patienten in der Regel erschwert. Die Gründe hierfür können in Willensstörungen wie Hemmung, Negativismus und Mutismus liegen oder wahnhafter Natur sein. Oft ist es auch die Fähigkeit zur Selbstwahrnehmung und Reflektion im akuten, zuweilen oneiroiden Stadium gemindert. Viele Patienten entwickeln eine Amnesie für die psychotischen Erlebnisse, andere berichten retrospektiv von Wahnphänomenen, bei denen es meist um religiöse Themen, Größengedanken, Katastrophenideen oder Schuld geht. Häufig kommen Halluzinationen aller Sinnesqualitäten vor, nicht selten verbieten imperative Stimmen die Kontaktaufnahme. Es wird von Wahrnehmungsverzerrungen, Derealisations- und Depersonalisationsphänomen sowie Störungen der Meinhaftigkeit und der Ich-Grenzen berichtet. Ganz im Vordergrund des Erlebens steht häufig eine Wahnstimmung mit heftiger affektiver Erregung, die vorwiegend ängstlich, manchmal auch feindselig getönt ist. Beides korrespondiert mit den schwer zu beschreibenden Ausdrucksphänomenen der katatonen Gespanntheit, die wegen des drohenden Umschlages in auto- und fremdaggressive Gewalttätigkeit gefürchtet ist.

Nosologie

Die psychiatrische Alltagssprache tendiert fälschlicherweise noch oft zur Gleichsetzung von Katatonie mit katatoner Schizophrenie. Damit wird die klinische Realität verkürzt, denn katatone Syndrome wurden in den unterschiedlichsten diagnostischen Zusammenhängen beobachtet: bei organischen Hirnerkrankungen umschriebener und diffuser Art, insbesondere Enzephalitiden; bei Psychosen aus dem schizophrenen und aus dem affektiven Formenkreis sowie in schizoaffektiven und zykloiden Zwischenbereichen; als psychogene Syndrome im Rahmen hysterischer Persönlichkeitsstörungen sowie als Schreck- und Katastrophenreaktionen; schließlich gibt es die klinisch und theoretisch besonders interessanten katatonen Bilder durch psychotrope Substanzen. Katatone Syndrome finden sich somit in allen wichtigen nosologischen Klassen, sie besitzen für sich genommen keine diagnostische Spezifität.

Das ubiquitäre Vorkommen zwingt für alle psychomotorischen Symptome zu einer sorgfältigen differentialdiagnostischen Abklärung, vor allem im Hinblick auf organische Krankheitsursachen, in zweiter Linie auf psychogene Elemente. Danach läuft die nosologische Frage auf die Stellung der katatonen Syndrome innerhalb der funktionellen Psychosen hinaus. Dieser Bereich soll im folgenden auf den affektiven und den schizophrenen Formenkreis sowie das schizoaffektive Übergangsfeld beschränkt werden, ohne auf das differenzierte Klassifikationssystem der Wernicke-Kleist-Leonhardschen Richtung einzugehen, das verschiedene Katatonieformen im Rahmen der unsystematischen und systematischen Schizophrenien von den Motilitätspsychosen unterscheidet (Leonhard 1957).

Verlaufsaspekte

Die Frage also nach der affektiven oder schizophrenen Herkunft der katatonen Syndrome stellt sich vor allem unter dem Gesichtspunkt des guten oder schlechten Verlaufes. Bereits Kahlbaums Beschreibung enthielt gleichermaßen affektive wie später schizophren genannte Elemente, wenn von Bildern der Melancholie, der Manie, der Stupeszenz, der Verwirrtheit und schließlich des Blödsinns in zyklischer Folge gesprochen wurde. Entsprechend nahmen 8 der 26 Fälle Kahlbaums einen recht günstigen Verlauf. Kraepelin (1909, 1915) wies darauf hin, daß etwa ein Drittel der katatonen Patienten eine beträchtliche Besserung zeigt, vor allem diejenigen, deren Erkrankung mit einer Depression begann. Das theoretische Ärgernis der z. T. günstigen Verlaufsform führte früh zur Kritik an der Einordnung der Katatonie in die Dementia praecox bzw. Schizophrenie bei Kraepelin (1899) und Bleuler (1911). Dies geschah in der Regel unter Verweis auf die deutlichen affektiven Elemente, so durch Lange (1922) in der Monographie über „Katatone Erscheinungen im Rahmen manischer Erkrankungen", durch Kirby (1913) und durch Hoch (1921), der einen benignen depressiven von einem malignen schizophrenen Stupor unterschied. Bemerkenswert früh und klar hat Wilmanns (1907) als diagnostische Maxime formuliert, daß katatone Syndrome, die im Anschluß an eindeutige manisch-depressive und zyklothyme Stadien auftreten, als eigentümliche Äußerung dieser Erkrankungen anzusehen sind. Diese Regel findet sich im DSM-III nahezu unverändert als Bedingung D in den diagnostischen Kriterien für eine schizophrene Störung und ist sinngemäß auch in den Vorentwürfen der ICD-10 enthalten.

Das häufige Vorkommen katatoner Syndrome außerhalb eines eng gefaßten Schizophreniebereiches wird von neueren Untersuchungen bestätigt, die sich auf die strenge Methodologie der modernen Diagnostikforschung, aber auch ihren weiten Begriff des affektiven Formenkreises stützen. Morrison (1973, 1974) fand, daß von 200 Patienten mit katatoner Schizophrenie 53% die RDC-Kriterien für eine affektive Störung erfüllten. Die gehemmten Katatonien gehörten sämtlich zum depressiven und die erregten vorwiegend zum manischen Typus, während die Gruppe, in der erregte und gehemmte Züge durchmischt waren, gleichermaßen depressive wie manische Formen der affektiven Störung aufwies. 40% der katatonschizophrenen Patienten erzielten eine weitgehende Besserung, dagegen betrug die Remissionsrate bei den anderen Subgruppen der Schizophrenie im gleichen Krankenhaus nur 17%.

Taylor u. Abrams (1973, 1977) fanden in Studien an manischen Patienten ein häufiges Vorkommen katatoner Syndrome. Sie engten die Katatonie in operationaler Definition auf das Vorhandensein eines oder mehrerer von 8 katatonen Zeichen ein: Mutismus, Stereotypien, Verharren in besonderen Haltungen, Katalepsie, Befehlsautomatismus, Negativismus, Echolalie/Echopraxie, Stupor. Von 123 Patienten mit bipolarer affektiver Erkrankung wiesen 28% zwei oder mehr katatone Zeichen auf. Bei einer prospektiven Studie an 55 Patienten mit katatonem Syndrom erfüllten nur 7% die RDC-Kriterien für Schizophrenie, 70% dagegen die für affektive Störungen, vor allem Manien. 16% hatten eine organische Hirnerkrankung. Maniker mit und Maniker ohne katatone Merkmale unterschieden sich in keinem der untersuchten Parameter voneinander, auch waren katatone Zeichen bei Manikern kein Prädiktor eines schlechteren Ausganges. Insgesamt belegen diese Studien, daß katatone Zeichen bei Psychosen diagnostisch unspezifisch sind und häufig bei affektiven Störungen vorkommen. Nur am Rande sei allerdings zu den diagnostischen Konventionen bei Taylor u. Abrams bemerkt, daß von den Manikern mit katatonen Merkmalen immerhin 21% auch Symptome ersten Ranges aufwiesen.

Vielleicht ist die Schlußfolgerung von Magrinat et al. (1983) aus solchen Studien zu weitgehend, es handle sich bei der Katatonie nicht um eine Untergruppe der Schizophrenie, sondern um eine affektive Störung. Dennoch erscheint die Forderung gerechtfertigt, daß die Diagnose einer Schizophrenie mehr als das Vorkommen einzelner katatoner Symptome erfordert. Im DSM-III (APA 1980) müssen zunächst die Kriterien einer schizophrenen Störung durch andere Symptome erfüllt sein, bevor der Subtypus der katatonen Schizophrenie diagnostiziert werden kann. Katatone Zeichen allein sollten lediglich als Verdachtsmoment für die katatone Schizophrenie gewertet werden. Diagnostisch entscheidend wird die Analyse des Verlaufes sein. Katatone Syndrome allerdings, die im Längsschnitt keine anderen schizophrenen Symptome zeigen und gut remittieren, sollten sorgfältig in Richtung auf affektive Störungen analysiert werden.

Die Verlaufsuntersuchungen an Schizophrenen zeigen charakteristischerweise ein episodisches Auftreten katatoner Syndrome, die nur selten typologisch eigenständig erscheinen, sondern häufig in andere, meist paranoid-halluzinatorische Verläufe eingefügt sind (Janzarik 1968). Ähnliches belegt die Langzeitstudie von Huber et al. (1979), wenn zwar nur 10 % der Patienten insgesamt als katatone Schizophrenien eingestuft wurden, aber bei mehr als der Hälfte irgendwann im Verlauf katatone Symptome auftraten. Auch in anderen Studien fällt die Wandelbarkeit, nicht die Konstanz der Verläufe und der Ausgänge auf (vgl. Ciompi 1980; Pfohl u. Winokur 1982, 1983); hierin liegt m. E. ein wesentlicher Einwand gegen die von Leonhard auch auf diesem Symposium vertretenen Auffassungen.

Sonderformen

Besondere Probleme bietet die Differentialdiagnose der perniziösen bzw. lebensbedrohlichen Katatonien. Sie sind nosologisch vieldeutig, erfordern jedoch wegen ihrer Akuität eine rasche Abklärung und entschiedenes, aber differentielles therapeutisches Handeln. Ein Teil dieser Syndrome wird sich durch sorgfältige organische Untersuchung aufklären, etwa als Enzephalitiden mit katatoner Symptomatik. Im Rahmen von Psychosen sind gefährliche Hyperthermien vereinzelt bei manischen Verfassungen und erregten Stuporen beschrieben worden (Reichardt 1905), doch ist die Hauptgruppe der körperlich nicht begründbaren perniziösfebrilen Katatonien sicherlich als akute Zuspitzung bestimmter schizophrener Psychosen anzusehen (Huber 1954). Nach Kick (1981) handelt es sich bei der Hyperthermie im Rahmen der katatonen Schizophrenie um eine Sonderform dienzephaler Dysregulation. Vom pyrogenen Fieber unterscheidet sie sich differentialdiagnostisch durch die kühle Körperoberfläche, Akrozyanose und ein großperliges Schwitzen auf gering durchbluteter, kalter Haut. Darüber hinaus bietet die katatone Hyperthermie in der Regel auffällige Tonusveränderungen, Mutismus, Negativismus oder Stupor. Die häufig zu vermutenden psychotischen Erlebnisphänomene sind meist nur schwer zu verifizieren.

Ein psychopharmakologisch interessantes, zwar seltenes, aber klinisch problematisches Ereignis stellt das maligne neuroleptische Syndrom dar, das erstmals von Berry et al. (1958), später grundlegend von Delay u. Deniker (1968) beschrieben wurde. Es kann im Rahmen der neuroleptischen Behandlung einer katatonen Schizophrenie auftreten und wirft große differentialdiagnostische Probleme auf. Pathophysiologisch besteht möglicherweise eine Verwandtschaft mit der in der Anästhesiologie beschriebenen malignen Hyperthermie, für die ebenfalls pharmakologische Triggersubstanzen vermutet werden, etwa Sukzinylcholin oder Halothan, chlorierte Phenothiazine, trizyklische Antidepressiva, Heroin und andere Substanzen (Schneider 1983). Die ätiopathogenetischen Grundlagen und möglichen Gemeinsamkeiten dieser drei deutlich somatisch geprägten katatonen Syndrome – als febrile Katatonie bei der Schizophrenie, als malignes neuroleptisches Syndrom und als maligne Hyperthermie – sind noch weitgehend ungeklärt (vgl. Gabris u. Müller 1983; Levenson 1985).

Schließlich ist als interessante Sonderform noch auf die periodische Katatonie hinzuweisen, die von R. u. L.Gjessing (1961, 1975) intensiv erforscht wurde. Sie imponiert durch periodisches Auftreten von katatonem Stupor und katatoner Erregung, jeweils einhergehend mit charakteristischen Veränderungen im Stickstoffhaushalt. Der periodische Alternieren dieser Katatonieformen ähnelt dem Switch-Mechanismus bei manchen zyklischen affektiven Erkrankungen. Die in einigen Fällen sehr strenge Periodizität wurde von Gjessing (1983) mit der Akkumulierung eines aktiven, die psychotische Exazerbation auslösenden Metaboliten (Peptid) in Verbindung gebracht.

Epidemiologie

Die Häufigkeit katatoner Syndrome wurde in den letzten Jahren unterschiedlich beurteilt, doch spricht die Mehrzahl der Autoren von einer deutlichen Abnahme in Nordamerika und Europa. Dagegen sind katatone Phänomene bei weniger zivilisierten Völkern weiterhin häufiger zu beobachten (Pfeiffer 1971). Eine wesentliche Ursache liegt im Wegfall der organisch bedingten katatonen Syndrome, die mit dem Aufkommen neuer diagnostischer und therapeutischer Möglichkeiten in die Zuständigkeit der Neurologen, Internisten oder Neurochirurgen fallen. Diese Entwicklung mag allerdings auch dazu führen, daß manche der akuten lebensbedrohlichen Katatonien auf medizinische Stationen gelangen und vielleicht als unklare Virusenzephalitiden o. ä. verkannt werden, vor allem dort, wo keine psychiatrische Intensivstation besteht (vgl. Häfner u. Kasper 1982). Andere Ursachen für den Rückgang der schweren katatonen Syndrome und febrilen Verläufe wurden im weitgehenden Verschwinden der tertiären Neurosyphilis, der Economo-Encephalitis und der tuberkulösen Enzephalitiden in den letzten Jahrzehnten gesehen (Mahendra 1981; Marsden 1982). Darüber hinaus ist ein pharmakogener Gestaltwandel in der Form zu erwägen, daß bei rasch aufblühenden, wahnhaften Psychosen die frühe neuroleptische Behandlung ein weiteres psychotisches Entgleisen und damit das Fortschreiten in katatone Stadien verhindert (Janzarik 1978). Schließlich ist der klinische Eindruck des Schwindens katatoner Syndrome auch im Rückgang der „alten Katatoniker" begründet, die früher in den Anstalten einen wichtigen Teil der Langzeitpatienten darstellten. Sie sind durch die bessere sozialpsychiatrische Betreuung und geringere Hospitalisierungsartefakte seltener geworden, möglicherweise auch in Folge der medikamentösen Therapie.

Epidemiologische Daten über die Häufigkeit der Katatonie findet man lediglich für die katatone Schizophrenie. Kraepelin (1909/1915) gab unter den mindestens 1 Jahr lang hospitalisierten Patienten mit Dementia praecox den Anteil der katatonen Gruppe mit 19,5% an. Huber et al. (1979) sahen bei ihren Schizophrenen von 1945–1959 5% bei der Erstmanifestation als kataton an. Morrison (1973) fand unter den stationär behandelten Schizophrenien eines kalifornischen Krankenhauses von 1920–1970 den Anteil der Katatonen bei 10% aller Aufnahmen. Guggenheim u. Babigian (1974) berichten für einen Beobachtungszeitraum zwischen 1960 und 1966, daß die Katatonien bei der Erstmanifestation 5% und in einem psychiatrischen Fallregister 16% aller Schizophrenien ausmache. Häfner u. Kasper (1982) sahen zwischen 1975 und 1978 unter ihren Aufnahmen mit Schizophrenie 3% Katatone nach ICD-8. In der Heidelberger Klinik betrug bei Diagnostik nach ICD-8 bzw. ICD-9 der Anteil der Katatonen an den schizophrenen Aufnahmen zwischen 1960 und 1984 im Durchschnitt 5%. Eine leicht fallende Tendenz der katatonen Schizophrenie korrespondierte interessanterweise mit einem deutlichen Anstieg der schizoaffektiven Psychosen.

Von besonderer Bedeutung ist die Häufigkeit der akuten lebensbedrohlichen Katatonien. In der Studie von Häfner u. Kasper (1982) trat dieses Syndrom bei einem Viertel aller katatonen Schizophrenien auf. Eine ähnliche Relation sehen wir an der Heidelberger Klinik, wo von den 10–12 katatonen Schizophrenien, die pro Jahr stationär behandelt werden, etwa 2–3 einen schweren Verlauf mit Stupor, Tonuserhöhungen, Kreislaufstörungen und febrilen Krisen nehmen, die eine Intensivbehandlung erforderlich machen.

Einige interessante epidemiologische Unterschiede beim Verlauf von katatonen mit paranoid-halluzinatorischen Schizophrenien fanden Guggenheim u. Babigian (1974). Danach zeigen die Katatonen eine höhere genetische Belastung (s. auch Leonhard 1981), einen früheren Beginn, ein Überwiegen der Frauen gegenüber den Männern, eine häufigere Herkunft aus niedrigeren sozialen Schichten und einen größeren Anteil in den Staatshospitälern als in den Universitätskliniken. Eine günstigere Prognose der Katatonie gegenüber anderen Schizophrenieformen sahen diese Autoren nicht.

Therapie

Hier seien nur einige Aspekte skizziert, da dieses Thema in anderen Beiträgen eingehend erörtert wird. Grundsätzlich hat sich die Behandlung der katatonen Syndrome nach den Grundkrankheiten zu richten, in die sie eingebettet sind. Klinisch besonders wichtig erscheint die Exploration depressiver Färbungen bei gehemmten Stuporen mit nihilistischen oder schuldgefühlhaften Wahninhalten. Psychomotorisch erregte, gereizte Stuporen weisen dagegen häufig eine manische affektive Komponente auf.

Katatone Syndrome im Rahmen affektiver Erkrankungen erfordern je nach klinischer Situation eine Behandlung mit Antidepressiva bzw. Neuroleptika oder auch Lithium, in schweren Fällen eine Elektrokrampftherapie (vgl. Johnson 1984). Die seltenen periodischen Katatonien Gjessings sprechen auf Neuroleptika an, auch sind einige Fälle berichtet, in denen Lithiumgabe zu einem Sistieren der vorher regelmäßigen periodischen Störungen führte (Petursson 1976; Weizsäcker et al. 1984). Bei katatonen Syndromen in schizophrenen Verläufen wird die Behandlung mit Neuroleptika am Anfang stehen, doch kann bei schwer beherrschbarer Erregung oder hartnäckigem gehemmten Stupor auch die EKT gute Erfolge zeigen (vgl. Johnson 1984). Eine zwingende Indikation zur Krampfbehandlung stellt die febrile, perniziöse oder lebensbedrohliche Katatonie dar, wenn sie auf hochdosierte Neuroleptikagabe nicht reagiert (vgl. Häfner u. Kasper 1982; Sauer et al. 1985). Sollte dies aus organisatorischen oder rechtlichen Gründen nicht möglich sein, so kann ein Versuch mit hochdosierter intravenöser Benzodiazepingabe Erfolg bringen (McEvoy u. Lohr 1984). Überhaupt ist auf die günstige Wirkung der Benzodiazepine hinzuweisen, die sich bei katatonen Syndromen vor allem dann bewähren, wenn starke affektive Erregung und Angst beteiligt sind. Allerdings muß der Einsatz wegen des hohen Abhängigkeitspotentials dieser Substanzen kritisch beschränkt werden.

Fazit und Ausblick

Unspezifität und Heterogenität der katatonen Syndrome verbieten es heute, sie vorschnell mit der katatonen Untergruppe der Schizophrenie zu verbinden. Typische katatone Syndrome gehören zwar meist in den Rahmen schizophrener Verläufe, wo sie 3–5% der Erstdiagnosen und 10–15% der langjährigen Verlaufsformen ausmachen. Darüber hinaus aber treten katatone Merkmale häufig auch bei hirnorganischen, psychogenen und manisch-depressiven Störungen auf. Durch die Einführung differentieller Behandlungsverfahren mit Neuroleptika einerseits, Antidepressiva und Lithium andererseits ist die Beachtung der affektiven Komponente heute wichtiger als früher. Für akute Zuspitzungen in erregten und gehemmten febrilen Krisen besitzt die Elektrokrampftherapie eine steigende Bedeutung, weil sie mindestens so zuverlässig, aber in der Regel rascher als die medikamentöse Behandlung wirkt und das katatone Dilemma (Brenner u. Rheuban 1978) des malignen neuroleptischen Syndroms vermeidet.

Dieses Resümée über den klinischen Wissensstand mag resignierend klingen. Die Katatonie als Krankheitseinheit erscheint nicht gesichert, jedenfalls im Sinne der Konzeptualisierungen bei Kahlbaum und Leonhard, vielmehr finden sich mannigfaltige, häufig fluktuierende katatone Syndrome in höchst unterschiedlichen diagnostischen Zusammenhängen, die ein polypragmatisches Vorgehen erfordern. Trotz dieser Situation sei abschließend eine psychopathologische Auffassung skizziert, die bei allen Unterschieden einen gemeinsamen Grundzug der katatonen Phänomene zu fassen sucht (vgl. Saß 1981).

Katatone Syndrome imponieren durch die Nähe motorischer, psychomotorischer und psychotischer Phänomene, aber auch dadurch, daß katatone Erscheinungen – mit Verschiedenheiten zwar, auf die vor allem Leonhard hinweist, aber auch mit zuweilen verblüffender phänotypischer Übereinstimmung – bei den nosologisch verschiedenartigsten Störungen vorkommen. Genannt seien etwa ein seit Jahren beobachteter Patient mit katatoner Schizophrenie, der zu bestimmten Zeiten seiner Erkrankung große Ähnlichkeit mit organischen Parkinson-Patienten aufweist, auch ohne neuroleptische Behandlung; oder eine schwer persönlichkeitsgestörte Patienten mit hysterischen Zügen, die seit dem 15. Lebensjahr neben anderen Störungen wiederholt schwere katatone Bilder mit Stupor, Katalepsie, Rigor, Plus- und Temperaturveränderungen entwickelte, ohne daß wir uns im jetzt 10jährigen Verlauf zur

Diagnose einer Psychose entschließen konnten, vielmehr sind mehrere sehr erfahrene Untersucher der Klinik vom psychogenen Charakter der Störungen überzeugt. Andererseits gibt es, worauf Janzarik (1978) hingewiesen hat, die umgekehrte Situation, daß im Vorfeld katatoner Syndrome nicht selten hysteriforme psychomotorische Störungen vorkommen, die nahtlos in schwere psychotische Katatonien übergehen können.

Kretschmer (1923) hat das stereotype äußere Erscheinungsbild vieler psychomotorischer Störungen hysterischer wie auch katatonpsychotischer Natur als motorische Schablonen bezeichnet (s. auch Ploog 1958). Ihr Auftreten läßt sich in einer letztlich von Jackson herrührenden Denkweise auf die Aktivierung entwicklungsgeschichtlich früher psychomotorischer Funktionsmuster beim Ausfall höherer Persönlichkeitsleistungen zurückführen.

Im Rahmen dieser Sehweise wird die Hypothese vorgeschlagen, daß es – über die uns vertrauten nosologischen Grenzen hinweg – Menschen gibt, deren „psychomotorische Konstitution" eine Diathese zu Störungen aus dem katatonen Symptomenkreis aufweist. Diese besondere Konstitution läßt sich als „psychomotorische Vulnerabilität" bezeichnen. Bei ihrem Vorliegen kommt es immer dann zu katatonen Erscheinungen, wenn die psychophysische Integrationsfähigkeit durch spezifische Störgrößen überfordert wird. Einige dieser Einflußfaktoren, die zu katatonen Phänomenen führen können, sind biologisch determiniert, etwa hirnorganische Schäden, neuroleptische Substanzen und Psychotomimetika; darüber hinaus aber kennen wir am Beginn katatoner Entgleisungen auch charakteristische psychopathologische Konstellationen dynamischer Übersteuerung, etwa eine hochgespannte Affektlage oder spezifische Ambivalenzkonflikte (vgl. Leuner 1962). Es liegt nahe, zur näheren Bestimmung der „psychomotorischen Vulnerabilität" nach Gemeinsamkeiten auf klinisch-psychopathologischem Gebiet zu suchen, vor allem aber nach den substratgebundenen Funktionsbesonderheiten im extrapyramidal-motorischen System, etwa mit den in diesem Symposion vorgestellten neuroanatomischen, neurophysiologischen und neurochemischen Methoden.

Somit fordern gerade katatone Syndrome dazu auf, einmal alle diagnostischen Konventionen und Verlaufspostulate außer acht zu lassen, um Gruppen psychomotorisch vulnerabler Patienten zu untersuchen, die zunächst rein phänomenologisch-deskriptiv und sodann experimentell zu definieren wären. Mit einem solchen Vorgehen soll die Suche nach ätiologisch fundierten Krankheitseinheiten keineswegs aufgegeben werden, vielmehr zielt das vorübergehende Suspendieren der nosologischen Frage auf die Gewinnung neuer psychopathologischer Denkansätze und experimenteller Modelle. In diesem Sinne könnte, wie Janzarik (1978) formulierte, am Beispiel der Katatonie die lange am Wahn orientierte Frage nach dem Wesen der Schizophrenie – und anderer psychischer Störungen – neu gestellt werden.

Literatur

American Psychiatric Association (1980) Diagnostic and Statistical Manual of Mental Disorders, 3rd edn (DSM-III) American Psychiatric Association, Washington, DC. Deutsch: Diagnostisches und statistisches Manual psychischer Störungen (DSM-III). Deutsche Bearbeitung und Einführung von K. Koehler und H. Saß. Beltz, Weinheim (1984)
Berry RV, Sheldon HK, Kline A (1958) An unusual complication following the use of Trilafon in children. US Armed Forces Med J 9:745–749
Bleuler E (1911) Dementia praecox oder die Gruppe der Schizophrenien. Deuticke, Leipzig
Brenner J, Rheuban WJ (1978) The catatonic dilemma. Am J Psychiatry 135:1242–1243
Ciompi L (1980) The natural history of schizophrenia in the long term. Br J Psychiatry 136:413–420
Delay J, Deniker P (1968) Drug induced extrapyramidal syndromes. In: Vinken PJ, Bruyn GW (Hrsg) Handbook of clinical neurology, diseases of the basal ganglia. North Holland Publ, Amsterdam
Gabris G, Müller C (1983) La catatonie dite „pernicieuse". L'Encéphale 9:365–385
Gjessing LR (1975) The switch mechanism in periodic catatonia and manic depressive disorder. Chronobiologica 2:307–316
Gjessing LR (1983) Periodicity in „schizophrenia". Adv Biol Psychiatry 11:95–113
Gjessing R, Gjessing L (1961) Some main trends in the clinical aspects of periodic catatonia. Acta Psychiat Scand 37:1–13
Guggenheim FG, Babigian HM (1974) Catatonic schizophrenia: Epidemiology and clinical course. J Nerv Ment Dis 158:291–305
Häfner H, Kasper S (1982) Akute lebensbedrohliche Katatonie. Nervenarzt 53:385–394
Hoch A (1921) Benign stupors. Cambridge University Press, Cambridge
Huber G (1954) Zur nosologischen Differenzierung lebensbedrohlicher katatoner Psychosen. Schweiz Arch Neurol Neurochir Psychiat 74:216–244
Huber G, Gross G, Schüttler R (1979) Schizophrenie – Eine verlaufs- und sozialpsychiatrische Langzeitstudie. Springer, Berlin Heidelberg New York
Janzarik W (1968) Schizophrene Verläufe. Eine strukturdynamische Interpretation. Springer, Berlin Heidelberg New York
Janzarik W (1978) Wandlungen des Schizophreniebegriffes. Nervenarzt 49:133–139
Jaspers K (1913) Allgemeine Psychopathologie. Springer, Berlin
Johnson J (1984) Stupor: A review of 25 cases. Acta Psychiatr Scand 70:370–377
Kahlbaum KL (1874) Die Katatonie oder das Spannungsirresein. Eine klinische Form psychischer Krankheit. Hirschwald, Berlin
Kick H (1981) Die katatone Hyperthermie. Nervenarzt 52:51–55
Kirby GH (1913) The catatonic syndrome and its relation to manic depressive insanity. J Nerv Ment Dis 40:694–704
Kraepelin E (1899, 1909/1915) Psychiatrie. Ein Lehrbuch für Studirende und Ärzte. Barth, Leipzig
Kretschmer E (1923) Über Hysterie. Thieme, Leipzig
Lange J (1922) Katatonische Erscheinungen im Rahmen manischer Erkrankungen. Springer, Berlin
Leonhard K (1957) Aufteilung der endogenen Psychosen. Akademie-Verlag Berlin
Leonhard K (1981) Wodurch wird die Manifestationswahrscheinlichkeit bei den erblichen Formen von Schizophrenie erhöht? Psychiat Neurol Med Psychol 33:129–144
Leuner H (1962) Die experimentelle Psychose. Springer, Berlin Göttingen Heidelberg
Levenson JL (1985) Neuroleptic malignant syndrome. Am J Psychiatry 142:1137–1145
Magrinat G, Danzinger J, Lorenzo J, Flemenbaum A (1983) A reassessment of catatonia. Compr Psychiatry 24:218–228
Mahendra B (1981) Where have all the catatonics gone? Psychol Med 11:669–671
Marsden CD (1982) Motor disorders in schizophrenia. Psychol Med 12:13–15
McEvoy J, Lohr J (1984) Diazepam for catatonia. Am J Psychiatry 141:284–285
Morrison JR (1973) Catatonia. Retarded and excited types. Arch Gen Psychiatry 28:39–41
Morrison JR (1974) Catatonia: Prediction of outcome. Compr Psychiatry 15:317–324

Petursson H (1976) Lithium treatment of a patient with periodic catatonia. Acta Psychiat Scand 54:248−253
Pfeiffer HW (1971) Transkulturelle Psychiatrie. Ergebnisse und Probleme. In: Scheid W, Weitbrecht HJ, Wieck HH (Hrsg) Sammlung psychiatrischer und neurologischer Einzeldarstellungen. Thieme, Stuttgart
Pfohl B, Winokur G (1982) Evolution of symptoms in institutionalized hebephrenic/catatonic schizophrenics. Br J Psychiatry 141:567−573
Pfohl B, Winokur G (1983) The micropsychopathology of hebephrenic/catatonic schizophrenia. J Nerv Ment Dis 171:296−300
Ploog D (1958) Motorische Stereotypien als Verhaltensweisen. Nervenarzt 28:18−22
Reichardt M (1905) Über Todesfälle bei funktionellen Psychosen. Zentralbl Nervenheilk 28:1−17
Saß H (1981) Probleme der Katatonieforschung. Nervenarzt 52:373−382
Sauer H, Koehler K, Fünfgeld E (1985) Folgen unterlassener Elektrokrampftherapie. Nervenarzt 56:150−152
Schneider K (1967) Klinische Psychopathologie, 8. Aufl. Thieme, Stuttgart
Schneider S (1983) Maligne Hyperthermie. Dtsch Ärztebl 80:41−44
Schüle H (1867) Über das Delirium acutum. Allg Z Psychiat 24:316−351
Schüle H (1898) Zur Katatoniefrage. Allg Z Psychiat 54:515−552
Taylor MA, Abrams R (1973) The phenomenology of mania. A new look at some old patients. Arch Gen Psychiatry 29:520−522
Taylor MA, Abrams R (1977) Catatonia. Relevance and importance in the manic phase of manic-depressive illness. Arch Gen Psychiatry 34:1223−1225
Weizsäcker M, Wöller W, Tegeler J (1984) Lithium in der Behandlung periodisch auftretender Erregungszustände bei Schizophrenen. Nervenarzt 55:382−384
Wilmanns K (1907) Zur Differentialdiagnostik der „funktionellen" Psychosen. Zbl Nervenheilk 30:569−588

Die Katatonie — Gibt es schizophrene Verläufe mit einer langzeitstabilen katatonen Symptomatik?

A. STRAUSS, E. EBEN, E. FRANZEK, H. OBER,
M. VONDERSCHMID, D. LINDMAIR und E. RÜTHER

Die Katatonie ist ein von Anfang an umstrittener Begriff mit unscharfen Grenzen. Während es aber früher mehr um Fragen der Abgrenzung und Differentialdiagnose der Katatonie ging, wird heute die Gültigkeit des Begriffes Katatonie grundsätzlich in Frage gestellt. Als Beleg sei auf eines der Sammelwerke zum Thema Schizophrenie verwiesen (Wynne et al. 1978). Im Sachwortregister dieses Buches kommt das Wort Katatonie nicht vor. Man gewinnt den Eindruck, der Begriff Katatonie löse sich in die katatone Symptomatik auf und diese gehe in der Schizophrenie auf, d. h. die katatone Symptomatik verteile sich gleichmäßig auf die Symptomatik der Krankheit aller schizophrenen Patienten.

Da die Methodik der Datenerhebung und der Datenauswertung gegenwärtig nicht ausreicht, um die These der Nichtexistenz der Katatonie (im folgenden kurz Nichtexistenzthese genannt) oder deren Negation allgemeinverbindlich zu beweisen, so kann es auch nicht der Anspruch dieses Beitrages sein, eine die gegensätzlichen Meinungen überbrückende Antwort anzubieten. Hier sollen nur die beiden Thesen im Licht der zum Thema vorhandenen Untersuchungen geprüft werden. Dabei werden wir auf die Ergebnisse der Querschnitts- und der Verlaufsuntersuchungen näher eingehen und uns auch mit den Einwänden gegen den Katatoniebegriff, wie er in der älteren Literatur dargestellt ist, auseinandersetzen müssen. Zuerst aber stellen wir unseren Ausführungen einige Sacherklärungen voran.

Definition der Katatonie

Die katatonen Symptome werden in der Psychopathologie den Störungen des Willens und Handelns untergeordnet. Zur akuten katatonen Symptomatik gehört eine allgemein anerkannte Lehrbuchsymptomatik; als typisch wird hier ein Wechsel zwischen Erregung und Hemmung herausgestellt. Zu den katatonen Symptomen, die über die akute Krankheit hinausgehen, gehören Störungen der Gesamtmotorik, des Sprechens und des Schreibens im Sinne einer automatenhaften Wiederholungstendenz und einer Verzerrung des Ablaufes. Diese Beschreibung haben wir dem Lehrbuch von Ewald (1964) entnommen.

Bei der Katatonie handelt es sich um eine nichtorganische und somit eine funktionelle, um eine nichtaffektive und somit eine schizophrene Psychose, deren Langzeitverlauf charakterisiert ist durch eine Stabilität der katatonen Symptomatik. Über das Fehlen oder Hinzukommen anderer schizophrener Symptome wird nichts festgelegt.

Einwände gegen den Katatoniebegriff der älteren Literatur

Um die These der Nichtexistenz der Katatonie zu stützen, werden in der aktuellen Literatur zwei Reihen von Argumenten angeführt. Die erste Reihe stützt sich auf quantitative psychopathologische Daten, die zweite Reihe, mit der wir uns jetzt auseinandersetzen wollen, bezweifelt die Generalisierbarkeit der Aussagen, die in der älteren Literatur über Kasuistiken zum Thema Katatonie gewonnen wurden. Es scheint so zu sein, daß die Vertreter der Nichtexistenzthese sich von diesen Kasuistiken mehr herausgefordert fühlen als von den psychopathologischen Daten aktueller Arbeiten.

Mahendra (1981) hat dazu im Jahre 1981 mit der Überschrift „Wo sind sie geblieben – die Katatonien?" zu einem Editorial der englischen Zeitschrift *Psychological Medicine* das erlösende Wort gefunden. Seine Antwort lautet: Die Katatonie gibt es nicht und es hat sie nie gegeben.

Die Frage „Wo sind sie geblieben?" geht weit über die Katatonie hinaus und ist zum Leitmotiv der Literatur zur quantitativen Psychopathologie der letzten 25 Jahre geworden. Solange diese Frage unbeantwortet im Raum steht, muß jeder, der eine Verlaufsuntersuchung durchführt, mit dem Vorwurf rechnen, daß er etwas sucht, was es nicht gibt.

Die Einwände Mahendras gegen die erwähnten Kasuistiken, insbesondere auch gegen die Kasuistiken Kahlbaums, treffen den eigentlichen Gehalt der beschriebenen klinischen Bilder nicht. Mit jeweils einem Literaturhinweis sollen die beiden Haupteinwände relativiert werden:

1) Die Katatonien sind verkannte neurologische Krankheiten.
   Dem ist entgegenzuhalten, daß katatone Symptome auch bei exogenen Psychosen vorkommen. Das hat Bonhoeffer (1917) schon Anfang dieses Jahrhunderts scharf herausgearbeitet.
2) Die Katatonien gehören zu den affektiven Psychosen.

Dem ist entgegenzuhalten, daß katatone Symptome auch bei affektiven Psychosen vorkommen. Darauf hat 1907 Wilmanns (1907) ausdrücklich hingewiesen.

Eine vorurteilslose Lektüre der Berichte der älteren Literatur über die Katatonie zeigt – als Beispiel nehme man die Kasuistiken von Homburger (1932) oder von Mayer-Gross (1932) –, daß die dort mitgeteilten klinischen Bilder weder der einen noch der anderen der gerade erwähnten Krankheiten zuzuordnen sind.

Querschnittsuntersuchungen

Die Argumente der aktuellen Literatur zugunsten der Nichtexistenzthese stammen aus zwei Quellen: aus den Krankenhausdiagnosestatistiken und aus den Ergebnissen multivariater Auswertungen quantitativer psychopathologischer Daten, die sich auf die Querschnittssymptomatik der Krankheit schizophrener Patienten beziehen.

In den Diagnosestatistiken der psychiatrischen Krankenhäuser ist die Häufigkeit der Diagnose Katatonie in den letzten Jahrzehnten erheblich zurückgegangen, z. T. sogar verschwunden. Dies läßt sich leicht bestätigen durch einen Blick in die Jahresstatistiken der Krankenhäuser; eine systematische Untersuchung der Diagnosestatistiken aus einem nordamerikanischen Krankenhaus für einen Zeitraum von mehr als 40 Jahren stammt von Morrison (1974).

Um den Beweiswert der Diagnosestatistiken richtig zu veranschlagen, sind einige Bemerkungen über die logische Beziehung der Diagnostik zur Nosologie notwendig.

Eine diagnostische Aussage ist eine Wahrscheinlichkeitsaussage über das Vorliegen einer Krankheit, die sich auf den Einzelfall bezieht und sich in erster Linie auf den Querschnittsbefund stützt. Aus der Änderung der Inzidenz einer Diagnose darf nicht ohne weitere Begründung auf die Änderung der Inzidenz der dazugehörigen Krankheit geschlossen werden.

Das Hauptmotiv für den Rückgang der Diagnose Katatonie sehen wir im schwindenden Interesse an dieser Diagnose. Dafür gibt es mehrere Gründe. Einer der wichtigsten scheint zu sein, daß das Merkmal Verlauf aus dem nosologischen System der Psychiatrie herausgenommen wurde, zumindest wird dem Verlauf nicht mehr die erste Priorität beigemessen.

Weiterhin darf folgende Disjunktion nicht übersehen werden: Zwischen dem diagnostischen und nosologischen System besteht ein wesentlicher Unterschied. Die Symptomatik, der Verlauf und die Ätiologie sind die wesentlichen, wenn nicht die einzigen Merkmale für die Anordnung der Krankheiten im nosologischen System der Psychiatrie. Obwohl sich die Ordnung des nosologischen Systems auf das diagnostische System überträgt, ist doch das diagnostische System logisch schwächer, d. h. seine Klassen enthalten weniger Merkmale. Somit ist es durchaus verträglich, daß der Verlauf ein bestimmendes Merkmal der Krankheitseinheit ist, aber kein notwendiges Merkmal der Diagnose darstellt.

Von dieser Überlegung aus findet man auch die richtige Antwort auf die Frage, welchen Sinn eine Unterscheidung von Verlaufsformen innerhalb der Schizophrenie hat. Eine vorläufige Antwort wird sein: Wenn es diskrete und somit voneinander abgrenzbare Bilder der Schizophrenie gibt, so hat deren Berücksichtigung bei praktischen und theoretischen Entscheidungen auch Konsequenzen für die Therapie und Rehabilitation der Patienten, aber auch Folgen für die Planung einer Untersuchung zu Fragen der Genetik oder der Mechanismen der Krankheit. Aber diese Antwort geht nicht tief und wird den, der noch nicht überzeugt ist, kaum umstimmen. Die richtige Antwort wird sein: Wer den Verlauf bei der Beurteilung einer Krankheit nicht in Erwägung zieht, läuft Gefahr, das Wesentliche zu übersehen und damit bei den praktischen und theoretischen Entscheidungen einen der wichtigsten Gesichtspunkten außer acht zu lassen.

Die Ergebnisse multivariater Analysen psychoathologischer Daten sind die wichtigste Stütze der Nichtexistenzthese. Fast die gesamte Literatur der letzten Jahre zur Klassifikation und Diagnostik in der Psychiatrie – jedenfalls war dies so bis zum Erscheinen des DSM-III – stützt sich auf multivariate Verfahren. Über dieses mathematische Hilfsmittel für die Klassifikation berichten die ersten Vertreter ihres Faches im Buch „Classification in Psychiatry und Psychopathology" (Katz et al. 1968). Die Verfahren selbst sind unangreifbar, wie alles in der Mathematik, wenn man sich einmal auf die Grundlagen geeinigt hat. Bevor man aber mathematische Verfahren anwendet, muß man überprüfen, ob in den Daten die Voraussetzungen des Modells, das bei der Analyse angewendet wird, erfüllt sind. Solange dies nicht geschieht, braucht man sich nicht zu wundern, wenn immer das gleiche Ergebnis gefunden wird: Bewährte klinische Begriffe lassen sich mit den multivariaten Verfahren nicht bestätigen. Diese Begriffe werden dann in Frage gestellt und fallen einer nominalistischen Kritik zum Opfer.

In dem erwähnten umfassenden Buch wird die Leistungsfähigkeit der multivariaten statistischen Verfahren, die jetzt in algorithmischer Form als Computerprogramme überall zur Verfügung stehen, mehrfach an quantitativen psychopathologischen Daten erprobt: Man sucht etwas und findet es nicht. Von hier führt ein geradliniger Weg zu der so oft wiederholten Frage: Wo ist das Gesuchte geblieben? Es ist nicht leicht, sich dabei gegen einen Anflug von Wissenschaftsskepsis zur Wehr zu setzen. Wir halten uns hier hilfesuchend an einem Gedanken des Philosophen Hugo Dingler (1931) fest: „Mit großer Sorgfalt sind gerade diejenigen Gebiete zu behandeln, die allem Rechnen vorhergehen und welche die entscheidenden Wurzeln für alles weitere enthalten." Und in unserem Fall ist die klinische Psychopathologie dasjenige Gebiet, das allem Rechnen vorhergeht. Dies gilt natürlich auch für den Spezialfall der Katatonie. Von diesem festen Standpunkt aus wenden wir uns wieder unserem Thema zu.

In der weltweit durchgeführten IPSS (International Pilot Study of Schizophrenia) der WHO wurde bei 680 von den 811 Patienten mit einer Schizophrenie auch eine Aussage zur Untergruppendiagnose getroffen. Die Katatonie wird hier selten diagnostiziert, und die Gruppe der katatonen Patienten unterscheidet sich nicht wesentlich von den anderen Untergruppen der Schizophrenie (Carpenter et al. 1977). Den Schluß kennen wir schon: die Katatonie gibt es nicht. Um diese Aussage zu überprüfen, haben wir die Daten von 1846

Tabelle 1. Verteilung der ICD-Diagnosen schizophrener Patienten (m = 1846)*

Diagnosegruppe (ICD-Nr.)	absolut	%
295.0	9	0,5
295.1	252	13,7
295.2	106	5,7
295.3	353	19,1
295.4	214	11,6
295.5	5	0,3
295.6	193	10,5
295.7	583	31,6
295.8	91	5,0
295.9	40	2,2

* Diese Patienten wurden in den Jahren 1981–1984 in der Psychiatrischen Klinik der Universität München stationär behandelt

Patienten mit der Diagnose Schizophrenie (Tabelle 1) ausgewertet, finden aber das gleiche Ergebnis. Indem wir die Mittelwerte der AMDP-Syndrome (Gebhardt et al. 1983) für die katatonen und nichtkatatonen Patienten berechnen, setzen wir uns über die eigenen Bedenken hinweg, sind aber jetzt nicht mehr überrascht, daß sich die beiden Mittelwertspofile nicht unterscheiden (Tabelle 2). Für die Nichttrennbarkeit machen wir aber nicht die Daten verantwortlich. Denn für einige ausgewählte und üblicherweise der Katatonie zugerechneten Symptome unterscheiden sich die Häufigkeitsverteilungen der beiden Gruppen deutlich (Tabelle 3).

Wir lasten daher die Aussage der Nichtunterscheidbarkeit dem gewählten Verfahren der Datenauswertung an und bezweifeln die Brauchbarkeit des Mittelwertes und der Standardabweichung für psychopathologische Untersuchungen. Wir sehen auch keinen Grund, andere statistische Schätzer im Rahmen unserer Thematik für tauglicher zu halten.

Welcher Ausweg bietet sich hier an? Der sicherste Weg für die psychopathologische Forschung besteht darin, in der Nähe der Textbefunde der Krankenakten zu bleiben, oder sich jedenfalls nicht zu weit davon zu entfernen. Dagegen wird immer eingewendet, die Fallzahlen, die dann in die Untersuchung eingehen, seien zu gering, und die Ergebnisse ließen sich nicht verallgemeinern.

Tabelle 2. Mittelwerte der AMDP-Syndrome für schizophrene Patienten (katatone und nichtkatatone Form)*

Syndrome**	Katatone F. (n = 106)	Nichtkatatone F. (n = 1740)
Paranoid-halluzinator. S.	8,1	6,9
Depressives S.	4,7	4,5
Psychoorganisches S.	1,9	2,1
Manisches S.	3,5	3,2
Hostilitäts-S.	5,2	5,1
Vegetatives S.	0,7	0,7
Apathisches S.	7,8	5,5

* Siehe Legende Tabelle 1
** Die Standardabweichungen der Syndrome liegen zwischen 2,5 und 3,6

Tabelle 3. Prozentuale Verteilung einiger AMDP-Symptome aus dem Aufnahmebefund schizophrener Patienten (n = 1846) (katatone und nichtkatatone Form der Schizophrenie)*

Symptome	Katatone F. (n = 106)	Nichtkatatone F. (m = 1740)
Gesperrt/Gedankenabreißen	25 %	13 %
Ambivalent	38 %	27 %
Antriebsgehemmt	27 %	12 %
Manieriert/bizarr	29 %	13 %
Parakinesen	38 %	6 %
Sozialer Rückzug	60 %	42 %

* Siehe Legende Tabelle 1

Wenn es darum geht, die Zahl der Fälle zu erhöhen und die Datenanalyse von der subjektiven Einschätzung des Untersuchers soweit wie möglich freizuhalten, so ist zum ersten Einwand zu sagen, daß die Datenbanksysteme der EDV-Anlagen beim logischen Ordnen und Zusammenfassen der Textbefunde wertvolle Hilfe leisten – und in der Praxis gibt es hier vom Umfang der Daten her keine Beschränkungen. Zum zweiten Einwand ist zu sagen, daß in unserem Fach die Generalisierbarkeit der Ergebnisse nicht von den bei der Auswertung angewendeten statistischen Verfahren abhängt, sondern, sofern die Daten einwandfrei sind, in erster Linie von den Methoden gewährleistet wird, die zur Stichprobengewinnung herangezogen werden.

Mit den bisherigen Ausführungen sollte der Gedanke verteidigt werden, daß es für den Psychiater keinen zwingenden Grund gibt, seinem klinischen Urteil weniger zu vertrauen als den Ergebnissen einer formalistischen Datenauswertung.

Verlaufsuntersuchungen

Die These der Nichtexistenz entspricht logisch einer negativen Existenzaussage. Eine negative Existenzaussage widerlegt man am sichersten durch Angabe von Gegeninstanzen. In unserem Fall sind die Gegeninstanzen die Kasuistiken von Patienten, deren Krankheit durch den Langzeitverlauf als Katatonie bestätigt wurde. Kasuistiken sind hier die Methode der Wahl, weil zuverlässige Meßverfahren für die Änderung der Psychopathologie im Langzeitverlauf nicht vorhanden sind, die angebotenen Verfahren der Datenauswertung schon an den Querschnittsdaten scheitern und Verfahren für die Verlaufsauswertung nicht in Sicht sind.

Gerade in der älteren Literatur gibt es zu unserem Thema sorgfältige und ausführliche Kasuistiken. Wir verweisen auf das Buch „Die defektschizophrenen Krankheitsbilder" von Leonhard aus dem Jahre 1936, an dem sich unsere eigenen Verlaufsuntersuchungen, sowohl was den Inhalt, als auch was die Methodik der Befunderhebung angeht, orientieren.

Wir haben 94 dauerhospitalisierte Patienten[1] mit der Diagnose Schizophrenie untersucht (durchschnittliche Hospitalisationsdauer 27 Jahre, durchschnittliches Alter 62 Jahre). Die ausführlich gehaltenen Kasuistiken sind Teil mehrerer Doktorarbeiten. Wir meinen, unseren Kasuistiken sei zuverlässig zu entnehmen, daß sich der Querschnitt und der Verlauf der Krankheit der 30 katatonen Patienten (Tabelle 4) deutlich abgrenzen läßt von der Krankheit der Patienten aus der Restgruppe. Wir betrachten die Daten unserer Verlaufsuntersuchung als weiteren Beleg für die Existenz einer Verlaufsform Katatonie im Rahmen der Gruppe der Schizophrenien.

---
[1] Wir bedanken uns bei Herrn Direktor Dr. Bender, beim früheren Direktor Herrn Dr. Schulz, beim früheren stellvertretenden Direktor Herrn Dr. Bischoff und bei den Ärzten und dem Pflegepersonal des Bezirkskrankenhauses Haar für die großzügige Unterstützung bei der Durchführung der Untersuchung.

Tabelle 4. Langzeitverlauf der Krankheit dauerhospitalisierter chronisch kranker katatoner Patienten (n = 30)*

	Verlaufstyp chronisch progredient	periodisch
Männer (n = 19)	9	10
Frauen (n = 11)	8	3
Durchschnittliche Dauer der Hospitalistion	31 J.	26 J.
Durchschnittliches Alter	61 J.	55 J.

* Diese Patienten werden stationär im Bezirkskrankenhaus Haar behandelt

Der Beweiswert von Kasuistiken wird in der aktuellen Literatur nicht hoch eingeschätzt. Dabei läßt sich alles medizinische Wissen mit Kasuistiken stützen, und in ihre Irre gegangene Theorien lassen sich in unserem Fach am sichersten mit Kasuistiken widerlegen. Natürlich ist einschränkend zu sagen, daß nicht alle Kasuistiken von schizophrenen Patienten für unsere Fragestellung geeignet sind. Eine kurze Kasuistik mit zu knappen Angaben zur psychopathologischen Symptomatik und zum Verlauf kann bezüglich dieser Merkmale auch nicht beurteilt werden und ist somit als Beweisstück für die Differenzierung der Schizophrenie in Verlaufsformen nicht geeignet.

Rückblick

Es mag eingewendet werden, auf das wichtigste Problem, und damit auf den Kern des Einwandes gegen den Begriff Katatonie sei gar nicht eingegangen worden, nämlich auf die Schwierigkeiten bei der Diagnostik einer Verlaufsform aus dem Querschnittsbefund. Für die praktische klinische Arbeit liegt hier in der Tat des Pudels Kern – wer wird das leugnen! Darauf ist aber zu antworten: In diesem Beitrag wurden die zum Thema im Umlauf befindlichen Argumente geprüft und einander gegenübergestellt. Diese Argumente zielen auf die Krankheit Katatonie und nicht auf die Diagnose Katatonie. Auf die selbstverständliche Unterscheidung zwischen Krankheit und Diagnose wurde oben schon eingegangen.

Wir kehren wieder zu dem am Anfang geäußerten Gedanken zurück, die Katatonie löse sich in die katatone Symptomatik auf und fragen uns in dieser Schlußbemerkung, ob es nicht die Schizophrenie ist, deren Einheit bedroht ist. Die hier angestellten Überlegungen lassen sich auch auf die anderen Unterformen der Schizophrenie verallgemeinern. Wer diese Verallgemeinerung mitmacht, wird es schwer haben, die Einheit des Begriffes Schizophrenie zu verteidigen. Aus der Sicht der vorgetragenen Gedanken ist die Schizophrenie keine Krankheitseinheit, sondern ein auf dem Wege der Definition eingeführter Kollektivbegriff, der einige mit Hilfe psychopathologischer Symptome definierte Krankheitsverläufe, d. h. einige Zustands-Verlaufs-Einheiten, umfaßt.

In der 5. Auflage seines Lehrbuches von 1896 stellt Kraepelin die Begriffe Dementia praecox, Katatonie und Dementia paranoides unverbunden nebeneinander. In der 8. Auflage von 1904 wird der Begriff Dementia praecox zur Sammelbezeichnung „einer Reihe von Krankheitsbildern". Die weiteren Ausführungen Kraepelins sind so zu verstehen, daß die Glieder der vielleicht noch nicht vollständigen Disjunktion fließende Übergänge zeigen. Die Eigenständigkeit der Katatonie läßt sich auch heute noch mit guten Gründen verteidigen, wenn auch über die Abgrenzung dieser Verlaufsform der Schizophrenie nach wie vor keine Einigkeit erreicht worden ist.

Literatur

Bonhoeffer K (1917) Die exogenen Reaktionstypen. Arch Psychiat Nervenkrankh 58:58–70

Carpenter WT, Bartko JJ, Langsner Carpenter C, Strauss JS (1977) Another view of schizophrenic subtypes. A Report from the International Pilot Study of Schizophrenia. Arch Gen Psychiatry 33:508–516

Dingler H (1931) Der Zusammenbruch der Wissenschaft, 2. Aufl Reinhardt, München, S 3

Ewald G (1964) Psychiatrie und Neurologie, 3. Aufl Urban & Schwarzenberg, München, S 449–453, 460–462

Gebhardt R, Pietzker A, Strauß A, Stoeckel M (1983) Skalenbildung im AMDP-System. Arch Psychiatr Nervenkr 233:223–245

Homburger A (1932) Motorik. In: Bumke O (Hrsg) Handbuch der Geisteskrankheiten, Spezieller Teil V, Bd 9: Schizophrenie. Springer, Berlin, S 211–261

Katz MM, Cole JO, Barton WE (eds) (1968) The role and methodology of classification in psychiatry and psychopathology. U.S. Department of Health, Education, and Welfare, Rockville

Kraepelin E (1896) Psychiatrie. Ein Lehrbuch für Studierende und Ärzte, 5. Aufl Barth, Leipzig

Kraepelin E (1904) Pychiatrie. Ein Lehrbuch für Studierende und Ärzte. Bd II: Klinische Psychiatrie, 7. Aufl Barth, Leipzig, S 176–177

Leonhard K (1936) Die defektschizophrenen Krankheitsbilder. Thieme, Leipzig

Mahendra B (1981) Where have all the catatonics gone? Psychol Med 11:669–671

Mayer-Gross W (1932) Klinik. In: Bumke O (Hrsg) Handbuch der Geisteskrankheiten, Spezieller Teil V, Bd 4: Schizophrenie. Springer, Berlin, S 293–578

Morrison JR (1974) Changes in subtype diagnosis of schizophrenia: 1920–1966. A J Psychiatry 34:674–677

Wilmanns K (1907) Zur Differentialdiagnostik der „funktionellen Psychosen". Zbl Nervenheilk 30:569–588

Wynne LC, Cromwell RL, Matthysse S (1978) The nature of schizophrenia. New approaches to research and treatment. Wiley, New York

Pathophysiologie von extrapyramidalen Syndromen mit Hyperkinesen

V. HÖMBERG, H. HEFTER und H. J. FREUND

Das choreatische Syndrom

Die Begriffe „Chorea" oder „choreiforme Hyperkinesen" bezeichnen eine besondere Klasse unwillkürlicher Bewegungsstörungen, wie sie bei einer Vielzahl extrapyramidal-motorischer Erkrankungen auftreten können.

Klinisch sind sie charakterisiert durch unregelmäßige, für das Auge rasch imponierende Bewegungen, die an verschiedenen Extremitätenabschnitten bei fehlender zeitlicher oder örtlicher Kopplung unregelmäßig auftreten. Choreiforme Bewegungen gehören sicherlich zu den eindrucksvollsten motorischen „Plus"-Symptomen, die der Neurologe oder Psychiater in seiner Praxis sieht. Je nach Art der zugrunde liegenden Erkrankung und nach Ausprägung ihres Schweregrades kann es sich dabei um sehr diskrete, oft auf die distalen Extremitätenabschnitte beschränkte motorische Entäußerungen handeln, während es in weiter fortgeschrittenen Krankheitsstadien zu bizarren Störungen von Stand, Gang und Extremtitätenbewegungen kommt. Wie in Tabelle 1 dargestellt, können choreiforme Bilder bei einer Vielzahl ätiologisch sehr un-

Tabelle 1. Ursachen für choreatische Bewegungsstörungen

Degenerative Erkrankungen
Morbus Huntington
Benigne familiäre Chorea
Chorea senilis

Metabolische und endokrinologische Erkrankungen
Morbus Wilson
Hyper- und Hypothyreoidismus
Hyperparathyreoidismus
Schwangerschaftschorea

Entzündliche Erkrankungen
Chorea Sydenham (bei Streptokokkeninfektion)
Lupus erythematodes

Medikamente
Levodopa
Amphetamine
Methylphenidat
Antikonzeptiva
Phenytoin
Neuroleptika (Tardive Dykinesien)

terschiedlicher Erkrankungen auftreten. Dazu gehören neben degenerativen Erkrankungen (wie z. B. die Chorea Huntington) eine Vielzahl anderer entzündlicher, endokrinologischer oder metabolischer Erkrankungen. Am häufigsten sind aber sicher pharmakologisch, insbesondere durch Neuroleptika induzierte Hyperkinesen im Rahmen der sog. Spätdyskinesen. Dem Kliniker fällt es in der Zusammenschau aller Informationen, die er über den Patienten hat, sicherlich meist nicht schwer, ein choreiformes Syndrom in eine der in der Tabelle 1 angegebenen Kategorien einzuordnen. Oft bleibt aber nach Ausschöpfung aller differentialdiagnostischen Möglichkeiten eine Unsicherheit, ob nicht doch eine genetisch determinierte Form vorliegt, zumal die familienanamnestischen Daten oft lückenhaft bleiben.

In der Diagnostik choreiformer Hyperkinesen sind insbesondere polygraphische Registrierungen von Oberflächenelektromyogrammen (EMG) hilfreich. Sie erlauben eine präzise Registrierung des zeitlichen Musters der Aktivität in verschiedenen Muskelgruppen. Kennzeichnend für das „choreiforme Syndrom" ist dabei ein völlig unsystematisches Abwechseln von EMG-Aktivität in verschiedensten proximalen und distalen Muskelgruppen. Die Dauer der einzelnen EMG-Aktivitätssalven kann dabei sehr unterschiedlich sein. Man unterscheidet zwischen sehr kurzen Salven von EMG-Aktivität mit einer Dauer von unter 50 ms (myokloniforme „Bursts") und andererseits im Extremfall über mehrere Sekunden anhaltenden tonischen EMG-Aktivitätsmustern, wie sie gerade für dystone Syndrome charakteristisch sind (tonische

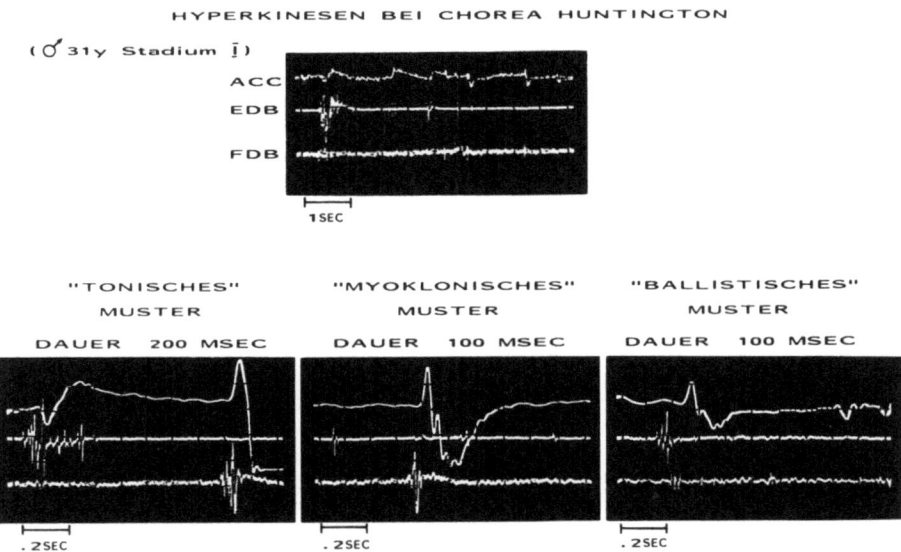

Abb. 1. Elektromyographische Muster von Hyperkinesen bei einem 31jährigen Patienten im Frühstadium der Chorea Huntington. *ACC* Akzelerometer auf der rechten Großzehe, *EDB* M extensor digitorum brevis, *FDB* M flexor digitorum brevis. Anhand der unterschiedlichen Zeitdauer können verschiedene hyperkinetische Muster differenziert werden. (Mit leichten Änderungen aus Hefter et al. 1987a)

Muster). Eine dritte Kategorie sind komplexere EMG-Muster in antagonistischen Muskelgruppen, die z. T. an EMG-Muster während rascher „ballistischer" Kontraktionen erinnern.

Dies ist in Abb. 1 anhand einer Vierkanal-EMG-Registrierung bei einem 31jährigen Patienten in einem Frühstadium der Chorea Huntington illustriert. Es ist klar erkennbar, daß in unsystematischer Abfolge verschiedene EMG-Aktivitätsmuster in den beiden antagonisten Fußmuskeln ableitbar sind. Diese unrhythmische Charakteristik der Hyperkinesen beim choreatischen Syndrom steht in deutlichem Gegensatz zu sog. „rhythmischen Hyperkinesen", wie z. B. den Tremorformen beim M. Parkinson oder bei zerebellären Störungen (vgl. Hömberg et al. 1987).

Hyperkinetische und hypokinetische Merkmale bei Basalganglienerkrankungen

Während die motorische „Plus"-Symptomatik bei chloreiformen Bildern sofort ins Auge springt, ist klinisch oft weniger augenfällig, daß diese Patienten darüber hinaus unter einer Störung ihrer *Willkürmotorik* leiden. Die Willkürmotorik wird dabei einmal durch die einschießenden unwillkürlichen Bewegungen gestört, weist zum anderen aber auch in ihrer zeitlichen Charakteristik deutliche Abweichungen gegenüber dem Normalen auf. Jeder Kliniker weiß, daß ein hervorstechendes Merkmal der Parkinson-Erkrankung eine globale Bewegungsverlangsamung und Störung rascher posturaler Adjustierungen ist. Dies ist beim M. Parkinson unmittelbar aus der klinischen Phänomenologie ersichtlich, die dann auch als „hypokinetisch-hypertones Syndrom" angesprochen wird, insbesondere, wenn eine deutliche Erhöhung des Muskeltonus klinisch erkennbar wird. Choreiforme Erkrankungen werden im Gegensatz dazu infolge ihrer raschere motorische Abläufe suggerierenden „Plus"-Symptomatik gerne als „hyperkinetisch-hypotone" Syndrome charakterisiert. Dies legt dann einen sehr unterschiedlichen pathologischen Mechanismus im Vergleich beider extrapyramidaler Erkrankungsformen nahe. Wie im weiteren gezeigt wird, ist jedoch die Verlangsamung der Willkürmotorik eine gemeinsame Eigenschaft beider Formen von Basalganglienerkrankungen. Als Beispiel werden Befunde an Patienten mit zwei prototypischen degenerativen Basalganglienerkrankungen beschrieben.

Der M. Parkinson ist klinisch charakterisiert durch eine deutliche Bewegungsverlangsamung und meist rhythmische Hyperkinesen (Tremor). Pathogenetisch liegt eine Verarmung der dopaminergen Innervation des Striatums durch Zelluntergang in der Pars compacta der Substantia nigra zugrunde. Dem gegenüber steht als typische degenerative Erkrankung mit hyperkinetischem Syndrom der M. Huntington. Beim M. Huntington liegt ein klar definierter autosomal dominanter Erbgang vor. Pathogenetisch kommt es, wie Untersuchungen in den letzten Jahren gezeigt haben, zu einem Untergang von Binnen- und Ausgangsneuronen innerhalb der Basalganglien, wobei nur bestimmte Neurotransmitter, z. B. Somatostatin enthaltende Neurone nicht betroffen werden (Übersicht in Martin 1984). Darüber hinaus bleibt beim M. Huntington auch der dopaminerge Eingang von der Substantia nigra in die Basalganglien unbeeinträchtigt. Molekularbiologische Untersuchungen konnten zeigen, daß das für die Huntington-Erkrankung verantwortliche Gen auf dem kurzen Arm des Chromosoms 4 lokalisiert ist (Gusela et al. 1983). Obwohl das zur Erkrankung führende Genprodukt bisher unbekannt geblieben ist, erscheint es möglich, daß sog. „Exzitotoxine" ursächlich eine Rolle spielen. Dies wird auch dadurch belegt, daß im Tiermodell durch das Exzitotoxin Quinolinsäure dem M. Huntington vergleichbare morphologische Defizite gesetzt werden können (Beal et al. 1986).

Das willkürmotorische Defizit bei Basalganglienerkrankungen

Innervationsmuster

Im Gegensatz zur Beschreibung unwillkürlicher motorischer Aktivität, die phänomenologisch z. B. durch die oben skizzierten elektromyographischen Untersuchungen leicht möglich ist, muß ein Versuch zur Beschreibung von Störungen der Willkürmotorik eine Auswahl aus dem möglicherweise endlosen Repertoire willkürmotorischer Leistungen treffen. Ein Weg dazu ist Veränderungen des Zusammenspiels von Muskelgruppen bei standardisierten Willkürbewegungen zu registrieren. Als Beispiel dafür kann man die alternierende Rekrutierung antagonistischer Muskelgruppen bei Flexions-Extensions-Bewegungen des Hand- oder Ellenbogengelenkes nennen. Ein anderes Beispiel stellt das sog. „triphasische Muster" bei raschen Bewegungen von Ellenbogen oder Handgelenk dar. Dabei kommt es zunächst zu einer erster „Salve" von EMG-Aktivität im Agonisten, z. B. bei einer raschen Extension des Ellenbogens im M. triceps brachii. Dieser wird von einer später einsetzenden „Salve" im antagonistischen M. biceps brachii abgelöst, bis schließlich eine die endgültige Gelenkposition stabilisierende Salve wieder im Agonisten folgt. Wie in Abb. 2 illustriert, zeigt auch ein Patient in einem schon fortgeschrittenen Stadium der Huntington-Erkrankung unverändert diese grundlegenden Muster. Dies bedeutet, daß die Auswahl der bei einer komplexeren willkürmotorischen Aktion beteiligten Muskelgruppen normal erfolgt. Dies gilt genauso auch für Patienten mit M. Parkinson. Daraus kann geschlossen werden, daß die musterbezogene Selektion von Muskelgruppen bei beiden Basalganglienerkrankungen in gleicher Weise ungestört ist und somit bei beiden Erkrankungen die grundsätzliche Struktur der willkürmotorischen Innervationsmuster unbeeinträchtigt bleibt.

Pathophysiologie von extrapyramidalen Syndromen mit Hyperkinesen 119

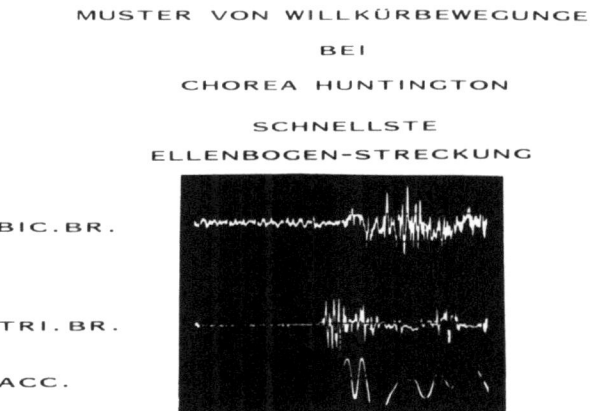

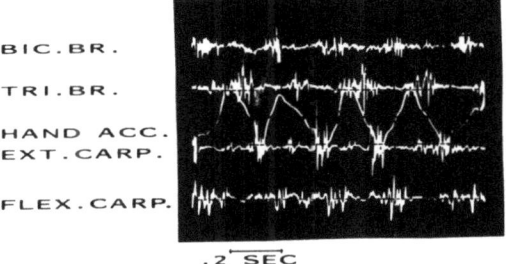

Abb. 2. Elektromyographische Muster von Willkürbewegungen bei einem Chorea-Patienten: bei einer schnellen Ellenbogenstreckung (*oberer Teil*) findet sich ein typisches triphasisches Muster mit regelmäßiger Abfolge der EMG-Aktivität im agonistischen M. triceps und im antagonistischen M. biceps brachii. Auf dem unteren Teil der Abbildung sieht man ein regelmäßiges reziprokes Innervationsmuster der Oberarm- und Unterarmbeuger bzw. -strecker bei schnellen Handgelenkwechselbewegungen.

Schnellstmögliche isometrische Einzelkontraktionen

Ein anderer Weg, willkürmotorische Veränderungen bei neurologischen Erkrankungen zu erfassen besteht darin, die Analyse auf eine extreme Kategorie von Willkürbewegungen, z. B. die schnellstmöglichen, zu begrenzen. Ein einfaches Beispiel dafür ist die Registrierung schnellstmöglicher isometrischer Kontraktionen, z. B. des Zeigefingers. Dabei wird der Patient aufgefordert, auf einen Tonreiz hin so schnell wie möglich einen kurzen Kraftimpuls gegen einen Kraftaufnehmer auszuüben, der am Finger befestigt ist. Diese schnellstmöglichen Einzelkontraktionen haben eine interessante Eigenschaft: unabhängig von der Amplitude, mit der diese Kontraktionen durchgeführt werden,

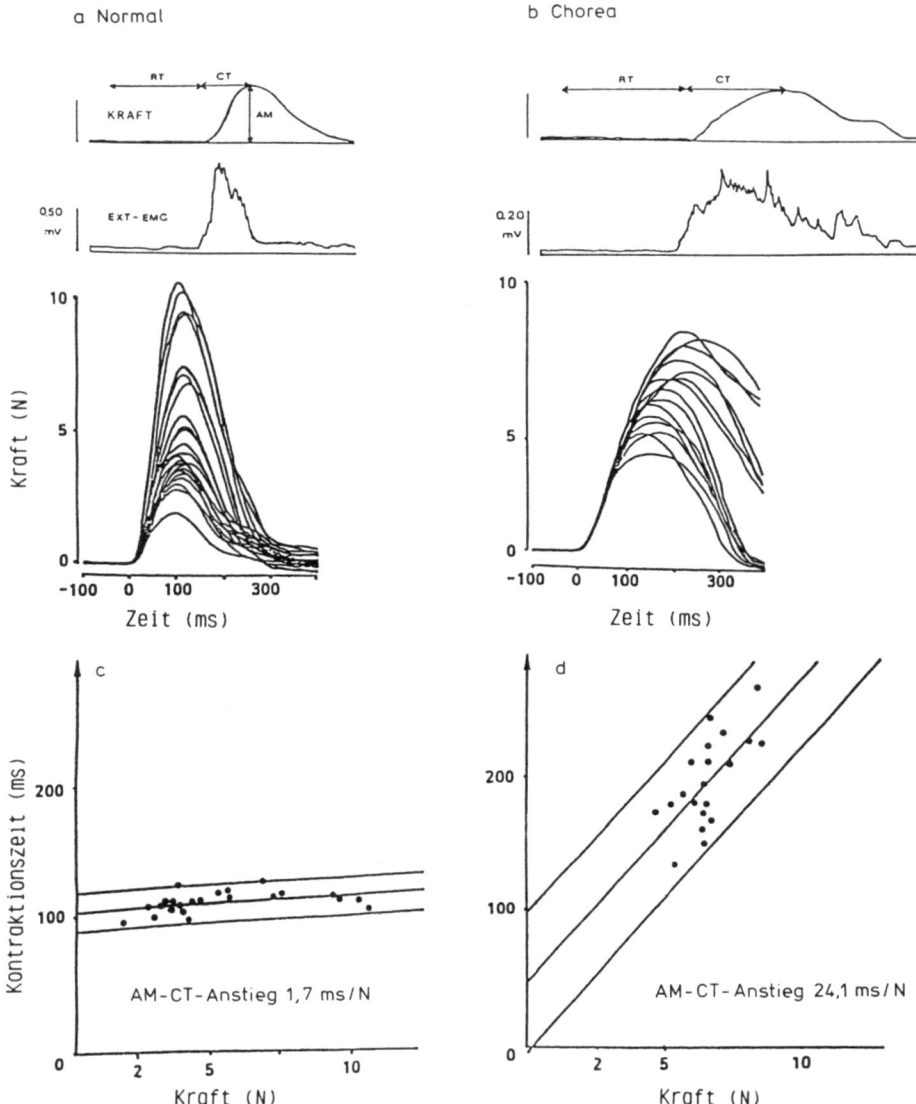

Abb. 3a–d. Kontraktionskurven und EMG-Signale bei schnellstmöglichen isometrischen Kontraktionen des Zeigefingers gegen einen Kraftaufnehmer im Vergleich einer Normalperson (**a**) zu einem Patienten mit Chorea Huntington (**b**). Die Kontraktionszeiten (*CT*) bei dem Chorea-Patienten sind deutlich verlängert, und der Aufbau der EMG-Aktivität erfolgt langsamer als normal. Beim Normalen bleibt die Kontraktionszeit unabhängig von der Kontraktionsamplitude (AM) in etwa gleich. Dem entspricht eine geringe Steigung der Amplituden-Kontraktionszeitbeziehung (AM-CT-Anstieg) (**c**). Bei dem Chorea-Patienten hingegen findet sich eine deutlich steilere Beziehung (**d**), entsprechend einer Zunahme der Kontraktionszeit mit zunehmender Kontraktionsamplitude. (Mit leichten Änderungen aus Hefter et al. 1987a)

braucht es etwa immer die gleiche Zeit, bis ihr Maximum erreicht wird (Freund u. Büdingen 1978; Hömberg et al. 1984). In Abb. 3 ist klar erkennbar, daß im Normalfall unabhängig von der Kraftamplitude die Bewegungszeit für jeden Kraftpuls etwa gleich bleibt. Trägt man nun für eine Reihe von Einzelkontraktionen die Kontraktionszeit (CT) gegen die Kontraktionskraft (AM) auf, ergibt sich beim Normalen nur eine sehr geringe Steigung (AM-CT-Anstieg). Am Beispiel eines Chorea-Patienten in Abb. 3 hingegen sieht man, daß die Kontraktionszeiten für ähnliche Kraftamplituden gegenüber dem Normalen verlängert sind. Dem entspricht eine deutliche Verzögerung des Aufbaus der EMG-Aktivität. Darüber hinaus ist die Beziehung zwischen Kraft und Kontraktionszeit deutlich steiler, da größere Kontraktionsamplituden immer mit längeren Kontraktionszeiten einhergehen. Dies bedeutet, daß die normale „Isochronie" bei diesen Patienten aufgehoben ist. Wie wir kürzlich zeigen konnten (Hefter et al. 1987 a, b), ist eine Bewegungsverlangsamung ausnahmslos bei allen Patienten mit Chorea Huntington nachweisbar. Ein Verlust der Isochronie ist insbesondere in weiter fortgeschrittenen, schwereren Stadien der Erkrankung anzutreffen. Bereits bei sog. Risikopatienten für die Chorea Huntington, d. h. bei Angehörigen, die ein 50 %iges Erkrankungsrisiko für M. Huntington haben, aber zum Untersuchungszeitpunkt noch normal sind, zeigt diese Analysetechnik bereits in einem Drittel der Fälle sichere Auffälligkeiten vor der klinischen Manifestation erster Hyperkinesen.

Vergleich schnellstmöglicher Willkürkontraktionen mit hyperkinetisch unwillkürlichen Kontraktionen

Abbildung 4 zeigt am Beispiel eines Huntington-Patienten einen Vergleich des Zeitgangs schnellstmöglicher Willkürkontraktionen des Zeigefingers mit in gleicher Weise abgeleiteten unwillkürlichen hyperkinetischen Kontraktionen (vgl. Hefter et al. 1987 b). Auch die hyperkinetischen Kontraktionen sind ähnlich langsam wie die verlangsamten Willkürkontraktionen. Dies dokumentiert, daß entgegen dem klinischen Eindruck auch die hyperkinetischen Kontraktionen durchaus in ähnlicher Weise wie die Willkürmotorik verlangsamte motorische Abläufe sind.

Störung der Isochronie für gelernte Bewegungsmuster

Nicht nur der einfache, elementare Fall schnellstmöglicher isometrischer Kontraktionen zeigt die oben beschriebene Isochronie. Sie ist vielmehr eine Eigenschaft übertrainierter motorischer Abläufe, die unabhängig von detaillierter sensorischer Reafferenz durchgeführt werden. Ein typisches Beispiel dafür ist die Schreibmotorik: Für die ideographische Handschrift gilt ebenfalls, daß unabhängig von der Buchstabengröße die Schreibzeit von dieser Größe weitgehend unabhängig ist (Viviani u. Terzuolo 1980). Abb. 5 zeigt Schreibzeiten für den Buchstaben „a" bei einer Normalperson und einer 31-jährigen Hun-

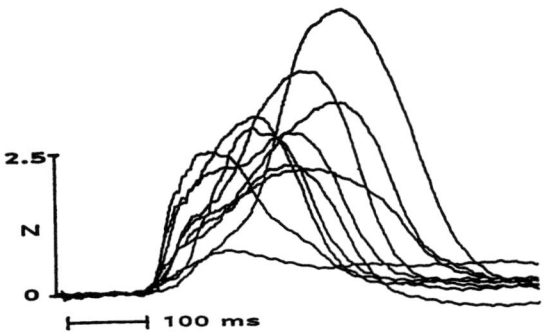

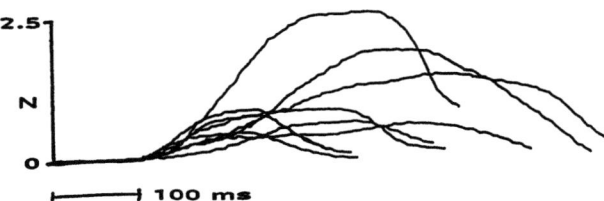

Abb. 4. Kraftaufnehmerregistrierungen von Willkürkontraktionen und unwillkürlich-hyperkinetischen Kontraktionen beim gleichen Chorea-Patienten. Man beachte, daß sowohl die Willkürkontraktionen als auch die hyperkinetischen, unwillkürlichen Kontraktionen in gleichem Umfang verlangsamt sind. (Mit leichten Änderungen aus Hefter et al. 1987a)

tington-Patientin im Frühstadium der Erkrankung. Diese wurden auf einem Digitalisiertablett registriert, wobei die Schriftgrößen zwischen 1 und 10 cm vertikaler Ausdehnung variieren. Während bei der Normalperson die Schreibzeiten bei dem 10fachen Amplitudenanstieg für den Buchstaben „a" nur unwesentlich zunehmen, zeigt die Huntington-Patientin ausgeprägt verlangsamte Bewegungszeiten sowie eine erheblich steilere Bewegungszeit-Amplituden-Beziehung. So zeigt sich auch an diesem Beispiel einer übertrainierten willkürmotorischen Leistung der Verlust der Isochronie und die Verlangsamung der Bewegung. Ähnliche Beobachtungen können auch beim M. Parkinson gemacht werden.

Reaktionszeiten bei Basalganglienerkrankungen

Im Gegensatz zu der sehr konsistenten Verlangsamung von Parametern, die sich auf die Bewegungsdurchführung beziehen z. B. Kontraktionszeiten, Schriftzeiten oder der Anstieg der EMG-Aktivität sind die Reaktionszeiten bei Patienten mit M. Parkinson (z. B. Evarts et al. 1981) oder Huntington-Patienten (Hefter et al. 1987a) nicht konsistent gestört. Der Befund, daß bei

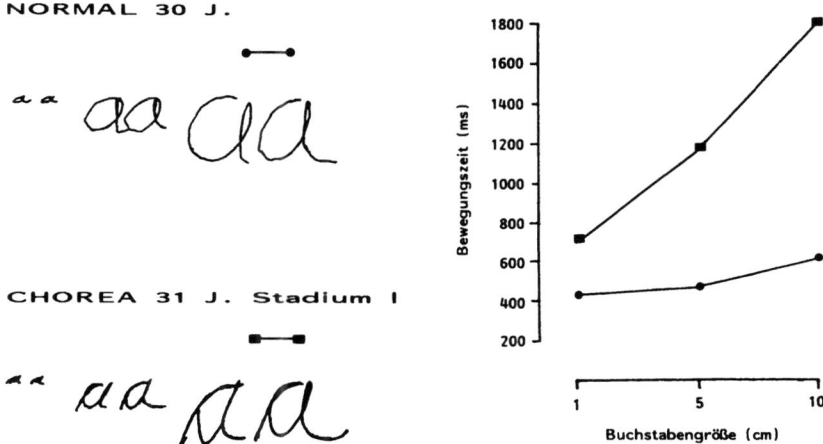

Abb. 5. Schriftbild und Schreibzeit für den Buchstaben „a" bei Buchstabengrößen zwischen 1 und 10 cm vertikaler Höhe. Während beim Normalen nur ein minimaler Anstieg der Bewegungszeit bei größeren Buchstaben eintritt, ist bei dem Chorea-Patienten nicht nur die Bewegungszeit verlangsamt, sondern nimmt auch deutlich mit zunehmender Buchstabengröße zu

beiden Basalganglienerkrankungen Parameter der Bewegungsinitialisierung oder Bewegungsplanung nur in einem geringeren Maße beeinträchtigt sind als Parameter der Bewegungsdurchführung, wird auch durch tierexperimentelle Daten bestätigt. So konnten Horak u. Anderson (1984) bei Primaten zeigen, daß nach Kainsäureläsionen in Putamen und Pallidum zwar die *Bewegungsdauer* für Reichbewegungen der Affen verlangsamt waren, die *Reaktionszeiten* jedoch unverändert blieben. Darüber hinaus zeigt sich bei Registrierung von Zellen im Putamen an trainierten Affen, daß die Mehrheit dieser Zellen lediglich unmittelbar vor und während des Aufbaus der EMG-Aktivität entladen, jedoch während der vorangehenden motorischen Präparation nicht aktiv sind (Crutcher u. De Long 1984)

Vergleich der Bewegungsverlangsamung bei M. Parkinson und M. Huntington

Abbildung 6 zeigt, daß im Gruppenvergleich von Chorea- und Parkinson-Patienten schnellste willkürliche und unwillkürliche Wechselbewegungen in etwa gleichem Umfang verlangsamt sind. Wie in Tabelle 2 noch einmal zusammengefaßt zeigen beide Basalganglienerkrankungen trotz klarer klinischer Unterschiede sichere Gemeinsamkeiten hinsichtlich der Störung willkürmotorischer Leistungen (Bewegungsverlangsamung, Verlust der Isochronie, relativ intakte Reaktionszeiten) (Hömberg et al. 1985). Untersuchungen zur Willkürmotorik bei Patienten mit Erkrankungen der Basalganglien tragen dazu bei, die Funktion dieser Strukturen in der motorischen Steuerung besser zu verstehen. Zusätzlich sind die diagnostisch relevant.

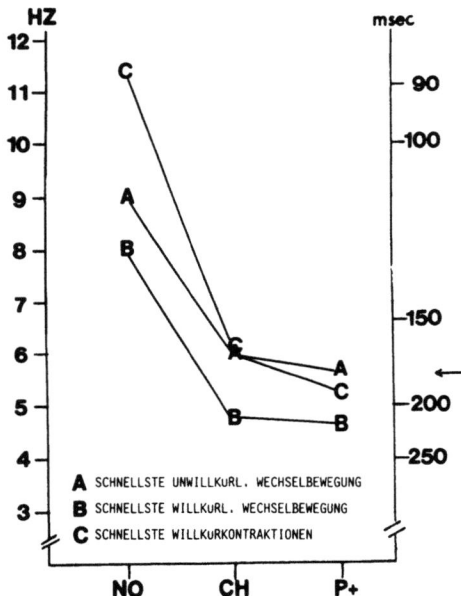

Abb. 6a–c. Gruppenmittelwerte für die Frequenz schnellster unwillkürlicher Wechselbewegungen (Tremor) (**a**), die Frequenz schnellster willkürlicher Wechselbewegungen (**b**) und den Kehrwert der Kontraktionszeiten schnellste Extensionen (**c**) des Zeigefingers bei einer Gruppe von Normalen (*NO*), Chorea-Patienten (*CH*) sowie Parkinson-Patienten (*P+*). Man beachte, daß alle Bewegungsparameter bei Chorea-Patienten in ähnlichem Umfang verlangsamt sind wie bei Parkinson-Patienten. Die Auftragung der Kontraktionszeiten für schnellste Willkürkontraktionen erfolgt in reziproker Darstellung, um eine unmittelbare Vergleichbarkeit mit den im Frequenzbereich angegebenen Werten für die Wechselbewegungen zu ermöglichen

Tabelle 2. Unterschiedliche Klinik

M. Parkinson: hypokinetisch – hyperton
M. Huntington: hyperkinetisch – hypoton

Gemeinsamkeiten motorischer Kontrolle

- Verlangsamte Tremorfrequenz
- Verlangsamte schnellste Wechselbewegungen
- Verlangsamte Kraftanstiege bei schnellsten isometrischen Kontraktionen
- Gestörte Zeit-Amplituden-Invarianz bei schnellsten Bewegungen und Kontraktionen
- Normale Selektion von Muskelgruppen
- Nur geringfügig gestörte Reaktionszeiten
- Σ Störung vorwiegend der Zeitparameter der *Bewegungsausführung*. Nur geringe Beeinträchtigung der Bewegungsplanung

Literatur

Beal MF, Kowall NW, Ellison DW, Mazurek MF, Swartz KJ, Martin JB (1986) Replication of the neurochemical characteristics of Huntingtons disease by quinolinic acid. Nature 321:168–171

Crutcher MD, De Long MR (1984) Single cell studies of the primate putamen. I. Functional organization. Exp Brain Res 53:233–243

Evarts EV, Teräväinen H, Calne DB (1981) Reaction time in Parkinsons disease. Brain 104:167–186

Freund H-J, Bündingen HJ (1978) The relationship between speed and amplitude of the fastest voluntary contractions of human arm muscles. Exp Brain Res 31:1–12

Gusella JF, Wexler NS, Conneally PM et al. (1983) DNA marker genetically linked to Huntington's disease. Nature 306:234–238

Hefter H, Hömberg V, Lange HW, Freund H-J (1987a) Impairment of rapid movement in Huntington's disease. Brain 110:585–612

Hefter H, Hömberg V, Lange HW, Freund H-J (1987b) Slowing of voluntary and involuntary contractions in Huntington's disease. In: Benecke, Conrad, Marsden (eds) Motor disturbances I. Academic Press, London, pp 243–251

Hömberg V, Hefter H, Freund H-J (1984) Speed control system for fastest isometric contractions. Pflügers Arch 402 (Suppl):R54

Hömberg V, Hefter H, Freund H-J (1985) Impairment of fastest voluntary motor activity in basal-ganglia diseases. Soc Neurosci Abstr 11:1162

Hömberg V, Hefter H, Reiners K, Freund H-J (1987) Differential effects of changes in mechanical limb properties on physiological and pathological tremors. J Neurol Neurosurg Psychiatry 50:568–579

Horak FB, Anderson ME (1984) Influence of globus pallidus on arm movements in monkeys. I. Effects of kainic acid-induced lesions. J Neurophysiol 52:290–304

Martin JB (1984) Huntingtons disease: New approaches to an old problem. Neurology 34:1059

Viviani P, Terzuolo CA (1980) Space-Time invariance in learned motor skills. In: Stelmach GE, Requin CJ (eds) Tutorials in Motor behavior. Amsterdam, North Holland, pp 525–533

Zur Therapie von Dystonien und Athetosen*

J. DICHGANS und A. BRINKMANN

Generalisierte und segmentale Dystonien

Klinik

Unter Dystonie versteht man langsame, unwillkürliche Kontraktionen vorwiegend der proximalen Muskulatur, die oft zu rotierenden Bewegungen und bizarren Gelenkstellungen sowie Körperpositionen führen. Die Dystonien werden nach Marsden (1982) unterteilt in: 1. *fokale Dystonien*, falls nur eine einzelne Region betroffen ist (z. B. Nacken oder Gesicht), 2. *segmentale Dystonien*, wenn ein Segment bilateral (z. B. beide Arme) oder wenn zwei oder drei benachbarte Körperabschnitte betroffen sind (z. B. Gesicht und Nacken) und 3. *generalisierte Dystonien*, falls ein Arm und Bein der jeweils anderen Seite oder mehr als drei Segmente betroffen sind (Fahn 1983). Aufgrund der symptomatischen Dystonien beim M. Wilson und Befunden bei perinatalen Schädigungen mit Dystonie wird eine Läsion der Basalganglien angenommen.

Verlauf

Hereditäre Dystonien (Eldridge u. Gottlieb 1976) haben unterschiedliche Erbgänge und sind selten. der Spontanverlauf der sehr viel häufigeren sporadischen Dystonien ist variabel (Zeman u. Dyken 1968). Wenn überhaupt, so findet sich eine nur langsame oder intermittierende Progredienz, jederzeit ist Stillstand möglich. Zur Progression kommt es i. allg. nur bei Einsetzen in der Kindheit, nicht bei Beginn im Erwachsenenalter. Bei 50 % bleibt die initiale Ausprägung konstant. Ein Fortschreiten findet sich auch bei Erwachsenen vor allem bei Einsetzen vor dem 35. Lebensjahr. Nach Marsden u. Harrisen (1974) entwickeln die zunächst fokal oder segmental begrenzten Formen in etwa 50 % eine Progression bis zur generalisierten Dystonie.

---

* Eine frühere Fassung dieses Artikels findet sich in Brandt T, Dichgans J. und Diener H.C. (1987) Therapie und Verlauf neurologischer Erkrankungen. Kohlhammer, Stuttgart.

Therapie

Die bei generalisierter Dystonie verwendeten Medikamente sind in Tabelle 1 dargestellt. Hier wird, wie auch im folgenden, wegen jeweils nur geringer Fallzahlen die Literatur relativ eingehend zusammengefaßt, um dem Leser einen Überblick zu ermöglichen und wenigstens eine schmale Basis für die Abschätzung der zu erwartenden Therapieaussichten zu geben. Die Nennung erfolgt in der Reihenfolge der Empfehlung, wobei potentielle Nebenwirkungen bereits berücksichtigt sind. Die Dosierung sollte grundsätzlich einschleichend unter Berücksichtigung der Nebenwirkungen erfolgen.

Doppelblind wurden nur Trihexyphenidyl (Nutt et al. 1984), Lisurid (Bassi et al. 1982; Nutt et al. 1984) und Tetrabenazin (Jankovic 1983) getestet. Alle übrigen Medikamente wurden in offenen Therapiestudien geprüft. Von den nichtmedikamentösen Therapien gibt es eine Studie über Biofeedback (Korein et al. 1976) mit gutem Erfolg. Unter den operativen Verfahren wird in neuerer Zeit die Halsmarkstimulation (Waltz u. Davis 1983), früher die Thalamotomie (Cooper 1976; Andrew et al. 1983; Marsden u. Harrison 1974) empfohlen. Neurochirurgisches Ziel der Thalamotomie war die Durchtrennung thalamopetaler Fasern im mesialen Globus pallidus und Brachium coniunctivum (Cooper 1976). Die Effektivität der Halsmarkstimulation wurde nur empirisch untersucht. Gefürchtete Nebenwirkungen der Thalamotomie sind in 15% eine Hemiparese und besonders bei beidseitiger Thalamotomie die Dysarthrie.

Tabelle 1. Dystonietherapie

	Medikamente, Verfahren	Besserung Patienten	Prozent insgesamt	Enddosis/Tag	Autoren
1	Biofeedback	6 von 7	86% (n = 7)	–	Korein et al. (1976)
2	Trihexyphenidyl (Artane)	14 von 23	39% (n = 71)	8–80 mg ($\bar{x}$ 40,9)	Fahn (1983)
		6 von 17		4–130 mg	Marsden et al. (1984)
		1 von 9		bis 12 mg	Nutt et al. (1984)
		3 von 7		20 mg	Girotti et al. (1982)
		4 von 15		6–15 mg	Marsden et al. (1984)
3	Tetrabenazin (Nitoman)	3 von 5	55% (n = 22)	100–175 mg	Swash et al. (1972)
		5 von 6		50–200 mg	Jankovic (1983)
		4 von 11		75–150 mg	Marsden et al. (1984)
4	Perphenazin (Decentan)	3 von 4	75% (n = 4)	12–24 mg	Marsden et al. (1984)
5	Trihexyphenidyl (Artane) + Pimozid (Orap) + Tetrabenazin (Nitoman)	10 von 12	83% (n = 12)	6–30 mg 6–25 mg 75–150 mg	Marsden et al. (1984)

Tabelle 1. (Fortsetzung)

	Medikamente, Verfahren	Besserung Patienten	Prozent insgesamt	Enddosis/Tag	Autoren
6	Diazepam (Valium)	10 von 20 1 von 1	52 % (n = 21)	6–60 mg 100 mg	Marsden et al. (1984) Ziegler (1981)
7	Carbamazepin (Tegretal)	6 von 8 2 von 13	38 % (n = 21)	450–1200 mg 200–1600 mg	Geller et al. (1976) Isgreen et al. (1976)
8	L-Dopa (Brocadopa)	4 von 14 1 von 1 0 von 6 10 von 12	45 % (n = 33)	bis 1000 mg 500 mg 1000–1500 mg ?	Barbeau (1976) Richards et al. (1983) Marsden et al. (1984) Muenter et al. (1982)
9	Bromocriptin (Pravidel)	1 von 1 2 von 13 2 von 2 5 von 8 2 von 10	35 % (n = 34)	22,5 mg 7,5 mg 20–30 mg 1 mg/kg 50 mg	Gautier u. Awada (1983) Girotti et al. (1982) Stahl et al. (1982) Stahl et al. (1982) Obeso u. Luquin (1984)
10	Lisurid (Dopergin)	3 von 8 3 von 4	50 % (n = 12)	1–5,6 mg 1–3 mg	Leiguarda et al. (1984) Bassi et al. (1982)
11	Tiaprid (Tiapridex)	4 von 10	40 % (n = 10)	300–1000 mg	Claus u. Aschoff (1979)
12	Chlorpromazin (Megaphen)	3 von 9	33 % (n = 9)	75–1000 mg	Marsden et al. (1984)
13	Isoniazid (Neoteben) + Vitamin B_6 (Hexobion) + Diazepam (Valium) + L-Glutamin	2 von 3	67 % (n = 3)	150–300 mg 300 mg 6–30 mg 30–60 g	Korein et al. (1976)
14	Pimozid (Orap)	2 von 10	20 % (n = 10)	6 mg	Girotti et al. (1982)
15	Thalamotomie (Thalamektomie, Pulvinektomie, Pallidektomie (VCI, VCE, VIM, CEM)	158 von 226 7 von 16 11 von 18	67 % (n = 260)	– – –	Cooper (1976) Andrew et al. (1983 Marsden et al. (1984)
16	Halsmarkstimulation C_2–C_4	34 von 55	62 %	–	Waltz u. Davis (1983)
17	Konjugierte Östrogene (Presomen)	0 von 8 unwirksam	0 % (n = 8)	1,25 mg	Koller et al. (1982)

Fokale Dystonien

Blepharospasmus

Klinik

Beim Blepharospasmus handelt es sich um ein fast immer beidseitiges, gelegentlich einseitig betontes, unregelmäßiges tonisches Zukneifen der Augen, das bei Streß, Aufregung und im Licht zunimmt. Zu Beginn der Erkrankung kann manchmal der Blepharospasmus durch Kunstgriffe, z. B. Singen eines Liedes oder Griff an die Stirn, gestoppt werden. Pathogenese und Pathophysiologie sind unklar. Tritt der Blepharospasmus schon bei jugendlichen Patienten auf, so wird er in der Regel für psychogen gehalten und den Tics zugeordnet. Blepharospasmus kann beim älteren Menschen ein Initialsymptom, aber auch eine Begleiterscheinung eines Parkinson-Syndroms sein (lokale Denervierungshypersensitivität?).

Verlauf

Bei Auftreten im mittleren und höheren Lebensalter, meist zwischen dem 45. und 65. Lebensjahr; wird jetzt einhellig eine organische Erkrankung (Cavenar et al. 1978) mit langsamer Progredienz angenommen (Henderson 1956).

Therapie

Zur Therapie des reinen Blepharospasmus ohne begleitende oromandibuläre Dystonie sind nur wenige Verfahren beschrieben (Tabelle 2). Die Ergebnisse beim verwandten Meige-Syndrom (Tabelle 3) gelten vermutlich auch für den isolierten Blepharospasmus, nachdem dort das Lidkneifen besser zu beeinflussen ist als die orale Dystonie. Mittel der ersten Wahl ist Trihexyphenidyl (Artane), Mittel der zweiten Wahl Tetrabenazin (Nitoman). Doppelblind ist nur Deanol getestet. Bei medikamentös nicht zu beeinflussenden Kranken wird seit Jahren die Durchtrennung der lokalen Fazialisäste nach Identifizierung durch elektrische Stimulation durchgeführt. Risikofaktor ist eine zu ausgedehnte Fazialisparese bzw. eine Ptose. Von Shorr et al. (1985) sowie Scott et al. (1985) wird jetzt auch die lokale Injektion von Botulinumtoxin empfohlen, wobei diese Methode zunächst noch die Schwäche hat, daß die Wirkung nur für etwa 6–8 Wochen anhält und danach die Injektion wiederholt werden muß.

Auch wurden nach Botulinumtoxininjektion Therapieversager beobachtet, wenn trotz Parese des M. orbicularis oculi das Auge geschlossen blieb, weil die Antagonistenhemmung des M. levator palpebrae nicht sistierte (Kommerell, pers. Mitteilung).

Tabelle 2. Therapie des Blepharospasmus

	Medikamente, Verfahren	Besserung (Pat.)		Dosis/Tag	Autor
1	Trihexyphenidyl (Artane)			bis 12 mg	keine Studien
2	Tetrabenazin (Nitoman)			bis 200 mg	keine Studien
3	Clonazepam (Rivotril)	31 von 46	67 % (n = 46)	?	Jankovic u. Ford (1983)
4	Deanol (Deanol)	2 von 2 0 von 4	33 % (n = 6)	bis 1,0 g bis 1,2 g	Miller et al. (1973) Dahdaleh et al. (1975)
5	Botulinumtoxin-Injektion	39 von 39 8 von 8	100 % (n = 47)		Scott et al. (1985) Shorr et al. (1985)
6	Operation (Durchtrennung Fazialisäste)	7 von 9 8 von 8 80 von 100 27 von 27 62 von 95 18 von 22	79 % (n = 261)		Bird u. McDonald (1975) Weingarten u. Putterman (1976) Frueh et al. (1974) Battista (1983) Marinello et al. (1979) Talbot et al. (1982)

Meige-Syndrom

Klinik

Unter dem Meige-Syndrom wird eine Kombination von Blepharospasmus und oromandibulären Dystonien verstanden. Es kommt für Sekunden oder Minuten zu athetoid-dystonen Kontraktionen der Mund-, Kiefer- und Zungenmuskulatur unklarer Ursache. Man diskutiert auch hier ein Ungleichgewicht der Neurotransmitter der Basalganglien mit relativer oder absoluter dopaminerger Überempfindlichkeit (Tolosa u. Lai 1979), möglicherweise infolge einer Denervierungsüberempfindlichkeit dopaminerger Rezeptoren nach lokal begrenzter Degeneration.

Verlauf

Der Spontanverlauf ist wechselnd, es kann sowohl zu einer Zunahme innerhalb von wenigen Monaten, als auch zu einer eindeutigen Besserung innerhalb von Jahren kommen (Tolosa 1981).

Tabelle 3. Therapie des Meige-Syndroms

	Medikamente, Verfahren	Besserung (Pat.)		Dosis/Tag	Autor
1	Trihexyphenidyl (Artane)	14 von 24	57 %	?	Jankovic (1982)
		2 von 5	(n = 49)	?	Nutt et al. (1983)
		3 von 7		bis 12 mg	Nutt et al. (1984)
		1 von 2		?	Paulson (1972)
		1 von 1		10 mg	Stahl et al. (1982)
		7 von 10		bis 12 mg	Brinkmann et al. (1985)
2	Tetrabenazin (Nitoman)	7 von 18	69 %	?	Gollomp et al. (1983)
		26 von 31	(n = 51)	?	Jankovic u. Ford (1983)
		2 von 2		bis 100 mg	Brinkmann et al. (1985)
3	Lisurid (Dopergin)	3 von 4	80 %	0,4–3,8 mg	Nutt et al. (1985)
		6 von 6	(n = 20)	0,6–1,2 mg	Leiguarda et al. (1984)
		2 von 2		?	Micheli et al. (1982)
		5 von 8		bis 5 mg	Brinkmann et al. (1985)
4	Lithium	26 von 34	71 % (n = 31)	?	Jankovic u. Ford (1983)
5	Baclofen (Lioresal)	5 von 11	43 %	60–120 mg	Gollomp et al. (1985)
		5 von 12	(n = 23)	?	Tanner et al. (1981)
6	Benzodiazepine Lorazepam (Tavor) und Chlordiazepoxid (Librium)	2 von 15		?	Gollomp et al. (1983)
	Oxazepam	0 von 2	43 %	30 mg	Altrocchi (1972)
	Clonazepam (Rivotril)	0 von 10	(n = 82)	?	Gollomp et al. (1983)
		31 von 46		?	Jankovic et al. (1983)
		1 von 1		4 mg	Merikangas et al. (1979)
	Diazepam (Valium)	0 von 1		?	Merikangas et al. (1979)
		0 von 3		?	Paulson (1972)
		1 von 1		?	Brennan et al. (1982)
		0 von 1		40 mg	Stahl et al. (1982)
		0 von 2		20 mg	Altrocchi (1972)
7	L-Dopa (Brocadopa)	0 von 12	20 %	?	Tanner (1981)
		0 von 1	(n = 44)	?	Merikangas et al. (1979)
		0 von 1		3000 mg	Altrocchi (1972)
		0 von 1		6000 mg	Tolosa u. Lai (1979)
		0 von 2		?	Paulson (1972)
	L-Dopa/ Carbidopa (Nacom)	0 von 1		1600/160 mg	Stahl et al. (1982)
		9 von 19		?	Jankovic u. Ford (1983)
		0 von 1		?	Merikangas et al. (1979)
		0 von 2		3–9 Tbl. (10/100)	Casey (1980)
		0 von 4		625–15000 mg	Tolosa u. Lai (1979)
8	Haloperidol (Haldol)	3 von 4	28 %	3–15 mg	Tolosa u. Lai (1979)
		0 von 1	(n = 46)	?	Merikangas et al. (1979)
		8 von 35		?	Gollomp et al. (1983)
		0 von 1		1,5 mg	Altrocchi (1972)
		1 von 1		40 mg	Stahl et al. (1982)
		1 von 3		?	Paulson (1972)
		0 von 1		?	Brennan et al. (1982)

Therapie

Die umfangreiche Literatur über Therapieversuche, meist nur an wenigen Kranken, ist in Tabelle 3 zusammengefaßt. Doppelblind ist nur Trihexyphenidyl von Nutt et al. (1985) untersucht. Die Ergebnisse sind insgesamt recht widersprüchlich. In der Zusammenschau von eigenen Ergebnissen und Literatur ist unter Abwägung von Erfolgsaussichten und Nebenwirkungen ein Therapieversuch in folgender Reihenfolge sinnvoll:

1) Trihexyphenidyl (Artane) um 1 mg pro Woche steigernd bis 12 mg pro Tag,
2) Tetrabenazin (Nitoman) alle 2 Wochen um 25 mg steigernd bis maximal 200 mg pro Tag,
3) Lisurid (Dopergin), um 0,1 mg pro Tag jeden vierten Tag steigernd bis auf 5 mg pro Tag,
4) Lithium (Hypnorex retard), zunächst 400 mg täglich, Serumspiegel von 0,6—0,8 mval pro Liter einstellen,
5) Baclofen (Lioresal) um 10 mg pro Woche steigernd bis 100 mg pro Tag. Der Blepharospasmus des Meige-Syndroms kann ebenfalls mit lokalen Botulinumtoxin-Injektionen behandelt werden.
Unwirksam oder obsolet sind Valproinsäure (Snoek et al. 1987) sowie L-Dopa. Stärker potente Neuroleptika wie Haloperidol sind kontraindiziert.

Tics

Klinik und Verlauf

Kindliche Tics, vor allem der Gesichtsregion, und das von psychischen Auffälligkeiten (Vokalisationstics, Palilalie, Koprolalie, Hyperaktivität, Aufmerksamkeitsstörungen) begleitete Gilles-de-la-Tourette-Symdrom (Prävalenz 0,1—1,0/100 000; Männer/Frauen = 3 : 1), persistieren meist lebenslang, nehmen jedoch häufig in ihrer Intensität ab (Erenberg et al. 1987). Alles spricht für eine organische Genese. Dementsprechend sind psychotherapeutische Bemühungen auch kaum je erfolgreich und stören u. U. eher die Entwicklung des Kindes.

Therapie

Man sollte möglichst nicht neuroleptisch behandeln, da zusätzliche Spätdyskinesien durchaus vorkommen. Wenn medikamentöse Behandlung nicht zu umgehen ist, kann man in leichten Fällen Clonidin (Catapresan) geben, in schweren Fällen Haloperidol (Haldol) oder Pimozid (Orap), letzteres allein oder in Kombination mit Clonidin und in sehr niedriger Dosierung (Dowling-Bruun 1984; Regeur et al. 1986):

1) Clonidin (Catapresan) 2mal 0,05 mg initial, langsam um 0,05 mg pro Woche steigernd bis maximal 0,8 mg, verteilt auf 3−5 Einzeldosen;
2) Haloperidol (Haldol) 0,25−0,5 mg initial, langsam um 0,5 mg pro Woche steigernd bis maximal 5 mg pro Tag, verteilt auf 3−4 Einzeldosen;
3) Pimozid (Orap) 0,5−1 mg initial, langsam um 0,5 mg steigernd, maximal 6 mg pro Tag in 3 Einzeldosen.
4) Alle drei Substanzen können nur von kurzer Wirkung sein. Dann sollten als nächste Trifluoperazin (Jatroneural), Tiotixen (Orbinamon) oder Fluphenazin (Dapotum) versucht werden (Mesulam u. Petersen 1987).

Die Erfolgsrate von Haloperidol wird von Dowling-Bruun (1984) mit 18 % angegeben, die von Clonidin mit 47 %. Für Pimozid werden sogar 91 % angegeben (Regeur et al. 1986). Mesulam u. Petersen (1987) fanden bei älteren Patienten eine viel bessere Wirksamkeit von Haloperidol (70 %), Pimozid (69 %) und Trifluoperazin (65 %).

Senile orale Dyskinesien

Klinik

Senile orale Dyskinesien manifestieren sich als unwillkürliche, choreo-athetoide Bewegungen der Lippen-, Zungen-, Kau- und Schluckmuskulatur, z. T. mit grunzenden Vokalisationen. Sie greifen (im Gegensatz zu den pharmakologisch induzierten Hyperkinesen) nur selten auf die Extremitäten über und treten nur in höherem Lebensalter auf. Die Diagnose darf nur gestellt werden, wenn Medikamente, die Dyskinesien induzieren können (insbesondere L-Dopa und Neuroleptika), nicht eingenommen wurden. Die Ursache ist unklar.

Verlauf

Delwaide u. Desseiles (1977) berichten, daß der Zustand je eines Drittels der Patienten mit senilen oralen Dyskinesien gleichbleibt, sich verschlechtert oder sich verbessert. Komplette Spontanremissionen treten nicht auf (Pakkenberg u. Fog 1974).

Therapie

Für die Therapie haben sich bei den senilen oralen Dyskinesien nur das Tetrabenazin (Nitoman) und Pimozid (Orap) bewährt (Tabelle 4). Es gibt nur offene Therapiestudien. Tetrabenazin wirkt über eine Freisetzung von Dopamin und die Blockade der Rückresorption. Aber auch Serotonin und Adrenalin werden aus den präsynaptischen Nervenendigungen im Corpus striatum mobilisiert (Bartels u. Zeller 1984). Tetrabenazin ist das Mittel der ersten Wahl.

Tabelle 4. Therapie der senilen oralen Dyskinesie

	Medikamente	Besserung		Dosis/Tag	Autor
1	Tetrabenazin (Nitoman)	6 von 6 6 von 6	100 % (n = 12)	40–100 mg 50–150 mg	Pakkenberg u. Fog (1974) Schumm et al. (1981)
2	Tetrabenazin (Nitoman) + Pimozid (Orap)	9 v. 10	90 % n = 10)	40–150 mg 3–3 mg	Pakkenberg u. Fog (1974)

Die Initialdosis (Tabelle 4) muß nach Wochen häufig auf 25–50 mg abends gesenkt werden, weil zwar die Besserung der Dystonie anhält, aber ein Parkinsonoid hinzukommt.

Tardive Dyskinesien

Klinik

Auch einige Manifestationsformen der tardiven Dyskinesien kann man den fokalen Dystonien zuordnen. Besonders störend sind Grimassieren und orale Dyskinesien mit Kauen, Schmatzen und überwiegender Zungenprotrusion. Prinzipiell können langdauernde Behandlungen mit nahezu allen Neuroleptika Dystonien hervorrufen. Nur die sog. atypischen Neuroleptika Clozapin (Leponex) und Fluperlapin (nicht im Handel) mit starker D_2-Rezeptor-Affinität machen darin eine Ausnahme. Neben fokalen Dystonien sieht man vor allem parkinsonoide Syndrome, aber auch choreatische Bilder, einschließlich Akathisie. Etwa 50–80 % der Schizophrenen entwickeln unter langjähriger Neuroleptikagabe Dyskinesien.

Verlauf

Meist, aber nicht immer, kommt allerdings verzögert es zu deutlicher Besserung nach Absetzen des Medikaments. Die Remissionsrate nimmt mit der Dauer der Neuroleptikatherapie ab. Besonders die orofazialen Dystonien neigen zur Persistenz.

Therapie

Anticholinergika eignen sich nur für die Akuttherapie der pharmakainduzierten orofazialen und axialen Dystonie als frühes Unverträglichkeitszeichen (eine Ampulle Akineton i. v.). Die Therapie der chronischen Form ist schwierig (Tabelle 5). Doppelblind ist nur Sulpirid untersucht (Quinn u. Marsden 1984).

Tabelle 5. Therapie der fazialen tardiven Dyskinesie

	Medikamente	Besserung Patienten	Prozent	Dosis/Tag	Autor
1	Sulpirid (Dogmatil)	8 von 9	89 % (n = 9)	200–1200 mg	Quinn u. Marsden (1984)
2	Thiopropazat (Dartal)	18 von 23	78 % (n = 23)	?	Singer u. Cheng (1971)
3	Tetrabenazin (Nitoman)	6 von 10 3 von 6	56 % (n = 16)	100–200 mg 100 mg	Asher u. Aminoff (1981) Goodwin-Austen u. Clark (1971)

Torticollis spasmodicus

Klinik

Der Torticollis spasmodicus ist charakterisiert durch unwillkürliche, drehende, seitwärts neigende oder rein nach rückwärts (Retrocollis) oder vorwärts gerichtete Kontraktionen der Hals- und Nackenmuskulatur. Diese führen zu einer mobilen, schließlich auch fixierten Fehlhaltung des Kopfes. In der Endstellung kann der Kopf bis zu Minuten in einer dystonischen Haltung verharren. Durch Kunstgriffe, z. B. Anlegen eines Fingers an die Wange („geste antagoniste") kann die unwillkürliche Kopfbewegung gelockert werden. Elektromyographisch findet sich gleichzeitig Aktivität in Agonisten und Antagonisten. Differentialdiagnosen sind hauptsächlich der muskuläre und arthrogene Schiefhals, auch bei Augenmuskelparesen. Bei diesen Formen kommen keine Hyperkinesen vor. Es gibt auch den paroxysmalen Torticollis der Kindheit als Migräneäquivalent. Die Pathophysiologie ist ungeklärt. Es handelt sich um eine fokale Dystonie bei vermuteter Stammganglienläsion.

Verlauf

Nur einer von 10 Patienten mit Torticollis spasmodicus erlebt eine Spontanremission, meist innerhalb der ersten 2 Jahre. Häufiger ist eine Chronifizierung zu beobachten (Marsden et al. 1984; Rentrop u. Straschill 1982). Andererseits berichten Jayne et al. (1984) über eine Spontanbesserung in 38 %, bei 23 % anhaltend über 6,5 Jahre.

Therapie

Die bisher gängigen Behandlungsmöglichkeiten sind in Tabelle 6 zusammengefaßt. Doppelblind geprüft und wirksam sind nur Haloperidol und Lisurid. Alle übrigen Therapieformen sind rein empirisch, mit jeweils sehr wechseln-

Tabelle 6. Therapie des Torticollis spasmodicus

	Medikamente, Verfahren	Besserung Patienten	Prozent	Dosis/Tag	Autoren
1	Biofeedback	24 von 40	55 %	–	Leplow et al. (1983)
		8 von 12	(n = 125)	–	Gerber (1986)
		26 von 48		–	Korein et al. (1976)
		2 von 15		–	Niewold et al. (1985)
		9 von 10		–	Cleeland (1973)
2	Anticholinergika				
	Trihexyphenidyl	8 von 16	41 %	6–50 mg	Fahn (1983a)
	(Artane)	11 von 24	(n = 81)	bis 130 mg	Marsden et al. (1984)
	Biperiden	14 von 41		?	Hagenah et al. (1983b)
	(Akineton)				
3	Lisurid	2 von 3	83 %	1,2–4 mg	Nutt et al. (1985)
	(Dopergin)	3 von 3	(n = 6)	1–3 mg	Bassi et al. (1982)
4	Diazepam	17 von 46	37 %	?	Hagenah et al. (1983a)
	(Valium)		(n = 46)		
5	Thiopropazat	17 von 48	36 %	?	Hagenah et al. (1983a)
	(Dartal)		(n = 48)		
6	Haloperidol	3 von 27	40 %	?	Marsden et al. (1984)
	(Haldol)	14 von 16	(n = 43)	1–7 mg	Couch (1976)
7	Tiaprid	12 von 61	19 %	?	Hagenah et al. (1983a)
	(Tiapridex)		(n = 61)		
8	Isoniazid			150–300 mg	
	(Neoteben)				
	+ Vitamin B_6	4 von 6	67 %	300 mg	Korein et al. (1976)
	(Hexobion)		n = 6)		
	+ Diazepam			7,5–30 mg	
	(Valium)				
	+L-Glutamin			35–60 g	
9	Tetrabenazin	2 von 3	15 %	75 mg	Swash et al. (1972)
	(Nitoman)	4 von 35	j(n = 41)	?	Marsden (1982)
		0 von 3		150 mg	Toglia et al. (1978)
10	Operation	24 von 25	86 %	–	Sorensen et al. (1966)
	(s. Text)	14 von 19	(n = 44)	–	Hagenah et al. (1983b)

Unwirksam

	L-Dopa	0 von 17	0 %	?	Marsden (1982)
	(Brocadopa)	0 von 16	(n = 33)	bis 8 g	Ansari et al. (1972)
	Bromocriptin	0 von 1		1 mg/kg	Stahl et al. (1982)
	(Pravidel)	8 von 14		bis 50 mg	Juntunen et al. (1979)
	(Placebo)	7 von 14			Juntunen et al. (1979)
	Propanolol	0 von 16	0 %	?	Marsden (1982)
	(Dociton)		(n = 16)		
	Baclofen	0 von 7	0 %	?	Marsden (1982)
	(Lioresal)		(n = 7)		
	Tizanidin	0 von 11	0 %	bis 12 mg	ten Houten et al. (1984)
	(Sirdalud)		(n = 11)		

den Angaben bezüglich des Erfolges. Insgesamt ist der Torticollis spasmodicus medikamentös nur sehr schwierig zu beeinflussen. Häufig sind die Nebenwirkungen stärker als der Nutzen. Nach Marsden (1982) profitierten insgesamt 84% von der medikamentösen Therapie nicht oder nicht nennenswert. Für die medikamentöse Therapie des Torticollis ist nach der Tabelle 6 Trihexyphenidyl (Artane), evtl. auch Lisurid (Dopergin), da von relativ wenigen Nebenwirkungen belastet, an erster Stelle zu nennen, dann folgen Diazepam und Haloperidol sowie andere Neuroleptika, die aber bei wirksamer Dosis meist bereits ein Parkinsonoid verursachen. Immer muß einschleichend dosiert werden. Sind vor Auftreten der Dyskinese Neuroleptika oder auch Thymoleptika aus psychiatrischen Indikation genommen werden, so sollten diese zunächst über Monate abgesetzt werden. Wir haben eindrucksvolle, wenn auch unvollständige Besserungen gesehen. Biofeedbackverfahren sind z. Z. sicher allen anderen Therapieformen vorzuziehen. Mitscherlich (1983) behandelte 38 Torticollispatienten mit einer psychoanalytischen Therapie, Erfolgsrate 50%. Operative Verfahren bleiben eine Ultima ratio. Keinem der klassischerweise empfohlenen Verfahren [vordere zervikale Rhizotomie und subarachnoidale Durchtrennung der spinalen Anteile des N. accesorius (Sörensen u. Hamby 1966), subokzipitale mikrochirurgische Dekompression der Wurzeln des N. accessorius (Leplow et al. 1983) und stereotaktische Operation im Nucleus VOI (ventro-oralis-internus) des Thalamus] ist bisher eindeutig der Vorzug zu geben. Auch hier werden Rezidive beobachtet. Zunächst hat die vor allem von Bertrand et al. (1987) empfohlene selektive Denervierung betroffener Muskeln gute Ergebnisse ohne Verlust der Statik und Mobilität des Kopfes gebracht.

Athetose

Klinik

Athetose bedeutet Instabilität der Haltung und Stellung von Körperstamm und Gliedern. Es bestehen enge Beziehungen zur Dystonie, bei der eine abnorme, häufig bizarre Haltung eingenommen wird. Athetotische Bewegungen erfolgen im Gegensatz zu den choreatischen langsam, wurmförmig, regellos, meist stetig, distal betont, und sind willkürlich kaum nachzuahmen. Sie führen häufig zur Überstreckung der Finger, vor allem in den Metakarpophalangealgelenken bis zur Subluxation. Im Gesicht kommt es oft zu unwillkürlichen Bewegungen mit Grimassieren und Herausstrecken der Zunge. Die Arme sind adduziert und innenrotiert. An den Beinen sind die athetoiden Bewegungen ebenfalls distal betont, jedoch geringer als die der Arme. Der Fuß steht oft in Supinationsstellung, gelegentlich mit spontaner Dorsalflexion der großen Zehe. Die athetoiden Bewegungen werden durch intendierte Willkürbewegungen, Nervosität und Aufregung verstärkt. Im Liegen gehen die Athetosen zurück und sistieren im Schlaf. Pathologischanatomisch liegt ein „état marbré" im Striatum vor (Foley 1983). Die bilaterale Athetose kann familiär sein, im Rahmen einer paroxysmalen kinesiogenen oder paroxysmalen dystonen Choreoathetose, wobei für die kinesiogene Athetose als Ursache eine Form der Reflexepilepsie angenommen wird. Außerdem ist eine Athetose als Nebenwirkung von L-Dopa oder Phenothiazin möglich. Meist ist die bilaterale Athetose angeboren im Rahmen einer perinatalen Hypoxie bzw. eines Icterus gravis neonatorum, selten erscheint sie auch als degenerative Erkrankung im Jugendalter. Athetose kann auch ein Symptom einer Glutarsäureämie bzw. einer Wilsonschen Erkrankung oder einer Enzephalitis sein. Bei Erstmanifestation im Erwachsenenalter ist die Ursache meist medikamentös. Für die unilateralen Choreoathetosen sind oft perinatale Schädigungen die Ursache, sie können aber auch als Ergebnis fokaler Läsionen im Striatum, z. B. bei Insult oder Enzephalitis, auftreten.

Verlauf

Spontan ist eine Zunahme im Verlauf der Jahre auch bei perinatalen Schädigungen möglich (Foley 1983).

Tabelle 7. Therapie der Athetose

	Medikamente, Verfahren	Besserung Patienten	Prozent	Dosis/Tag	Autor
1	Tetrabenazin (Nitoman)	2 von 3	63 % (n = 8)	75–150 mg	Swash et al. (1972)
		2 von 2		100 mg	Jankovic (1982)
		1 von 1			Schneider et al. (1976)
		0 von 2		50–150 mg	Toglia et al. (1978)
2	Haloperidol (Haldol)	7 von 7	100 % (n = 7)	1,5–3 mg	Przuntek u. Monninger (1983)
3	Tiaprid (Tiapridex)	3 von 7	43 % (n = 7)	300–1000 mg	Claus u. Aschoff (1979)
4	Isoniazid (Neoteben) + Vit. B_6	1 von 1	100 % (n = 1)	12 mg/kg 120 mg	Stober et al. (1983)
5	Halsmarkstimulation C_2–C_4	23 von 32	73 % (n = 32)		Waltz et al. (1983)
	Paroxysmale Athetose				
6	Valproinsäure (Ergenyl)	8 von 8	100 % (n = 8)	900 mg	Przuntek u. Monninger (1983)
7	Carbamazepin (Tegretal)	6 von 7	93 % (n = 15)	600–1200 mg	Geller et al. (1976)
		3 von 3		5 mg/kg	Przuntek u. Monninger (1983)
		5 von 5		?	Vizioli et al. (1985)

Therapie

Die eingesetzten Medikamente sind in Tabelle 7 verzeichnet. Doppelblind ist allein Tetrabenazin von Jankovic (1982) bei 2 Patienten untersucht, bei allen anderen Studien handelt es sich um offene Therapien. Für die medikamentöse Therapie haben sich Tetrabenazin (Nitoman) und Haloperidol (Haldol) bewährt. Bei der familiären paroxysmalen kinesiogenen Choreoathetose wirken auch Carbamazepin und Valproinsäure (Przuntek u. Monninger 1983).

Literatur

Altrocchi PM (1972) Spontaneous oral-facial dsykinesia. Arch Neurol 28:506–512
Andrew J, Fowler CJ, Harrison MJG (1983) Stereotaxic thalamotomy in 55 cases of dystonia. Brain 106:981–1000
Ansari KA, Webster D, Manning N (1972) Spasmodic torticollis and L-Dopa. Neurology 22:670–674
Asher SW, Aminoff MJ (1981) Tetrabenazine and movement disorders. Neurology 31:1051–1055
Barbeau A (1976) General discussion of drug therapy in dystonia. In: Elridge R, Fahn S (eds) Dystonia. Advances in Neurology, Vol 14. Raven, New York, pp 417–422
Bartels M, Zeller E (1984) Tetrabenazine (Nitoman) therapy of chronic spontaneous oral dyskinesia. A video- and EMG-controlled study. Eur Arch Psychiatr Neurol Sci 234:172–174
Bassi S, Ferrarese C, Frattola L, Sbacchi M, Trabucchi M (1982) Lisuride in generalized dystonia and spasmodic torticollis. Lancet I: 514–515
Battista AF (1983) Surgical therapy for blepharospasm. In: Fahn S, Calne DB, Shoulson I (eds) Experimental therapeutics of movement disorders. Advances in Neurology, Vol 37. Raven, New York, pp 215–224
Bertrand C, Molina-Negro P, Bouvier G, Gorczyca W (1987) Observations and analysis of results in 131 cases of spasmodic torticollis after selective denervation. Appl Neurophysiol 50:319–323
Bird AC, McDonald WI (1975) Essential belpharospasm. Trans Ophthal Soc UK 95:250–253
Brennan MJW, Ruff P, Sandy KR (1982) Efficacy of a combination of sodium valproate and baclofen in Meige's disease (idiopathic orofacial dystonia). Br Med J 285:853
Brinkmann A, Schumm F, Dichgans J (1985) Therapie des Meige-Syndroms. In: Gänshirt H, Berlit P, Haack G (Hrsg) Kardiovaskuläre Erkrankungen und Nervensystem – Neurotoxikologie – Probleme des Hirntodes. Verhandlungen der Deutschen Gesellschaft für Neurologie, Bd 3. Springer, Berlin Heidelberg New York Tokyo, S 662–666
Casey DE (1980) Pharmocology of blepharospasm oromandibular dystonia syndrome. Neurology 30:690–695
Cavenar JO, Brantley IJ, Braasch E (1978) Blepharospasm: Organic or funcitonal? Psychosomatics 19:623–628
Claus D, Aschoff JC (1979) Behandlung extrapyramidaler Bewegungsstörungen mit Tiaprid. Arch Psychiat Nervenkr 227:151–158
Cleeland CS (1973) Behavioural technics in the modification of spasmodic torticollis. Neurology 23:1241–1247
Cooper IS (1976) 20-year follow-up study of the neurosurgical treatment of dystonia musculorum deformans. In: Elridge R, Fahn S (eds) Dystonia. Advances in Neurology, Vol 14. Raven, New York, pp 423–452
Couch JR (1976) Dystonia and tremor in spasmodic torticollis. In: Elridge R, Fahn S (eds) Dystonia. Advances in Neurology, Vol 14. Raven, New York, pp 245–258

Dahdaleh M, Small M, Thomas DJ (1975) Dimetyl aminoethanol in blepharospasm and hemifacial spasm. N Engl J Med 293:98

Delwaide PJ, Desseiles M (1977) Spontaneous buccolignofacial dyskinesia in the elderly. Acta Neurol Scand 56:256–262

Dowling-Bruun R (1984) Gilles de la Tourette's syndrome. J Am Acad Child Psychiatry 23:126–133

Eldrigde R, Gottlieb R (1976) The primary hereditary dystonias: Genetic classification of 786 families and revised estimate of gene frequency, autosomal recessive form, and selected bibliography. Adv Neurol 14:457–474

Erenberg G, Cruse RP, Rothner AD (1987) The natural history of Tourette syndrome: A follow up study. Ann Neurol 22:383–385

Fahn S (1982) Torsion dystonia: Clinical spectrum and treatment. Sem Neurol 2:316:323

Fahn S (1983a) High-dosage anticholinergic therapy in dystonia. In: Fahn S, Calne DB, Shoulson I (eds) Experimental therapeutics of movement disorders. Advances in Neurology, Vol 37. Raven, New York, pp 177–188

Fahn S (1983b) High dosage anticholinergic therapy in dystonia. Neurology 33:1255–1261

Foley J (1983) The athetoid syndrome. A review of a personal series. J Neurol Neurosurg Psychiatry 46:289–298

Frueh BR, Callahan A, Dortzbach RK, Wilkins RB, Beale HL, Reitman HS, Watson FR (1974) The effects of differential section of the VIIth nerve on patients with intractable blepharospasm. Trans Am Acad Ophthalmol Otolaryngol 81:595–602

Gautier JC, Awada A (1983) Dystonia musculorum deformans. Effet favorable de la bromocriptine. Rev Neurol 139:449–450

Geller M, Kaplan B, Christoff N (1976) Treatment of dystonic symptoms with carbamazepine. In: Elridge R, Fahn S (eds) Dystonia. Advances in Neurology, Vol 14. Raven, New York, pp 403–410

Gerber WD (1986) Neurologische Störungen. In: Miltner W, Bierbaumer N, Gerber WD (Hrsg) Verhaltensmedizin. Springer, Berlin Heidelberg New York Tokyo, S 386–428

Girotti F, Scigliano G, Nardocci N, Angelini L, Broggi G, Giovanni P, Caraceni T (1982) Idopathic dystonia: Neuropharmacological study. J Neurol 227:239–247

Gollomp SM, Fahn S, Burke RE, Reches A, Ilson J (1983) Therapeutic trials in Meige syndrome. In: Fahn S, Calne DB, Shoulson I (eds) Experimental therapeutics of movement disorders. Advances in Neurology, Vol 37. Raven, New York, pp 207–213

Goodwin-Austen RB, Clark T (1971) Persistent phenothiazine dyskinesia treated with tetrabenazine. Br Med J 4:25–26

Hagenah R, Habich C, Müller D (1983a) Medikamentöse Therapie des Torticollis spasmodicus. Psycho 9:319–320

Hagenah R, Habich C, Müller D, Freckmann N (1983b) Subjektive Beurteilung der Wirkung operativer Therapieverfahren beim Torticollis spasmodicus. Psycho 9:320–321

Henderson JW (1956) Essential blepharospasm. Trans Am Ophthalmol Soc 54:453–520

Houten Rten, Lakke JPWF, de Jong P, van Wesseling TW, van den Burg W, Wesseling H (1984) Spasmodic torticollis: Treatment with tizanidine. Acta Neurol Scand 70:373–376

Isgreen WP, Fahn S, Barrett RE, Snider SR, Chutorian AM (1976) Carbamazepine in torsion dystonia. In: Elridge R, Fahn S (Hrsg) Dystonia. Advances in Neurology, Vol 14. Raven, New York, pp 411–416

Jankovic J (1982) Treatment of hyperkinetic movement disorders with tetrabenazine: A double blind crossover study. Ann Neurol 11:41–47

Jankovic J. (1983) Tetrabenazine in the treatment of hyperkinetic movement disorders. In: Fahn S, Calne DB, Shoulson I (eds) Experimental therapeutics of movement disorders. Advances in Neurology, Vol 37. Raven, New York, pp 283–289

Jankovic J, Ford J (1983) Blepharospasm and orofacial-cervical dystonia: Clinical and pharmacological findings in 100 patients. Ann Neurol 13:402–411

Jayne D, Lees AJ, Stern GM (1984) Remission in spasmodic torticollis. J Neurol Neurosurg Psychiatry 47:1236–1237

Juntunen J, Kaste M, Ivanainen M, Ranta T, Seppälä M (1979) Bromcriptine treatment of spasmodic torticollis. Arch Neurol 36:449–450

Koller WC, Barr A, Biarry N (1982) Estrogen treatment of dyskinetic disorders. Neurology 32:547–549

Korein J, Brudny J, Grynbaum B, Sachs-Frankel G, Weisinger M, Levidow L (1976) Sensory feedback therapy of spasmodic torticollis and dystonia: Results in treatment of 55 patients. In: Elridge R, Fahn S (eds) Dystonia. Advances in Neurology, Vol 14. Raven, New York, pp 375–402

Korein J, Liebermann A, Kupersmith M, Levidow L (1981) Effect of L-glutamine and isoniazid on torticollis and segmental dystonia. Ann Neurol 10:247–250

Leiguarda RC, Pardal MF, Micheli F (1984) Reply from the author. Neurology 34:136

Leplow B, Lamparter U, Hagenah R (1983) Teilstationäre sensorische Feedbacktherapie des Torticollis spasmodicus. Psycho 9:312–321

Marinello C, Baumberger K, Fisch U (1979) Langzeitresultate der chirurgischen Therapie von Spasmus hemifacialis und Blepharospasmus. HNO 27:54–57

Marsden CD (1982) The focal dystonias. Sem Neurol 2:324–333

Marsden CD, Harrison MJG (1974) Idiopathic torsion dystonia. Brain 97:793–810

Marsden CD, Marion MH, Quinn N (1984) The treatment of severe dystonia in children and adults. J Neurol Neurosurg Psychiatry 47:166–1173

Mesulam WM, Petersen RC (1987) Treatment of Gilles de la Tourette syndrome. Neurology 37:1828–1833

Micheli F, Pardal MMF, Leiguarda RC (1982) Beneficial effects of lisuride in Meige disease. Neurology 32:432–434

Miller E (1973) Demethyl aminoethanol in the treatment of blepharospasm. N Engl J Med 289:697

Mitscherlich M (1983) Zur Theorie und Therapie des Torticollis. In: Studt HH (Hrsg) Psychosomatik in Forschung und Praxis. Urban & Schwarzenberg, München

Muenter MD, Gomez MR, Gordon H, Sharpless NS (1982) L-doparesponsive dystonia musculorum deformans with on-off effect. Neurology 32:A 112

Niewold JUR, Drentje B, Weerden TW, Lakke JPWF (1985) Biofeedback in the management of spasmodic torticollis. J Neurol 232 (Suppl):234

Nutt JG, Hammerstad JP, Carter JH, DeGarmo P (1983) Meigesyndrome: Treatment with trihexy-phenidyl. In: Fahn S, Calne DB, Shoulson I (eds) Experimental therapeutics of movement disorders. Advances in Neurology, Vol 37. Raven, New York, pp 201–205

Nutt JG, Hammerstad JP, DeGarmo P, Carter JH (1984) Cranial dystonia: Double-blind crossover study of anticholinergics. Neurology 34:215–217

Nutt JG, Hammerstad JP, Carter JH, DeGarmo PL (1985) Lisuride treatment of focal dystonias. Neurology 35:1242–1243

Obeso JA, Luquin MR (1984) Bromocriptine and lisuride in dystonias. Neurology 34:135

Pakkenberg H, Fog R (1974) Spontaneous oral dyskinesia. Arch Neurol 31:352–353

Paulson GW (1972) Meige's syndrome. Dyskinesia of the eyelids and facial muscles. Geriatrics 27:69–73

Przuntek H, Monninger P (1983) Therapeutic aspects of kinesiogenic paroxysmal choreaathetosis and familial paroxysmal choreaathetosis of the Mount and Reback type. J Neurol 230:163–169

Quinn N, Marsden CD (1984) A double blind trial of sulpiride in Huntington's disease and tardive dyskinesia. J Neurol Neurosurg Psychiatry 47:844–847

Regeur L, Pakkenberg B, Fog R, Pakkenberg H (1986) Clinical features and long-term treatment with pimozide in 65 patients with Gilles de la Tourette's syndrome. J Neurol Neurosurg Psychiatry 49:791–795

Rentrop E, Straschill M (1982) Verlaufsformen des idiopathischen Torticollis spasmodicus. Aktuel Neurol 9:150–154

Richards CL, Bédard PJ, Fortin G, Malovin F (1983) Quantitative evaluation of the effects of L-dopa in torsion dystonia: A case report. Neurology 33:1083–1087

Schneider R, Buchan AP, Couston TA (1976) Low-dosage treatment with Tetrabenazine. Br Med J I: 1212

Schumm F, Dichgans J, Zeller E (1981) Spontane orale dyskinesien. Erfolgreiche Therapie mit Tetrabenazin (Nitoman). Arch Psychiatr Nervenkr 230:315–323

Scott AB, Kennedy RA, Harrison AS (1985) Botulinum A toxin injection as a treatment for blepharospasm. Arch Ophthalmol (Chicago) 103:347–350

Shorr N, Seiff SR, Kopelman J (1985) The use of botulinum toxin in blepharospasm. Am J Ophthalmol 99:542–546

Singer K, Cheng MN (1971) Thiopropazate hydrochloride in persistent dyskinesia. Br Med J 4:22–25

Snoek JW, Weerden TW van, Teelken AW, Burg W van den, Lakke JP (1987) Meige syndrome: Double-blind crossover study of sodium valproate. J Neurol Neurosurg Psychiatry 50:1522–1525

Sörensen BF, Hamby WB (1966) Spasmodic torticollis. Results in 71 surgically treated patients. Neurology 16:867–878

Stahl SM, Berger PA (1971) Bromocriptine in dystonia. Lancet II: 745

Stahl SM, Berger PA (1982) Effects of bromocriptine and physostigmine in the dystonias. Neurology 32:A 112

Stahl SM, Yesavage JA, Berger PA (1982) Pharmacologic characteristics of Meige dystonia: Differentiation from tardive dyskinesia. J Clin Psychiatry 43:445–446

Stober T, Anstätt T, Schimrigk KK (1983) Erfolgreiche Isoniazid-Therapie bei athetotischem Syndrom. Nervenarzt 54:658–659

Swash M, Roberts AH, Zakko H, Heathfield KWG (1972(Treatment of involuntary movement disorder with tetrabenazine. J Neurol Neurosurg Psychiatry 35:186–191

Talbot JF, Gregor Z, Bird AC (1982) The surgical management of essential blepharospasm. In: Marsden CD, Fahn S (eds) Movement disorders. Butterworth, London, pp 322–329

Tanner CM, Glantz RH, Klawans HL (1981) Meige syndrome (blepharospasm oromandibular dystonia syndrome): Analysis of the clinical pharmacology in 12 patients. Neurology 31:78

Tanner CM, Glantz RH, Klawans HL (1982) Meige disease: Acute and chronic cholinergic effects. Neurology 32:783–785

Toglia JU, McGlamery M, Sambandham RR (1978) Tetrabenazine in the treatment of Huntington's chorea and other hyperkinetic movement disorders. J Clin Psychiatry 39:81–87

Tolosa ES (1981) Clinical features of Meige's disease (idiopathic orofacial dystonia). Arch Neurol 38:147–151

Tolosa ES, Lai CW (1979) Meige disease. Striatal dopaminergic preponderance. Neurology 29:1126–1130

Vizioli R, Dicerbo M, Vigliotti MR (1985) Familial paroxismal choreoathetosis. J Neurol 232 (Suppl) 235

Waltz JM, Davis JA (1983) Cervical cord stimulation in the treatment of athetosis and dystonia. In: Fahn S, Calne DB, Shoulson I (eds) Experimental therapeutics of movement disorders. Advances in Neurology, Vol 37. Raven, New York, pp 225–237

Weingarten CZ, Putterman AM (1976) The management of patients with essential blepharospasm. Eye Ear Nose Throat Monthly 55:8–24

Zeman W, Dyken P (1968) Dystonia musculorum deformans. In: Vinken PJ, Bruyn GW (eds) Diseases of the basal ganglia. Handbook of clinical neurology, Vol 6. North Holland Publ, Amsterdam, pp 517–543

Ziegler DK (1981) Prolonged relief of dystonic movements with diazepam. Neurology 31:1457–1458

Das Stiff-man-Syndrom

R.W. HECKL

Im Jahre 1957 wurde zum ersten Mal von Moersch und Woltmann aus der Mayo-Klinik (Rochester) ein Syndrom mit fluktuierender Muskelsteifigkeit und Spasmen beschrieben. Es handelt sich dabei um ein Krankheitsbild, welches im mittleren bis höheren Lebensalter auftritt und vorwiegend mit einer progredienten Steifigkeit der Beine und des Rumpfes einhergeht. Aus diesem Grund haben die Erstbeschreiber diesem Bild auch den einprägsamen Namen „Stiff-man-Syndrom" gegeben. Diese Steifigkeit ist aber zusätzlich noch mit unangenehmen, oftmals sehr schmerzhaften Muskelspasmen verbunden, welche für das Krankheitsbild als charakteristisch anzusehen sind.

Es sind relativ viele kasuistische Arbeiten über das sicherlich seltene Krankheitsbild erschienen. Die Auswertung der Kasuistik ist aber außerordentlich schwer, weil viele zweifelhafte Fälle mehr oder weniger ungerechtfertigt unter der Bezeichnung Stiff-man-Syndrom veröffentlicht wurden. Wenn man, wie wir es getan haben, nur solche Fälle verwertet, bei denen die Muskelsteifigkeit zusammen mit Spasmen aufgetreten war, läuft man Gefahr, das Krankheitsbild gewissermaßen „bereinigt" darzustellen. Die hier getroffenen Feststellungen müssen deshalb unter dieser Einschränkung gesehen werden.

Von 78 Kasuistiken, welche zugänglich waren, wurden letztlich nur 33 ausgewertet, darunter zwei eigene Fälle.

Das Krankheitsbild beginnt meist mit intermittierenden *Muskelverspannungen*, die dann in eine persistierende *Muskelsteifigkeit* übergehen. Diese Muskelsteifigkeit ist verschieden stark ausgeprägt, sie kann auch beim einzelnen Patienten stark wechseln.

Betroffen ist vorwiegend die proximale Beinmuskulatur, aber auch die Stammuskulatur, wobei hier wiederum die Nackenmuskulatur besonders betroffen ist. Seltener findet sich eine Starre des Gesichtes, etwa so wie die Hypomimie beim Parkinson-syndrom.

Am wichtigsten für die Diagnose und Differentialdiagnose sind aber die *Spasmen*. Gelegentlich sind diese so stark, daß es zu Knochenbrüchen kommen kann. Bei ca. 25 % der Patienten kommt es während der Spasmen zu vegetativen Erscheinungen wie Schweißausbruch und Tachykardie.

Bei einer unserer Patientinnen – sie war zum Zeitpunkt der Untersuchung 66 Jahre alt – waren die Spasmen nicht so stark. Es kam bei ihr vor allem zu Streckspasmen in den Beinen, wenn sie sich aufrichten wollte. Gelegentlich traten auch Spasmen in der axialen Körpermuskulatur auf, so daß sie oft wie angewurzelt stehenbleiben mußte.

Die Verteilung der Spasmen beim Stiff-man-Syndrom nach den Kasuistiken in der Literatur ist in Abb. 1 dargestellt. Die Spasmen fanden sich nie im

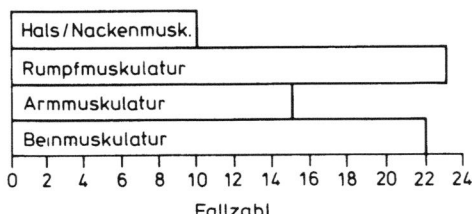

Abb. 1. Vorkommen von Muskelspasmen bei 33 Fällen aus der Literatur

Gesicht. Sie betrafen fast immer nur Muskeln, welche auch von der Steifigkeit befallen waren, vorwiegend Bein- und Rumpfmuskulatur.

Wie beim Tetanus können die Spasmen durch alle möglichen Reize wie Schreck, Aufregung, Erschütterung usw. ausgelöst werden. Bei unserer oben schon erwähnten Patientin konnten die Spasmen durch verschiedene Reize (optisch, taktil, akustisch) ausgelöst werden, besonders wenn diese unvermittelt kamen.

Auch beim Versuch sich aufzurichten kam es zu einer plötzlich einschießenden massiven Streckstarre in den Knien mit leichter Beugung in Hüft- und Sprunggelenken.

Das Krankheitsbild beginnt meist zwischen dem 30. und 50. Lebensjahr, der durchschnittliche Beginn liegt etwa bei 45 Jahren. Die erste klinische Behandlung jedoch erfolgt viele Jahre, z. T. Jahrzehnte später, so daß einem in der Klinik oft ältere Patienten begegnen.

Entgegen früherer Annahme sind die Männer nicht bevorzugt betroffen. Es besteht keine Geschlechtsbetonung.

Die Dauer der Krankheit kann schwer geschätzt werden, vor allem weil auch in der Literatur der Beginn der Krankheit nicht immer angegeben ist. Todesfälle, welche mit dem Stiff-man-Syndrom direkt in Beziehung stehen, sind unseres Wissens nach nicht beschrieben. Eine Rückbildung des Krankheitsbildes wurde nie festgestellt. Auch über die Endzustände gibt es keine Berichte.

Eine weitere 70jährige Patientin von uns litt seit etwa 15–20 Jahren unter dem Stiff-man-Syndrom, das jahrelang nicht als solches erkannt wurde. Als sie in unsere Behandlung kam, waren die Beine völlig versteift und in Streckstellung kontrakt. Dennoch konnten Spasmen beobachtet werden, welche außerordentlich schmerzhaft waren und dieser armen Frau das sowieso schon massiv eingeschränkte Leben zur Hölle machten (Abb. 2).

Übereinstimmend wird in der Literatur berichtet, daß Valium einen sehr guten *therapeutischen* Effekt hat, sowohl bezüglich der Muskelsteifigkeit als auch der Spasmen. Vielleicht noch etwas besser wirkt Rivotril (Clonazepam). Dies konnte an den beiden Patientinnen ebenfalls sehr gut gezeigt werden.

Stöhr und ich haben bei der ersten Patientin durch eine Infusion mit Chlorimipramin (Anafranil) die Spasmen und auch die Steifigkeit enorm verstärken können. Bei der zweiten Patientin (Abb. 2) konnten durch Infusionen mit Anafranil die Spasmen ebenfalls massiv verstärkt werden. Auch Meinck et al. (1983) konnten bei einer anderen Patientin diese spasmenprovozierende Wirkung des Chlorimipramins bestätigen.

Abb. 2. Stiff-man-Syndrom seit ca. 15–20 Jahren. Endstadium. Massive Versteifung der Beine mit Kontrakturen. Arme frei

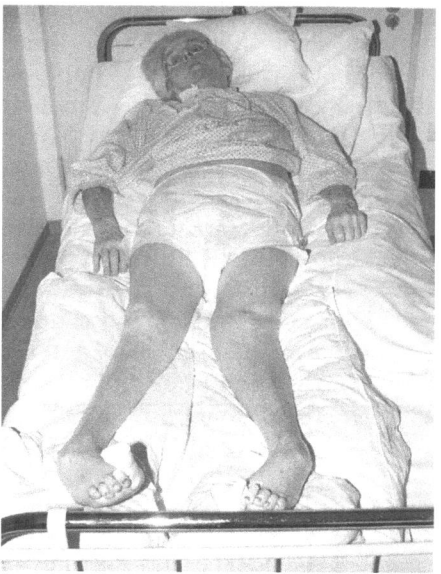

Ich bin deshalb der Meinung, daß die erstmals von Stöhr geäußerte Meinung zutrifft, daß die Infusion von Chlorimipramin (Anafranil) als *Provokationstest* geeignet ist. D. h. man kann versuchen damit – evtl. auch mit anderen Imipraminpräparaten – fragliche Krankheitsbilder als Stiff-man-Syndrom zu identifizieren.

Im *Schlaf* verschwindet die Muskelsteifigkeit ganz oder wird zumindest deutlich geringer. Bei unseren beiden Patientinnen verschwanden im Schlaf die Spasmen völlig, auch die Steifigkeit zum größten Teil. Im übrigen verschwindet die Steifigkeit auch in Narkose.

Elektromyographisch findet man beim Stiff-man-Syndrom
a) eine dauernde Grundaktivität der Muskulatur,
b) die antagonistische Hemmung fehlt, es kommt im Gegenteil zu einer Koaktivierung der Antagonisten,
c) die Erregung greift auch auf andere Muskeln über, die nicht unmittelbar mit der intendierten Bewegung im Zusammenhang stehen.

So kam es z. B. bei der ersten Patientin, wenn sie versuchte die Hüfte zu beugen, zu einer unwillkürlichen Streckung im Kniegelenk oder umgekehrt bei Streckung des Kniegelenkes zu einer Hüftbeugung. Es konnte auch zu einer Aktivierung am anderen Bein kommen. Man hatte häufig den Eindruck, als ob die elektrische Erregung gewissermaßen diffundieren würde.

Das Stiff-man-Syndrom muß gegen die *Neuromyotonie (Isaacs-Merten-Syndrom)* abgegrenzt werden. Dabei handelt es sich um eine Übererregbarkeit ziemlich peripherer Axonverzweigungen der peripheren Nerven. Dieses Syndrom kann dem Stiff-man-Syndrom sehr ähnlich sein, es fehlen aber die

Spasmen. Bei der Neuromyotonie kann die Tonuserhöhung durch Nervenblokkaden nicht aufgehoben werden. Wir konnten z. B. bei einer Patientin mit Stiff-man-Syndrom die Symptome durch eine Spinalanästhesie vollständig zum Schwinden bringen, was bei einer Neuromyotonie nicht möglich wäre. Hier müßte man schon zu Curare oder Sukzinylcholin greifen. Auch verschwindet bei der Neuromyotonie im Gegensatz zum Stiff-man-Syndrom die Daueraktivität der Muskulatur im Schlaf nicht.

Therapeutisch wirken bei der Neuromyotonie sehr gut Phenytoin oder Carbamazepin. Beim Stiff-man-Syndrom haben diese Medikamente keinen Erfolg. Hier hilft vorwiegend Valium (Diazepam) und Rivotril (Clonazepam).

Die *Differentialdiagnose* zum chronischen Tetanus kann klinisch sehr schwer sein. Beim lokalisierten Tetanus ist aber fast immer nur eine Gliedmaße oder der Kopf betroffen. Das Stiff-man-Syndrom beschränkt sich nie auf nur eine Extremität. Elektomyographisch fehlt beim Tetanus die „silent-period", welche beim Stiff-man-Syndrom vorhanden ist.

Kein Problem stellt die Differentialdiagnose zur Myositis fibrosa generalisata dar.

Ziemlich schwierig ist die Differentialdiagnose am Beginn des Krankheitsbildes. Hier denkt man oft auch an psychogene Störungen. Bei unserer ersten Patientin wurde jahrelang eine psychogene Störung vermutet. Bei der zweiten Patientin (Abb. 2) wurde eine unklare Paraspastik angenommen.

Die *Ursache* ist unbekannt und die Hypothesen zur *Pathogenese* sind widersprüchlich. Eine Entstehung in der Peripherie — etwa Analog dem schon erwähnten Isaacs-Mertens-Syndrom — ist ausgeschlossen. Auch gibt es viele Einwände gegen eine Entstehung auf spinaler Ebene. Stöhr u. Heckl (1977) vermuteten eine supraspinale Läsion, am ehesten etwa im Bereich der pontomesenzephalen Übergangsregion, weil doch phänomenologisch eine Ähnlichkeit zur Dezerebrationsstarre besteht.

Literatur

Meinck H-M, Ricker K, Beneck R, Konrad B (1983) Das Stiff-man-Syndrom: Neurophysiologische Analyse und therapeutische Ansätze. In: Seitz D, Vogel P (Hrsg). Verh Dtsch Gesellsch Neurologie, Bd II

Stöhr M, Heckl R (1977) Das Stiff-man-Syndrom. Klinische, elektomyographische und pharmakologische Befunde bei einem eigenen Fall. Arch Psychiat Nervenkr 223:171–180

Paroxysmale Choreoathetosen

D. SCHMIDT

Paroxysmale Choreoathetosen sind meist erbliche, im Kindes- und Jugendalter beginnende Attacken choreoatischer, athetotischer, dystoner oder ballistischer Bewegungsstörungen. Paroxysmale Choreoathetosen lassen sich – etwas vereinfacht – gliedern in die paroxysmale kinesigene Choreoathetose und die familiäre paroxysmale dystone Choreoathetose.

Paroxysmale kinesigene Choreoathetose

Die kinesigene, d. h. bewegungsinduzierte Choreoathetose, die erstmals von Gowers 1901 beschrieben wurde, beginnt meist im Schulalter (Tabelle 1). Mehrmals täglich, meist nur einige Sekunden bis maximal 5 min. wird eine oft bizarre Haltung eingenommen, gefolgt von abrupt einsetzenden, choreoathetotischen oder ballistischen Bewegungsstürmen. Ausschließlich tonische oder klonische Bewegungen sind selten. Häufig verzieht sich das Gesicht zu einer Grimasse. In der Regel wird immer wieder dieselbe Körperhälfte betroffen. Die Patienten fallen zu Boden, bleiben bewegungslos liegen und können nur ihre Augen bewegen. Die Sprache und das Bewußtsein bleiben ungestört. Nicht selten geht eine Aura voraus, meist als vage Mißempfindung mit Steifigkeit, Enge, Taubheit und Kribbeln in jenen Gliedmaßen, die in Spontanbewegung geraten. Regelmäßig werden Anfälle durch Erschrecken oder plötzliche Bewegungen ausgelöst, eine Besonderheit, die dem Syndrom den Namen gab (Kertesz 1967). Vielfältige Auslöser werden beschrieben: wenn man in der Schule aufgerufen wird und rasch aufsteht (Boel u. Casaer 1984); wenn man aus dem Wartezimmer gerufen wird; wenn man an der Fußgängerampel losläuft; wenn man zum Startsprung ins Wasser ansetzt; wenn man in der Tanzstunde sein Mädchen auffordert; wenn man morgens schwungvoll das Bett verlassen will. Manche Patienten, so Fuchs (1980), sind als Soldaten beim Erschrecken des gebrüllten „Rührt Euch" oder „Stillgestanden" in wilde Spontanbewegungen verfallen. Nach einer Attacke kann eine 15- bis 20minütige Refraktärperiode auftreten, in der keine Attacken ausgelöst werden können (Goodenough et al. 1978). Die Attacken werden mit zunehmenden Alter seltener. Eine Spontanremission ist jedoch selten. Die Lebenserwartung ist nicht vermindert. Auch unbehandelt behindert die Erkrankung nicht, sie ist aber belastend, speziell im sozialen Bereich. Im Intervall sind die Patienten neurologisch unauffällig. Selten kommt eine generalisierte oder eine fokale Epilepsie bei den Patienten oder nichtbetroffenen Familienmitgliedern vor, epilepsiespezifische EEG-Veränderungen fehlen auch während der paroxysmalen Choreoathetose. In 72% handelt es sich um familiäre Formen. Symptomatische, sporadische Formen kommen vor bei Läsionen des prämotorischen Cortex, Erkrankungen der Basalganglien, residualer Hirnschädigung, multipler Sklerose, und Hypokalzämie. Familiäre Übergangsformen, in denen eine Körperhaltung bis zu 30 min dauernde Bewegungen auslösen, sind von Lance (1977) beschrieben worden.

Pathophysiologisch wird eine paroxysmale Dysfunktion extrapyramidaler Kerne der Stammganglien durch propriozeptive Afferenzen angenommen. Vermutlich kann durch eine gestörte kortikale Kontrolle über das Neostriatum und seine thalamischen Verbindungen eine Attacke ausgelöst werden. Somit wäre die paroxysmale Choreoathetose den chronischen Dyskinesien zuzuordnen. Eine Beteiligung der supplementär-motorischen Region wird ebenfalls diskutiert. Es kommt bei der paroxysmalen kinesigenen Choreoathetose zu einer erheblichen Verstärkung der langsamen negativen Welle des Erwartungspotentials (Franssen et al. 1983).

Therapie

Die Vermeidung rascher Bewegungen ist sehr wirksam, um die Auslösung von Attacken zu unterbinden. Phenytoin (Goodenough et al. 1978; Homan et al. 1980; Kinast et al. 1980; Plant 1983), Phenobarbital (Garello et al. 1983) und Carbamazepin sind Mittel der ersten Wahl. Die Dosierung und die therapeutisch wirksamen Plasmakonzentrationen entsprechen denen bei Patienten mit Epilepsie (Schmidt 1984). Benzodiazepine wie Clonazepam sind Mittel der zweiten Wahl. L-Dopa (s. aber Reitter u. Weiser, 1978), Haloperidol und Valproinsäure sind hingegen nicht wirksam (Garello et al. 1983).

Paroxysmale dystone Choreoathetose

Es kommen familiäre, autosomal-dominante Formen wie auch, seltener, sporadische Formen vor (Tabelle 1). Die Patienten können während der Attacke mit dystonen oder choreoathetotischen Bewegungsstörungen nicht oder nur dysarthrisch sprechen und sich nicht bewegen, können aber sehen und blinzeln. Das Bewußtsein ist ungestört. Zwischen den Attacken sind die Patienten neurologisch unauffällig und haben insbesondere keine Hyperkinesen. Die Patienten sind in der Regel normal intelligent. Die Erkrankung verringert nicht die Lebenserwartung (Buruma 1981). Es sind bislang 4 Familien beschrieben (Mount u. Reback 1940; Forssman 1961; Richards u. Barnett 1968; Lance 1977). Das Manifestationsalter der Erkrankung reicht vom 1. bis zum 22. Lebensjahr. Die Attacken können 10 min, aber auch mehrere Stunden dauern. Meist treten weniger als drei Attacken pro Tag auf. Auslöser sind Alkohol, Kaffee, Erschöpfung, Streß und Aufregung. Die Bewegungsstörungen

Tabelle 1. Klassifikation von paroxysmalen Choreoathetosen (modifiziert nach Lance 1977; Goodenough et al. 1978; Buruma 1981)

	Paroxymale kinesigene Choreoathetose (Kertesz 1967)	Übergangsformen (Lance 1977)	Familiäre paroxysmale dystone Choreoathetose (Mount u. Reback 1940)
Dauer der Attacke	Sekunden bis 5 min (in 80% kürzer als 1 min)	5–30 min, bis zu 3 h	5 min bis 4 h
Häufigkeit der Attacke	bis zu 100 Attacken pro Tag		maximal 3 Attacken pro Tag
Erblichkeit	autosomal dominant (72%) sporadisch (28%), symptomatisch, 80% weibliche Patienten, selten autosomal rezessiv	autosomal dominant	autosomal dominant 40% weibliche Patienten
Erkrankungsalter (Gipfel)	5–15 Jahre (familiär) 1–33 Jahre (sporadisch)	6–10 Jahre	1–5 Jahre (1 Fall 22 Jahre)
Epilepsieanamnese	40%		0%
Auslösung	abrupte Bewegung, Schrecken, Verlegenheit, Ängstlichkeit, Streß, niemals im Schlaf	anhaltende Bewegung	Alkohol, Kaffee, Tee, Erschöpfung, „Streß", Entspannung nach Anstrengung, individuell variabel generalisiert, vorwiegend dyston choreoathetotisch, Dysarthrie oder Anarthrie
Aura	nein	ja	ja
Ende	spontan	Ruhe	Ruhe, Schlaf
Therapie	Phenytoin, Carbamazepin, Benzodiazepine	Antiepileptika nicht sicher wirksam	Clonazepam, Oxazepam (Phenytoin, Barbiturate nicht wirksam)

sind überwiegend choreoathetotisch, individuell variabel und beginnen allmählich. Eine Aura ist nicht selten und wird beschrieben als ein Gefühl der Leere in einer Extremität, als Kribbeln oder als Taubheit. Die Bewegungsstörung endet immer bei Ruhe und im Schlaf.

Mount u. Reback (1940) berichten über einen 23jährigen Textilarbeiter, dessen Attacke durch Alkohol ausgelöst wurde. Es kommt zu einer Supination des linken Fußes, einer Flexion und Außenrotation der linken Hüfte, einer Flexion des linken Beines, zur Adduktion und Innenrotation des linken Armes sowie zur Flexion des linken Ellenbogens. Grimassen vorwiegend der linken Gesichtsseite, ein Tortikollis und eine konjugierte Deviation der Augen nach links oder außen kommen hinzu. Während einer anderen Attacke streckt derselbe Patient beide Arme und grimassiert. Bei einer extremen Pronationshaltung des erhoben linken Armes treten unregelmäßige, langsame Beugebewegungen der Finger auf.

In einer von Richards u. Barnett (1968) untersuchten Familie wird eine 52 Jahre alte Frau beschrieben, die seit der frühen Kindheit im Durchschnitt 1- bis 2mal pro Monat choreoathetotische Attacken hat. Sie kann keine speziellen Auslöser angeben, meint aber, daß Streß sowie Kaffee eine Rolle spielen könnten. Die Attacken werden nicht durch plötzliche Bewegung oder Haltungsänderung ausgelöst und können jederzeit auftreten. Niemals wird sie von einer solchen Attacke aus dem Schlaf aufgeweckt. Es gibt keine spezifische Aura, aber eine Attacke wird häufig von einem merkwürdigen Gefühl einer Steifigkeit am ganzen Körper eingeleitet. Einzelne Attacken beginnen mit schmerzlosen Muskelkrämpfen und Bewegungen, meist im Gesicht oder in einer distalen Extremität. Innerhalb von Minuten breiten sich die Bewegungen aus und versetzen den ganzen Körper in eine unkontrollierte choreoathetotische Bewegungsunruhe. Grimassieren und Vorstrecken der Zunge, ein Gefühl der Enge im Hals werden angegeben, Atemnot oder Schwierigkeiten beim Schlucken treten nicht auf.

Lance (1977) faßte die bisherige Literatur zusammen und berichtete über eine weitere Familie mit 4 Generationen, in denen 7 von 8 betroffenen Familienmitgliedern von langdauernden dystonischen Attacken betroffen waren. Die Attacken des achten Familienmitglieds waren die einer kinesigenen paroxysmalen Choreoathetose. Die Autopsie eines betroffenen Kindes, das im Alter von 2 Jahren starb, ergab keine pathologischen Befunde im Gehirn. Paroxysmale Choreoathetosen können bei idiopathischem Hypoparathyroidismus weiterhin extrem selten sporadisch auftreten (Soffer et al. 1977).

Therapie

Phenytoin, Phenobarbital sowie Carbamazepin sind nicht wirksam (Lance 1977). Oxazepam (Kurlan u. Shoulson 1983) sowie Clonazepam (Arlt u. Janzen 1983) sind wirksam in Dosierungen wie sie zur Behandlung von Epilepsien herangezogen werden. Alkohol ist als Auslöser zu meiden, ebenso wie anhaltende Bewegungen. Im Gegensatz zu der paroxysmalen kinesigenen Choreoathetose können die Patienten durch Bewegungen aber Attacken verhindern.

Klinische Klassifikation und Differentialdiagnose

Versucht man die einzelnen Formen paroxysmaler Choreoathetosen zu klassifizieren, so bietet sich die Dauer der einzelnen Attacken als Leitsymptom an. Sekunden bis 5 min dauernde Attacken und Auslösung durch Bewegungen sind für paroxysmale kinesigene Choreoathetosen charakteristisch. Übergangsformen, die durch anhaltende, nichtabrupte Bewegungen induziert werden, können längere Attacken aufweisen. Von Lance (1977) wird eine Dauer von 5–30 min, von Wolf (1983) eine Dauer von bis zu 3 h angegeben. Schließ-

Tabelle 2. Differentialdiagnose der paroxysmalen Choreoathetose

Hypnogene paroxysmale Dystonie (Lugaresi u. Cirignotta 1981)

Benigner paroxysmaler Tortikollis im Kleinkindesalter (Hanukoglu et al. 1984)

Bewegungsinduzierte epileptische Anfälle (Perez-Borja et al. 1967; Burger et al. 1972; Hishikawa et al. 1973)

Epileptische Anfälle der supplementär-motorischen Region

Frontale komplexe fokale Anfälle

Hyperkinesien bei der Myoklonusepilepsie

Blickkrämpfe im Rahmen eines Parkinson Syndroms

Psychogene Anfälle

Tonische Halbseitenanfälle

Tonische Anfälle bei multipler Sklerose

Fokale Dystonie

lich folgen die 2 min bis zu 4 h dauernden Attacken der paroxysmalen dystonen Choreoathetose, die nahezu ausschließlich familiär autosomal dominant vorkommt (Tabelle 1).

Die Differentialdiagnose umfaßt bewegungsinduzierte tonische Anfälle bei Epilepsien, die durch Videoaufzeichnungen von iktalen EEG-Veränderungen (Tabelle 2) sowie durch Nachweis anderer epileptischer Anfälle desselben Patienten wahrscheinlich gemacht werden. Es bleibt aber eine Grauzone, zumal in letzter Zeit die pathophysiologische Bedeutung der Substantia nigra für die Anfallsregulation bei Epilepsien aufgrund experimenteller Befunde diskutiert wird (Gale 1984). Die Abgrenzung von epileptischen Anfällen der supplementär-motorischen Region (Penfield u. Jasper 1954) kann wegen der ähnlich vagen Aura sowie der Beidseitigkeit der Symptome und der häufig fehlenden Bewußtseinsstörung schwierig sein und erfordert ebenfalls eine simultane Video-EEG-Aufzeichnung der Anfälle. Weniger schwierig ist die Abgrenzung von frontal beginnenden komplexen fokalen Anfällen mit Strampel- oder Radfahrbewegungen beider Beine, die immer mit Bewußtseinsstörung einhergehen. Die Abgrenzung von psychogenen Anfällen wird erschwert durch die variablen Anfallssymptome, die Auslösbarkeit der Anfälle durch Aufregung sowie die nicht seltene reaktive neurotische Entwicklung der Patienten mit Choreoathetose (Waller 1977). Die Erblichkeit der Choreoathetose ist ein wertvolles differentialdiagnostisches Kriterium zu psychogenen Anfällen.

Literatur

Arlt A, Janzen RWC (1983) Familiäre paroxysmale dystone Choreoathetose Mount-Reback: Familienanamnese, Fallschilderung und Effekt von Clonazepam. In: Seitz D, Vogel P (Hrsg) Hämoblastosen – Zentrale Motorik – Iatrogene Schäden – Myositiden. Springer, Berlin Heidelberg New York Tokyo, S 924–927

Boel M, Casaer P (1984) Paroxysmal kinesigenic choreoathetosis. Neuropediatrics 15:215–217

Burger LJ, Lopez RI, Elliott FA (1972) Tonic seizures induced by movement. Neurology 22:656–659

Buruma OJS (1981) Choreoathetosis, familial paroxysmal. (Paroxysmal dystonic choreoathetosis). In: Vinken PJ, Bruyn GW (eds) Neurogenetic directory. North Holland, Amsterdam (Handbook of clinical neurology, Vol 42/1, pp 205–206)

Forssman H (1961) Hereditary disorder characterized by attacks of muscular contractions, induced by alcohol amongst other factors. Acta Med Scand 170:517–533

Franssen H, Fortgens C, Wattendorff AR, Woerkom TCAM van (1983) Paroxysmal kinesigenic choreoathetosis and abnormal contingent negative variation. A case report. Arch Neurol 40:381–385

Fuchs U (1980) Über „extrapyramidalmotorische Anfälle". Therapiewoche 30:8115–8120

Gale K (1984) Role of the substantia nigra in the anticonvulsant actions of GABAergic drugs. In: Fariello RG, Morselli PL, Lloyd KG, Quesney LF, Engel J jr (eds) Neurotransmitters, seizures, and epilepsy, Vol II. Raven Press, New York, pp 57–80

Garello L, Ottonello GA, Regesta G, Tanganelli P (1983) Familial paroxysmal kinesigenic choreoathetosis. Report of a pharmacological trial in 2 cases. Eur Neurol 22:217–221

Goodenough DJ, Fariello RG, Annis BL, Chun RWM (1978) Familial and acquired paroxysmal dyskinesias. A proposed classification with delineation of clinical features. Arch Neurol 35:827–831

Gowers WR (1901) Epilepsy and other chronic convulsive diseases: Their causes, symptoms and treatment, 2nd edn Churchill, London

Hanukoglu A, Somekh E, Fried D (1984) Benign paroxysmal torticollis in infancy. Clin Pediatr (Phila) 23:272–274

Hishikawa Y, Furuya E, Yamamoto J, Nan'no H (1973) Dystonic seizures induced by movement. Arch Psychiat Nervenkr 217:113–138

Homan RW, Vasko MR, Blaw M (1980) Phenytoin plasma concentrations in paroxysmal kinesigenic choreoathetosis. Neurology 30:673–676

Kertesz A (1967) Paroxysmal kinesigenic choreoathetosis. An entity within the paroxysmal choreoathetosis syndrome. Description of 10 cases, including 1 autopsied. Neurology 17:680–690

Kinast M, Erenberg G, Rothner AD (1980) Paroxysmal choreoathetosis: Report of five cases and review of the literature. Pediatrics 65:74–77

Kurlan R, Shoulson I (1983) Familial paroxysmal dystonic choreoathetosis and response to alternate-day oxazepam therapy. Ann Neurol 13:456–457

Lance JW (1977) Familial paroxysmal dystonic choreoathetosis and its differentiation from related syndromes. Ann Neurol 2:285–293

Lugaresi E, Cirignotta F (1981) Hypnogenic paroxysmal dystonia: Epileptic seizure or a new syndrome? Sleep 4:129–138

Mount LA, Reback S (1940) Familial paroxysmal choreoathetosis. Preliminary report on a hitherto undescribed clinical syndrome. Arch Neurol Psychiatry 44:841–847

Penfield W, Jasper H (1954) Epilepsy and the functional anatomy of the human brain. Little, Brown, Boston

Perez-Borja C, Tassinari AC, Swanson AG (1967) Paroxysmal choreoathetosis and seizures induced by movement (reflex epilepsy). Epilepsia 8:260–270

Plant G (1983) Focal paroxysmal kinesigenic choreoathetosis. J Neurol Neurosurg Psychiatry 46:345–348

Reitter B, Weisser J (1978) Paroxysmale familiäre Choreoathetose. Verlaufsbeobachtung, L-Dopa-Effekt. Monatsschr Kinderheilkd 126:405–407

Richards RN, Barnett HJM (1968) Paroxysmal dystonic choreoathetosis. A family study and review of the literature. Neurology 18:461–469

Schmidt D (1984) Behandlung der Epilepsien. Medikamentös – psychosozial – operativ 2. Aufl Thieme, Stuttgart

Soffer D, Licht A, Yaar I, Abramsky O (1977) Paroxysmal choreoathetosis as a presenting symptom in idiopathic hypoparathyroidism. J Neurol Neurosurg Psychiatry 40:692–694

Waller DA (1977) Paroxysmal kinesigenic choreoathetosis or hysteria? Am J Psychiatry 134:1439–1440

Wolf P (1983) Familiäre bewegungsinduzierte episodische Choreoathetose. In: Seitz D, Vogel P (Hrsg) Hämoblastosen – Zentrale Motorik – Iatrogene Schäden – Myositiden. Springer, Berlin Heidelberg New York Tokyo S. 442–445

Medikamentöse Therapie der katatonen Schizophrenie

H. J. MÖLLER

Katatone Syndrome sind nosologisch unspezifisch und können sowohl bei körperlich begründbaren Psychosen wie bei den sog. endogenen Psychosen vorkommen. Im Bereich der endogenen Psychosen war die Zuordnung in der Geschichte der psychopathologischen Klassifikationen unterschiedlich, mal als Sondergruppe, mal im Bereich der affektiven Erkrankungen, mal als Subgruppe der schizophrenen Erkrankungen (Saß 1981).

Entscheidend für das medikamentöse Behandlungskonzept ist die diagnostische Zuordnung. Bei fehlendem Hinweis für eine körperliche Psychose wird heute bei Vorliegen eines katatonen Syndroms die Diagnose einer katatonen Schizophrenie gestellt (Huber 1954), insbesondere wenn andere aktuelle oder im bisherigen Verlauf aufgetretene Symptome ebenfalls auf eine Psychose aus dem schizophrenen Formenkreis hinweisen. Fehlen zuverlässige Merkmale einer Schizophrenie im Verlauf, dann ist die Zuordnung zur katatonen Unterform dieser Krankheitsgruppe zumindest fragwürdig. Langzeitstudien schizophrener Verläufe (Bleuler 1972; Huber et al. 1979) zeigen, daß das katatone Syndrom selten als vorherrschende Symptomatik und häufiger als einmalige oder wiederkehrende Manifestation in die psychopathologische Verlaufscharakteristik der schizophrenen Psychosen eingebettet ist. Wie schon Conrad (1958) beschrieben hat, geht der katatonen Symptomatik oft eine kurze paranoide Erlebnisphase voraus, die auch nach Abklingen der katatonen Symptomatik wieder auftritt. In der Regel wechselt zumindest, wenn nicht schon bei Beginn der akuten Manifestation paranoide und sonstige produktiv-schizophrene Symptomatik nachweisbar war, die katatone Symptomatik in andere akut schizophrene Symptomatik über (Häfner u. Kaspar 1982). Die Differentialdiagnose zu den vergleichsweise sehr viel häufigeren endogen depressiven Stuporzuständen gelingt meist durch das andersartige klinische Gesamtbild, z. B. durch die Eindeutigkeit des depressiven Ausdrucks und die erfahrbaren depressiven Denkinhalte sowie ggf. durch anamnestische Informationen über frühere Phasen einer affektiven Erkrankung. Die Diagnose einer manischen Grunderkrankung bei katatoner Erregung bereitet eigentlich nur bei verworrenen Manien größere Schwierigkeiten.

Im Zentrum des klinischen Bildes der katatonen Schizophrenie stehen Hyperkinese und Stupor, wobei abrupter Wechsel zwischen beiden Extremen der Psychomotorik vorkommen kann, z. B. der Wechsel von katatonem Stupor zum katatonen Raptus mit möglicherweise ungezügelter Aggressivität oder impulsiver Suizidalität. Weitere Symptome sind: Katalepsie, Flexibilitas cerea, Bewegungs- und Haltungsstereotypien, sprachliche Stereotypien, Befehlsautomatismus und -negativismus u. a. Meist bestehen zusätzlich zunächst nicht geäußerte Wahnideen und Halluzinationen. Es wird im Glossar zur ICD-9 ausdrücklich betont, daß depressive und hypomanische Begleitsymptome häufig sind, was an die schon erwähnte Beziehung zu den affektiven Psychosen erinnert. Im DSM-III gelten neben den Kriterien für die Schizophrenie die folgenden Diagnosekriterien für den katatonen Subtyp: Stupor, Negativismus, Rigidität, Erregung, Posieren.

Selbst wenn möglicherweise akute katatone Schizophrenien, insbesondere in ihren extremen Ausprägungen, heute seltener beobachtet werden als früher (Glatzel 1970; Morrison 1973; Häfner u. Kasper 1982), stellen sie weiterhin ein besonders ernstzunehmendes therapeutisches Anliegen dar, wegen der besonders gravierenden Konsequenzen bezüglich Nahrungs- und Flüssigkeitsaufnahme, wegen der Möglichkeit immobilitätsbedingter körperlicher Folgen sowie ganz besonders wegen der Gefahr des Auftretens einer „perniziösen", lebensbedrohlichen Katatonie mit Hyperthermie, Exsikkose, Elektrolytverschiebung, Hypertonus, Tachykardie (Regestein et al. 1977; Kick 1981; Häfner u. Kasper 1982; Sauer et al. 1985).

Ist die Diagnose der katatonen Schizophrenie gesichert (Abrams u. Taylor 1976), so wird als Standardverfahren die Therapie mit Neuroleptika versucht (Schied 1982). Dies geschieht aus der therapeutischen Vorstellung heraus, daß für diese Subgruppe schizophrener Erkrankungen bis zum Beweis des Gegenteils die gleichen Transmitterstörungen (Dopaminhypothese) zugrunde liegen wie bei den sonstigen Formen akuter Psychosen. In der Regel, insbesondere beim Stupor, werden hochpotente, nichtsedierende Neuroleptika (z. B. Butyrophenone) verordnet in von vornherein ausreichend hoher Dosierung (Häfner u. Kasper 1983), z. B. beginnend mit 20–30 mg Haloperidol p. d. (Abb. 1). Ein langsames Heranschleichen an die optimale Dosis mit dem entsprechenden Zeitverlust ist gerade wegen der obengenannten schweren Konsequenzen nicht zu vertreten. Bei katatonen Erregungszuständen ist eine zusätzliche Verordnung von sedierenden trizyklischen Neuroleptika indiziert. Auch die zusätzliche Gabe von Benzodiazepinen wurde zur Erregungsdämpfung und Anxiolyse empfohlen. Kasuistisch wurde sogar in vereinzelten Fällen vom Erfolg einer alleinigen Benzodiazepinbehandlung berichtet (McEvoy u. Lohr 1984), eine Vorgehensweise, die aber bisher nicht in ihrer Effektivität überprüft worden ist und deshalb nicht empfohlen werden kann.

Da die Antriebssperre bei katatonen Symptomen wie Stupor, Negativismus oder Mutismus als Antriebsdefizit imponiert, wird manchmal die Anwendung von antriebsstimulierenden Psychopharmaka erwogen. Vor solchen Therapieversuchen ist zu warnen, da es hierbei iatrogen zu abrupt einsetzenden bedrohlichen Erregungszuständen kommen kann (Benkert u. Hippius 1980). Die Anwendung von antriebsstimulierenden Pharmaka bei katatoner Antriebssperrung ist allenfalls dann zu verantworten, wenn gleichzeitig ein stark wirksames Neuroleptikum appliziert wird. Bei dieser Kombinationstherapie ist das Neuroleptikum offenbar die wichtigere Komponente; denn es gelingt auch mit stark wirksamen Neuroleptika allein den katatonen Stupor zu durchbrechen.

Ein schwerwiegendes Problem der Behandlung mit Neuroleptika, insbesondere bei Anwendung hochpotenter Neuroleptika, ist, daß auftretende ex-

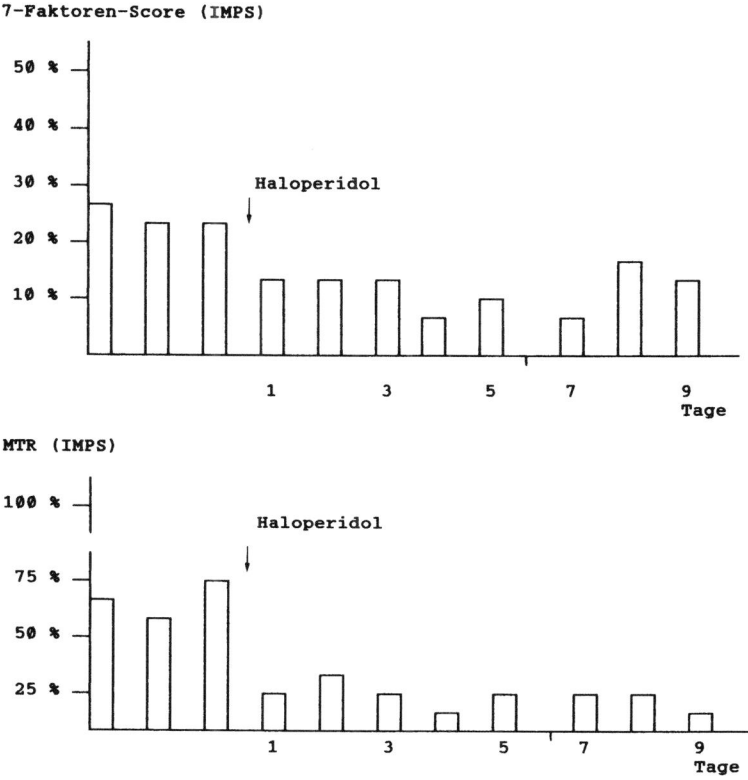

Abb. 1. Symptomverlauf eines Patienten mit katatoner Schizophrenie in den ersten Tagen einer Therapie mit 24 mg Haloperidol (↓ = Behandlungsbeginn). Die Symptomatik wurde mit der Inpatient Multidimensional Psychiatric Scale (IMPS) beurteilt. Das IMPS-Syndrom „motor disturbances" (MTR) bildet die katatone Symptomatik ab, der „7-Faktoren Score" das Gesamtspektrum produktiv schizophrener Symptomatik, u. a. psychotische Erregung, paranoid-halluzinatorische Symptomatik, formale Denkstörungen und katatone Symptome. Es wird deutlich, daß nach Reduktion der katatonen Symptomatik die psychotische Gesamtsymptomatik, die vorübergehend auch gebessert war, zunächst noch wieder zunehmen kann im Sinne einer Dekuvrierung psychotischer Inhalte nach Auflösung der mutistischen Blockade. (Die Scores sind in Prozent des theoretischen Maximalwertes angegeben)

trapyramidale Bewegungsstörungen ggf. differentialdiagnostisch schwer abzugrenzen sind gegenüber der originären katatonen Symptomatik. Das kann zu kaum lösbaren Entscheidungsunsicherheiten bei der weiteren Therapieplanung führen i. S. des „katatonen Dilemmas" (Brenner u. Rheuban 1978): Soll man die Neuroleptikadosis erhöhen, da die Wirkung noch nicht ausreichend ist, oder muß man reduzieren, um die neuroleptika-induzierten extrapyramidalen Bewegungsstörungen zu verringern? Wegen dieser besonderen diagnostischen und therapeutischen Entscheidungsprobleme ist es sinnvoll, bei Beginn der neuroleptischen Behandlung sofort ein Anticholinergikum anzusetzen, um derartige Probleme möglichst weitgehend zu vermeiden. Ein solches Abweichen von der sonst üblichen Regel, Anticholinergika erst dann bei einer Neuroleptikatherapie anzusetzen, wenn wirklich extrapyramidale Störungen aufgetreten sind, scheint wegen der besonderen Komplikationsmöglichkeiten der medikamentösen Behandlung katatoner Schizophrenien gerechtfertigt, selbst wenn das mit einer gewissen Reduktion der Neuroleptikaspiegel und damit der therapeutischen Wirksamkeit der Neuroleptika erkauft wird. Aus gleichem Grunde erscheint der großzügige Einsatz von Clozapin bei der Therapie dieser Erkrankung weiterhin gerechtfertigt, obwohl ja bekanntlich dieses Neuroleptikum wegen der Agranulozytosegefahr starken Restriktionen bei der Verordnung unterworfen ist.

Eine besondere, seltene Komplikation der Neuroleptikabehandlung ist das „maligne neuroleptische Syndrom", dessen Abgrenzung von der perniziösen Katatonie schwer bis unmöglich ist (Gaertner et al. 1983). Das maligne neuroleptische Syndrom ist gekennzeichnet durch das Vorliegen einer schweren Akinese, Rigor, Haltungsstereotypien, Flexibilitas cerea, verbunden mit Hyperthermie, Tachykardie, Bewußtseinstrübung bis hin zum Koma und weiteren vegetativen Funktionsstörungen, wie Blutdrucklabilität, profuse Schweißausbrüche, Dyspnoe und Inkontinenz (Carmen u. Wyatt 1977; Caroff 1980; Weinberger u. Kelly 1977). Gerade in diesem Fall stellt sich das „katatone Dilemma" mit besonderer Brisanz. Vom malignen neuroleptischen Syndrom mit Hyperthermie und Störungen des vegetativen Nervensystems kann man noch „katatone Reaktonen" bei neuroleptischer Behandlung abgrenzen. Es handelt sich hierbei um eine besondere Ausprägung des extrapyramidalen Syndroms, verbunden mit Verhaltensstörungen wie Negativismus, Mutismus und schwerem Rückzug. Eine spezifische Behandlung für das maligne neuroleptische Syndrom existiert bisher nicht. Wichtig ist die frühe Erkennung der Störung und das sofortige Absetzen der neuroleptischen Medikation, verbunden mit allgemeinen Maßnahmen der Intensivpflege (Dorevitch u. Gabbay 1983). Anticholinergika wurden meist als unwirksam beschrieben (Gaertner et al. 1983). In jüngster Zeit wurde Dantrolen empfohlen (Schulte-Sasse et al. 1985).

Ernstzunehmende medikamentöse Alternativen zur Behandlung der akuten Katatonie mit Neuroleptika gibt es nicht. Das vorübergehend unter der Endorphinhypothese propagierte Naloxon (Schenk 1978) hat eine ausreichende Effizienz bei dieser Indikation nicht unter Beweis stellen können (Abrams et al. 1978; Dysken u. Davis 1978). Die von einigen Autoren propagierte Behandlung mit Antidepressiva hat sich ebenfalls nicht allgemein durchgesetzt, zumal möglicherweise der beschriebene Erfolg bei bestimmten katatonen Patienten mit ihrer Zugehörigkeit zu den affektiven Psychosen (Abrams u. Taylor 1977) zu erklären ist. Vereinzelt positive Erfahrungen wurden auch mit Lithium berichtet (Wald u. Lerner 1978; Weizsäcker et al. 1984).

Unter neuroleptischer Medikation (Abb. 2) kommt es bei einem großen Teil der Patienten zu befriedigenden Therapieresultaten (Abrams u. Taylor 1977; Morrison 1974). Sollte selbst nach Erprobung verschiedener Dosierungen und Wechsel des Neuroleptikums ein ausreichender Effekt nicht in wenigen Wochen erreicht sein, muß, je nach Schwere des klinischen Bildes, früher oder später die Elektrokrampftherapie als mögliche Alternative in Er-

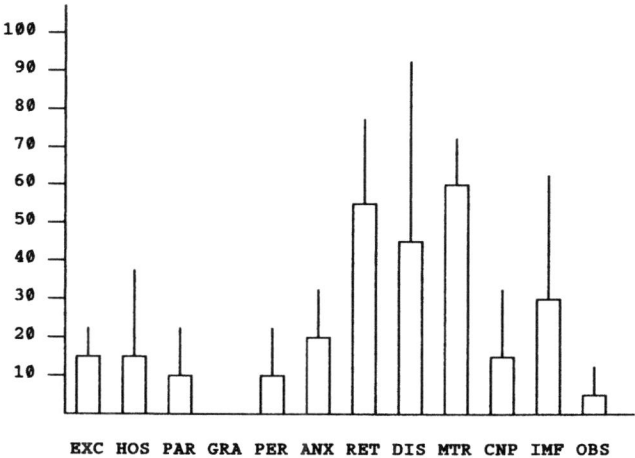

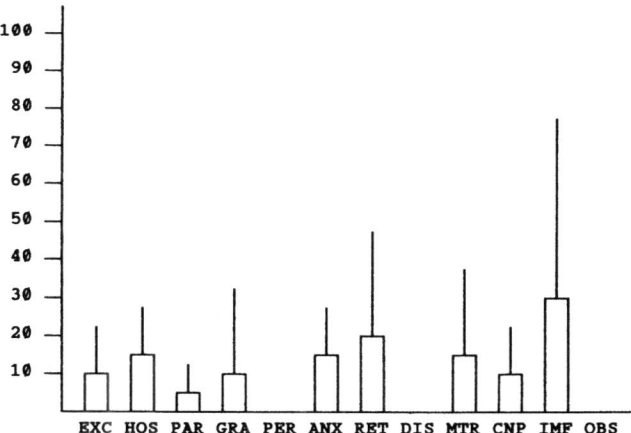

Abb. 2. Syndromprofile von 6 Patienten mit katatoner Schizophrenie, die im Zeitraum 1972–1974 im Marx-Planck-Institut für Psychiatrie stationär aufgenommen wurden. Die Patienten wurden neuroleptisch behandelt, vorwiegend mit Haloperidol in Dosierungen bis 30 mg p. d. Die Patienten wurden bei Aufnahme und Entlassung mit der „Inpatient Multidimensional Psychiatric Scale" (IMPS) beurteilt. *EXC* euphorischer Erregungszustand, *HOS* dysphorischer Erregungszustand, *PAR* paranoides Syndrom, *GRA* megalomanes Syndrom, *PER* halluzinatorisches Syndrom, *ANX* depressives Syndrom, *RET* apathisches Syndrom, *RET* apathisches Syndrom, *DIS* Orientierungsstrungen, *MTR* katatones Syndrom, *CNP* formale Denkstörungen, *JMF* Erschöpfungszustand, *OBS* phobisch-anankastisches Syndrom. Das Syndromprofil bei Aufnahme (*oben*) ist vor allem durch eine hohe Ausprägung im „katatonen Syndrom" (*MTR*) und im „apathischen Syndrom" (*RET*) geprägt, aber zusätzlich bestehen andere Symptome, vorwiegend produktiv-psychotischer Art. Bei Entlassung (*unten*) hat sich die Symptomatik, insbesondere auch die katatone, deutlich gebessert

wägung gezogen werden. Von einigen Autoren (Gross u. Kaltenbäck 1980; Saß 1981; Häfner u. Kasper 1983) wird empfohlen, eine Neuroleptikatherapie nur bei Katatonen mit ordentlichem Allgemeinzustand, kurzem Krankheitsverlauf und Fehlen schwerer vegetativer Störungen einzusetzen und sonst primär die Elektrokrampftherapie durchzuführen. Bei der lebensgefährlichen Form der katatonen Schizophrenie ist die Elektrokrampftherapie das Mittel der Wahl (vgl. den Beitrag von Lauter, in diesem Band, S. 165 weil wegen der schweren vegetativen Entgleisung, der Elektrolytverschiebung und des oft schon schlechten Allgemeinzustandes durch ein längeres Weiterbestehen der zentralen Erregung und der vegetativen Dysfunktion das Letalitätsrisiko bei ausschließlicher Therapie mit Neuroleptika vergrößert würde. Die Elektrokrampftherapie ist auch bei sonst therapieresistenten Patienten (Renfordt u. Warding 1985) mit katatoner Schizophrenie oder mit schweren extrapyramidalen Syndromen das Mittel der Wahl (O'Toole u. Dyck 1977). Wenn man sich bei der Behandlung katatoner Psychosen an die Regel hält, nur Neuroleptika mit möglichst geringer Kreislaufwirksamkeit zu verordnen, dann ist es möglich, die medikamentöse Therapie mit einer Elektrokrampfbehandlung zu kombinieren. Wenn die Patienten Neuroleptika mit starker Kreislaufwirksamkeit erhalten haben, kann eine Elektrokrampftherapie ohne längere medikamentenfreie Phase ein erhöhtes therapeutisches Risiko darstellen.

Literatur

Abrams R, Taylor MA (1976) Catatonia. A prospective clinical study. Arch Gen Psychiatry 33:579−581
Abrams R, Taylor MA (1977) Catatonia: Prediction of response to somatic treatments. Am J Psychiatry 134:78−80
Abrams R, Braff D, Janowsky D, Hall S, Segal D (1978) Unresponsiveness of catatonic symptoms to naloxone. Pharmakopsychiat Neuropsychopharmakol 11:177−179
Benkert O, Hippius H (1980) Psychiatrische Psychopharmakatherapie. Springer, Berlin Heidelberg New York
Bleuler M (1972) Die schizophrenen Geistesstörungen im Lichte langjähriger Kranken- und Familiengeschichten. Thieme, Stuttgart
Brenner J, Rheuban WJ (1978) The catatonic dilemma. Am J Psychiatry 125:1242−1243
Carmen JS, Wyatt RJ (1977) Calcium and malignant catatonia. Lancet II:1124−1125
Caroff SN (1980) The neuroleptic malignant syndrome. J Clin Psychiatry 41:79−83
Conrad K (1958) Die beginnende Schizophrenie. Versuch einer Gestaltanalyse des Wahns. Thieme, Stuttgart
Davis GC, Buchsbaum MS, Bunney WE (1981) Opiates, opioid peptides and psychiatry. Ann NY Acad Sci 362:67−75
Dorevitch A, Gabbay F (1983) Neuroleptic-associated catatonic reaction. Clin Pharmacol 2:581−582
Dysken MW, Davis JM (1978) Naloxone in amylobarbitone-responsive catatonia. Br J Psychiatry 133:476
Gaertner HJ, Hörner W, Bartels M (1983) Katatoniforme Symptome als Nebenwirkung neuroleptischer Behandlung. Nervenarzt 54:250−254
Glatzel J (1970) Die akute Katatonie, unter besonderer Berücksichtigung der akuten tödlichen Katatonie. Acta Psychiat Scand 46:151−179

Gross H, Kaltenbäck E (1980) Die sogenannte bedrohliche Katatonie und ihre Behandlung. In: Kryspin-Exner K, Hinterhuber H, Schubert H (Hrsg) Therapie akuter psychiatrischer Syndrome. Schattauer, Stuttgart, S 215–220
Häfner H, Kasper S (1982) Akute lebensbedrohliche Katatonie. Epidemiologische und klinische Befunde. Nervenarzt 53:385–394
Häfner H, Kasper S (1983) Akute lebensbedrohliche Katatonie. Allgemeinmed 11:665–666
Huber G (1954) Zur nosologischen Differenzierung lebensbedrohlicher katatoner Psychosen. Schweiz Arch Neurol Neurochir Psychiat 74:216–244
Huber G, Gross G, Schüttler R (1979) Schizophrenie. Eine Verlaufs- und sozialpsychiatrische Langzeitstudie. Springer, Berlin Heidelberg New York
Kick H (1981) Die katatone Hyperthermie. Nervenarzt 52:51–55
McEvoy JP, Lohr JB (1984) Diazepam for catatonia. Am J Psychiatry 141:284–285
Morrison JR (1973) Catatonia. Retarded and excited types. Arch Gen Psychiatry 28:39–41
Morrison JR (1974) Catatonia. Prediction of outcome. Compr Psychiatry 15:317–324
O'Toole JK, Dyck G (1977) Report of psychogenic fever in catatonia responding to electroconvulsive therapy. Dis Nerv Syst 38:852–853
Petursson H (1976) Lithium-treatment of a patient with periodic catatonia. Acta Psychiat Scand 54:248–253
Regestein QR, Alpert JS, Reich P (1977) Sudden catatonic stupor with disastrous outcome. JAMA 238:618–620
Renfordt E, Wardin B (1985) Elektrokrampf und Dantrolen-Behandlung einer akuten febrilen Katatonie. Ein kasuistischer Beitrag. Nervenarzt 56:153–156
Saß H (1981) Probleme der Katatonieforschung. Nervenarzt 52:373–382
Sauer H, Koehler KG, Fünfgeld EW (1985) Folgen unterlassener Elektrokrampftherapie. Ein kasuistischer Beitrag. Nervenarzt 56:150–152
Schenk GK (1978) Application of the morphine antagonist naloxone in psychic disorders. Arzneimittelforsch 28:274–277
Schied HW (1982) Psychiatrische Indikationen der Therapie mit Neuroleptika. In: Langer G, Heimann H (Hrsg) Psychopharmaka. Grundlagen und Therapie. Springer, Wien, S. 259–278
Schulte-Sasse U, Komar K, Eberlein HJ (1985) Dantrolen in der Behandlung lebensbedrohlicher psychiatrischer Krankheitsbilder. Ein Beitrag zur Therapie des malignen neuroleptischen Snydorms und der akuten febrilen Katatonie. Dtsch Med Wochenschr 110:457–461
Wald D, Lerner J (1978) Lithium in the treatment of periodic catatonia: A case report. Am J Psychiatry 135:751–762
Weinberger DR, Kelly MJ (1977) Catatonia and malignant syndrome: A possible complication of neuroleptic administration. J Nerv Ment Dis 165:263–269
Weizsäcker M, Wöller W, Tegeler J (1984) Lithium-treatment of recurrent catatonic excitement in schizophrenia. Nervenarzt 55:382–384

Zur Elektrokrampftherapie bei Katatonie

H. LAUTER und H. SAUER

Katatone Syndrome als einmalige oder wiederkehrende Episoden schizophrener Erkrankungen sind in den letzten Jahren in den meisten psychiatrischen Krankenhäuser seltener geworden. Die Einführung der Neuroleptika hat die Möglichkeiten der Frühbehandlung verbessert und vermutlich dazu beigetragen, daß es bei vielen Patienten nicht mehr zur Entwicklung voll ausgeprägter katatoner Stupor- oder Erregungszustände kommt (M. Bleuler 1972) oder daß ein Gestaltwandel schizophrener Verläufe mit einer Häufigkeitsabnahme katatoner Syndrome (Glatzel 1970) eingetreten ist. Außerdem ist die Behandlung akuter Katatonien sicher auch teilweise in den Verantwortungsbereich neurologischer, internistischer oder anaesthesiologischer Intensivstationen übergegangen (Häfner u. Kasper 1982). Trotz dieser Entwicklungstendenzen ist die Katatonie keineswegs ausgestorben. Selbst an der Psychiatrischen Klinik der Technischen Universität München, die bisher nur über eine geringe Aufnahmekapazität und eine kleine Überwachungs- und Intensiveinheit verfügte, werden in jedem Jahr mehrere Patienten behandelt, die den diagnostischen Klassifikationskriterien der katatonen Schizophrenie entsprechen. Der Anteil dieser Krankheitsgruppe an allen schizophrenen Behandlungsepisoden beträgt etwa 2−3%, was mit den Erfahrungen anderer psychiatrischer Kliniken in Einklang steht. Bei ungefähr einem Drittel der als Katatonie diagnostizierten Behandlungsfälle lag ein hochakutes Zustandsbild mit Verweigerung von Nahrungs- und Flüssigkeitsaufnahme, Hyperthermie, schweren vegetativen Störungen und drohenden oder bereits eingetretenen internistischen Komplikationen vor. Es handelt sich hierbei um Erkrankungsformen, die früher unter dem Begriff der „tödlichen" (Stauder 1934; Scheid 1937) oder „perniziösen" (Weitbrecht 1968) Katatonie bekannt waren und die wir heute als „akute lebensbedrohliche" Katatonie (Häfner u. Kasper 1982) bezeichnen.

Bei der Behandlung akuter Katatonien gehen wir von dem Grundsatz aus, daß bei allen Patienten die Applikation von Neuroleptika indiziert ist, sofern nicht bei vorangegangener Pharmakotherapie Abgrenzungsprobleme gegenüber einem malignen neuroleptischen Syndrom bestehen und aus diagnostischen Gründen das sofortige Absetzen der Neuroleptika erforderlich ist. Wenn toxische oder entzündliche Ursachen des katatonen Syndroms ausgeschlossen sind und dessen schizophrene Genese feststeht, wird die neuroleptische Behandlung bei akuten lebensbedrohlichen Katatonien unverzüglich mit einer unilateralen Elektrokonvulsionstherapie kombiniert. Beim Fehlen solcher Gefährdungsmerkmale kommt eine ergänzende EKT dann in Betracht, wenn die alleinige Neuroleptikabehandlung innerhalb einer Frist von 2−4 Wochen nicht zu einem deutlichen Rückgang der Symptome führt.

Dieses therapeutische Vorgehen beruht zwar ursprünglich auf Erfahrungen, die teilweise vor der Einführung der Neuroleptika gewonnen und in den Monograhien von Sargant u. Slater (1944), Roubicek (1946), von Braunmühl (1947) und von Baeyer (1951) zusammengefaßt wurden; in den letzten 10 Jahren hat sich jedoch außerhalb des deutschen Sprachraums wieder ein verstärktes Interesse an der Elektrokonvulsionstherapie entwickelt. Eine Reihe neuer kontrollierter Therapiestudien wurde durchgeführt, die nicht nur den Wirksamkeitsvergleich von EKT und Nichtbehandlung, sondern auch die Gegenüberstellung dieses Therapieverfahrens mit neuroleptischen und antidepressiven Psychopharmaka zum Gegenstand hatten. Ein weiterer, häufig angewandter Untersuchungsansatz ging von Kontrollgruppen mit simulierter Elektrokonvulsionstherapie aus und beschäftigte sich mit der Frage, ob die elektrisch induzierte neuronale Entladung oder irgendwelche unspezifische Faktoren des Behandlungsgeschehens für die therapeutische Wirksamkeit verantwortlich sind. Andere kontrollierte Studien galten der Effizienz der EKT bei therapierefraktären affektiven und schizophrenen Psychosen, dem Vergleich der medikamentösen oder elektrokonvulsiven Einzelbehandlung gegenüber der Kombinationstherapie oder der Aufdeckung spezifischer klinischer Wirksamkeitsprädiktoren. Zahlreiche neurobiologische und neuropsychologische Untersuchungen gingen der vieldiskutierten Frage reversibler und persistierender zerebraler Folgeerscheinungen der Elektrokonvulsionstherapie nach. Andere Studien setzten sich mit Problemen der Behandlungstechnik auseinander und verglichen Wirksamkeit und Nebenwirkungen bei uni- und bilateraler Elektrodenposition, sinusförmigen und Pulsströmen, laminaren und überschwelligen elektrischen Reizen. Tierexperimentelle Untersuchungen sowie neurophysiologische biochemische Studien an elektrokonvulsiv behandelten Patienten haben unsere Kenntnisse über den Wirkungsmodus der EKT erheblich erweitert und zu Fragestellungen geführt, die auch für das Verständnis pathogenetischer Prozesse und die Wirkungsweise medikamentöser Behandlungsverfahren bei manisch-depressiven und schizophrenen Psychosen von Bedeutung sind. Die Ergebnisse aller dieser Forschungsaktivitäten wurden auf zwei Kongressen diskutiert, die ausschließlich der Elektrokonvulsionsbehandlung gewidmet waren (Palmer 1981 ; Malitz u. Sackeim 1986) und sind in Monographien (Fink 1979; Palmer 1981; Fraser 1982; Abrams u. Essman 1982; Lerer et al. 1984; Malitz u. Sackeim 1986, Buchbeiträgen (Clare 1976; Ottosson 1980; Strayhorn 1982; Kalinowsky 1980; Kalinowsky et al. 1982) und Zeitschriftenübersichten (Kendell 1981; Crow 1979; Scovern u. Kilmann 1980; Weiner 1983; d'Elia et al. 1983; Janicak et al. 1985) zusammengefaßt. Darüber hinaus hat der gegenwärtige internationale Kenntnisstand über die EKT wiederholt seinen Niederschlag in den Stellungnahmen ausländischer psychiatrischer Fachgesellschaften — wie beispielsweise des Royal College of Psychiatrists (1977, 1981) und der American Psychiatric Association (1978) — gefunden und zu wissenschaftlich fundierten Empfehlungen (s. auch Martin 1984) über Indikationsbereich, Anwendungsmodus und rechtliche Voraussetzungen der EKT-Behandlung geführt.

Versucht man, aus den Resultaten der bisher vorliegenden Evaluationsstudien ein Fazit zu ziehen, so muß man feststellen, daß sich der Anwendungsbereich der EKT im Laufe der Zeit immer stärker von der Schizophreniebehandlung auf die Therapie depressiver Psychosen verlagert hat. Vor allem bei wahnhaften endogenen Depressionen ist die Indikation zur Konvulsionsbehandlung durch zahlreiche sorgfältige Untersuchungen gut belegt (Brandon et al. 1984; Crow et al. 1984). Im Gegensatz dazu bestehen in bezug auf den Indikationsbereich dieses Therapieverfahrens bei verschiedenen Formen der Schizophrenie noch manche Unsicherheiten. Immerhin kann aber davon ausgegangen werden, daß eine EKT bei schizophrenen Psychosen nicht als alleiniges Behandlungsverfahren, sondern nur in Kombination mit Neuroleptika indiziert ist. Die Wahrscheinlichkeit eines Behandlungserfolgs ist bei akuten Psychosen erheblich größer als bei chronischen Krankheitsverläufen (Kalinowsky 1980), und schizoaffektive Erkrankungen sprechen sehr wahrscheinlich besser auf die Kombinationstherapie an als schizophrene Psychosen, bei denen affektive Komponenten fehlen oder nur gering ausgeprägt sind (Folstein et al. 1973; Wells 1973; Avery u. Winokur 1977; Reiss et al. 1981). In zwei neueren englischen Doppelblinduntersuchungen (Taylor u. Fleminger 1980; Brandon et al. 1985) bei akuten schizophrenen Psychosen erhielt die Experimentalgruppe eine Kombination von Neuroleptika und EKT, während in der Kontrollgruppe die Neuroleptika mit einer simulierten Konvulsionsbehandlung kombiniert wurden. Zwei und vier Wochen nach Behandlungsbeginn war der Therapieerfolg in der mit echter EKT behandelten Gruppe deutlich größer; in einer der beiden Studien (Brandon et al. 1985) ließ sich außerdem nachweisen, daß dieses günstigere Therapieergebnis nicht ausschließlich auf die antidepressiven Effekte der EKT zurückzuführen war. Solche Erfahrungen bedürfen zwar sicher noch der Nachprüfung an größeren Patientenkollektiven, sollten aber doch zu kritischen Überlegungen Anlaß geben, ob der völlige Verzicht auf die EKT bei der Behandlung der akuten Schizophrenien sachlich ausreichend begründet ist.

Zumindest für die Gruppe der lebensbedrohlichen Katatonien läßt sich diese Frage eindeutig beantworten. Schon J.E. Meyer et al. (1964) haben in einem retrospektiven Gruppenvergleich an schizophrenen Patienten der Münchner Nervenklinik zeigen können, daß die Mortalitätsziffern nach Einführung der EKT drastisch absanken. Häfner u. Kasper (1982) beobachteten innerhalb eines Zeitraums von mehreren Jahren am Mannheimer Zentralinstitut für Seelische Gesundheit 10 Patienten mit einer akuten lebensbedrohlichen Katatonie. Von den 3 Fällen, die ausschließlich mit Neuroleptika behandelt wurden, starben 2 an den Folgen internistischer Komplikationen. Alle 7 Patienten, bei denen die medikamentöse Behandlung mit einer EKT kombiniert wurde, überlebten ihre katatone Episode, wobei es in 6 Fällen zu einer Vollremission kam. Sauer et al. (1985) haben unlängst über die akute lebensbedrohliche Katatonie eines 15jährigen Jungen berichtet, der in einem psychiatrischen Landeskrankenhaus ein halbes Jahr lang erfolglos mit Neuroleptika behandelt wurde. Die Elektrokonvulsionstherapie konnte erst nach der Verlegung in eine Universitätsklinik erfolgen und führte in Kombination mit der fortgesetzten medikamentösen Behandlung zu einer raschen und anhaltenden Remission der schizophrenen Symptomatik. Die verspätete Einleitung der Therapie hatte aber Muskelkontrakturen an beiden Beinen zur Folge und machte mehrere orthopädische Operationen erforderlich. Diese Beispiele belegen die Notwendigkeit und Wirksamkeit der EKT bei akuten lebensbedrohlichen Katatonien und weisen auf die Folgen hin, die mit der Unterlassung oder der verspäteten Einleitung dieses Behandlungsverfahrens verbunden sein können.

Zum Abschluß dieses Beitrags sei noch eine Überlegung gestattet, die zwar an das bisher Gesagte anknüpft, aber über das Kongreßthema der katatonen und dyskinetischen Syndrome hinausreicht und sich auf die Einstellung der Psychiater zur Elektrokrampftherapie bezieht. Schon vor mehr als 20 Jahren hat sich F.W. Bronisch in mehreren Aufsätzen (1962, 1963) kritisch zu der bereits damals erkennbaren Geringschätzung der EKT geäußert und begründet, warum er selbst und seine Klinik nicht daran dächten, solchen modischen Tendenzen zu folgen und Bewährtes ungeprüft über Bord zu werfen. Heute sind diese Ausführungen noch aktueller als zu der Zeit, in der sie geschrieben wurden. Anfang der 70er Jahre setzte im In- und Ausland eine heftige Polemik um die EKT ein, in deren Verlauf dieses Behandlungsverfahren in den öffentlichen Medien und in pseudowissenschaftlichen Publikationen geradezu zum Symbol einer inhumanen und repressiven Psychiatrie abgestempelt wurde. In anderen Ländern – wie in Großbritannien, den USA und in Skandinavien – haben diese antipsychiatrischen Auseinandersetzungen keinen nachhaltigen Einfluß auf die Anwendungsfrequenz der EKT ausgeübt und gleichzeitig zusätzliche Anstöße für die Durchführung klinischer Untersuchungen bewirkt, mit denen bisher unzureichend geklärte Probleme gelöst oder einer Beantwortung nähergeführt und neue Fragestellungen eröffnet wurden. Im Gegensatz dazu hat sich die psychiatrische Behandlungspraxis in der Bundesrepublik in bezug auf die Elektrokrampfbehandlung von der Orientierung an wissenschaftlich überprüften medizinischen Erfahrungen abgewandt und sich weitgehend dem öffentlichen Meinungsklima angepaßt. Es gibt auch heute noch Indikationen, bei denen die EKT – wie bei der perniziösen Katatonie – eine lebensrettende Maßnahme darstellt und der Verzicht auf ein solche Behandlung mit erheblichen Gefahren und Komplikationen verbunden ist. Bei anderen psychiatrischen Erkrankungen kann die EKT nachweislich Leiden verkürzen oder Krankheitssymptome beseitigen, die durch eine vorangegangene Pharmakotherapie unbeeinflußt geblieben sind. Mag man diesen Indikationsbereich auch noch so eng begrenzen, so kann es doch keine vernünftigen Gründe dafür geben, daß psychiatrische Therapieeinrichtungen, die für ihre Patienten ein umfassendes Behandlungsangebot im Rahmen der Vollversorgung vorsehen, auf die Durchführung der elektrischen Heilkrampftherapie prinzipiell verzichten. Dies bedeutet die Einschränkung einer ethisch gebotenen und rechtlich vertretbaren, ärztlich verantworteten Handlungsfreiheit zugunsten einer administrativ und juristisch abgesicherten Defensivmedizin. Es führt zwangsläufig dazu, daß das Recht jedes Patienten auf bestmögliche Behandlung zumindest in einigen schwerwiegenden Fällen nicht ausreichend berücksichtigt wird. Die grundsätzliche Nichtanwendung der EKT dient weder dem guten Ruf psychiatrischer Institutionen, noch fördert sie das Ansehen der Psychiatrie als Ganzes. Im Gegenteil: Die Psychiatrie in der Bundesrepublik hat sich durch ihre Bereitschaft zur Vernachlässigung der EKT und durch den Verzicht auf deren fortgesetzte wissenschaftlich-empirische Überprüfung, Legitimierung und Weiterentwicklung dieses Behandlungsverfahren letztlich selbst in Mißkredit gebracht und könnte dadurch sehr leicht eine Einbuße ihrer Glaubwürdigkeit erleiden.

Literatur

Abrams R, Essman WB (eds) Electroconvulsive therapy: Biological foundations and clinical applications. Medical and Scientific Books, New York
American Psychiatric Association (1978) Electroconvulsive-therapy. Report of the Task Force on Electroconvulsive Therapy of the American Psychiatric Association. Task Force Report 14, Washington DC
Avery D, Winokur G (1977) The efficacy of electroconvulsive therapy and antidepressants in depression. Biol Psychiatry 12:507–524
Baeyer WR von (1951) Die moderne psychiatrische Schockbehandlung. Thieme, Stuttgart
Bleuler M (1972) Die schizophrenen Geistesstörungen im Lichte langjähriger Kranken- und Familiengeschichten. Thieme, Stuttgart
Brandon S, Cowley P, McDonald C, Neville P, Palmer R, Wellstoud-Eason S (1984) Electroconvulsive therapy: Results in depressive illness from the Leicestershire Trial. Br Med J 288:22–25
Brandon S, Cowley P, McDonald C, Neville P, Palmer R, Wellstoud-Eason S (1985) Leicester ECT – Trial: Results in schizophrenia. Br J Psychiatry 146:177–183
Braunmühl A von (1947) Insulinschock und Heilkrampf in der Psychiatrie. Wissenschaftliche Verlagsgesellschaft, Stuttgart
Bronisch FW (1962) Klinische und psychopathologische Anmerkungen zur gegenwärtigen Stellung der Elektro-Krampfbehandlung im therapeutischen Gesamtplan. In: Kranz H (Hrsg) Psychopathologie heute. Thieme, Stuttgart, S 155–161
Bronisch FW (1963) Krampf- und Insulinbehandlung. Nervenarzt 34:175–180
Clare A (1976) Psychiatry in dissent. Tavistock, London, pp 229–277
Crow TJ (1979) The scientific status of ECT. Psychol Med 9:401–408
Crow TJ, Deakin JFW, Johnstone EC et al. (1984) The Northwick Park ECT – Trial. Predictors of response to real and simulated ECT. Br J Psychiatry 144:227–237
d'Elia G, Ottosson JO, Sand-Strømgren L (1983) Present practice of electroconvulsive therapy in Scandinavia. Arch Gen Psychiatry 40:577–581
Fink M (1979) Convulsive therapy: Theory and practice. Raven, New York
Folstein M, Folstein S, McHugh PR (1973) Clinical predictors of improvement after electroconvulsive therapy of patients with schizophrenia, neurotic reactions, and affective disorders. Biol Psychiatry 7:147–152
Fraser M (1982) ECT: A clinical guide. Wiley, Chichester
Glatzel J (1970) Die akute Katatonie, unter besonderer Berücksichtigung der akuten tödlichen Katatonie. Acta Psychiat Scand 46/48:151–179
Häfner H, Kasper S (1982) Akute lebensbedrohliche Katatonie. Nervenarzt 53:385–394
Janicak PG, Davies IM, Gibbons RD, Ericksen SE, Chang S, Gallagher P (1985) Efficacy of ECT: A meta-analysis. Am J Psychiatry 142:297–302
Kalinowsky LB (1980) Failures with electric shock therapy. In: Hoch P (ed) Failures in psychiatric treatment. Grune & Stratton, New York
Kalinowsky LB, Hippius H, Klein HE (1982) Biological treatments in psychiatry. Grune & Stratton, New York
Kendell RE (1981) The present status of electroconvulsive therapy. Br J Psychiatry 139:265–2893
Lerer B, Weiner R, Bellmaker RH (eds) (1984) ECT: Basic mechanisms. Biological psychiatry – New prospects: 1. Libbey, London

Meyer JE, Simon E, Stille B (1964) Die Therapie der Schizophrenie und der endogenen Depression zwischen 1930 und 1960. Arch Psychiat Nervenkr 206:165−179

Ottosson JO (1980) Convulsive therapy. In: Kisker KE, Meyer JE, Müller C, Strømgren E (Hrsg) Psychiatrie der Gegenwart, Bd I 2. Springer, Berlin Heidelberg New York

Palmer RL (ed) (1981) Electroconvulsive therapy: An appraisal. Oxford University Press, Oxford

Pippard J, Ellam J (1981) Electroconvulsive treatment in Great Britain − A Report to the Royal College of Psychiatrists. Gaskell, London

Reiss RK, Wilson L, Bokan JA, Chiles JA (1981) ECT in medication−resistant schizoaffective disorder. Compr Psychiatry 22:167−173

Roubicek J (1946) Sokové Lécení dusevní chorob. Prometheus Press, Prag

Royal College of Psychiatrists (1977) Memorandum on the use of electroconvulsive therapy. Br J Psychiatry 131:261−272

Sargant W, Slater E (1944) An introduction to somatic methods of treatment in psychiatry. Williams & Wilkins, Baltimore

Sauer H, Koehler KG, Fünfgeld EW (1985) Folgen unterlassener Elektrokrampftherapie. Nervenarzt 56:150−152

Scheid KF (1937) Febrile Episoden bei schizophrenen Psychosen. Eine klinische und pathologische Studie. Thieme, Leipzig

Scovern AW, Kilmann PR (1980) Status of electroconvulsive therapy: Review of the outcome literature. Psychol Bull 87:260−303

Stauder KH (1934) Die tödliche Katatonie. Arch Psychiat 102:614−634

Strayhorn JM (1982) Electroconvulsive therapy. In: Strayhorn JM (ed) Foundations of clinical psychiatry. Yearbook Medical Publ, Chicago pp 383−407

Taylor P, Fleminger JJ (1980) ECT for schizophrenia. Lancet I:1380−1383

Weiner RD (1983) Does electroconvulsive therapy cause brain damage? Behav Brain Sci 7:1−72

Weitbrecht HJ (1968) Psychiatrie im Grundriß, 2. Aufl. Springer, Berlin Heidelberg New York

Wells DA (1973) Electroconvulsive treatment for schizophrenia. A ten-year survey in a university hospital psychiatric department. Compr Psychiatry 14:291−298

Malignes neuroleptisches Syndrom

C. SPIESS-KIEFER

Einleitung

Jean Delay und Pierre Deniker beschreiben 1968 im Handbook of Clinical Neurology unter der Überschrift „Drug-induced extrapyramidal syndromes" [39] erstmals einen Symptomkomplex von hohem Fieber, verbunden mit einem extrem ausgeprägten Rigor sowie Stupor als seltene, potentiell letale Komplikation einer neuroleptischen Behandlung: das maligne neuroleptische Syndrom (MNS).

Nahezu zwei Dekaden später wird in der vorliegende Arbeit dieses Thema erneut unter verschiedenen Fragestellungen betrachtet: Unter praktisch-klinischen Gesichtspunkten soll in einer Übersicht anhand von über 100 Fallbeschreibungen aus der Literatur der derzeitige Wissensstand hinsichtlich Diagnose, Therapie und Prophylaxe ausführlich dargestellt werden. Aus theoretisch-wissenschaftlicher Sicht sollen Zusammenhänge aufgezeigt werden mit Forschungsergebnissen zur malignen Hyperthermie (MH), einem aus der Anästhesie bekannten, vom klinischen Bild her nahezu identischen pharmakogenen Syndrom. Prospektiv-spekulativ soll am Ende der Kreis geschlossen werden zum Thema dieses Buches, zur Katatonieforschung, indem gezeigt wird, warum sich das maligne neuroleptische Syndrom auch als Gegenstand psychiatrischer Forschung anbietet.

Malignes neuroleptisches Syndrom (MNS): Literaturübersicht

Bereits vor 1968 fanden sich in den Fachzeitschriften vereinzelt Kasuistiken über die Kombination neuroleptika-induzierter Störungen von Motorik und Thermoregulation [5, 38, 125], die aus heutiger Sicht als Fälle von MNS bezeichnet würden. In den darauffolgenden Jahren wurde vor allem in französischen, dann auch in englischsprachigen medizinischen Fachzeitschriften immer häufiger auf dieses Syndrom hingewiesen [15, 23].

Definition

Den Beobachtungen der Erstbeschreiber zufolge sind drei Hauptgruppen von Symptomen zu unterscheiden:

1) eine auffallende Blässe sowie eine Temperaturerhöhung von 38° bis über 40 °C innerhalb von 24–48 h („pallor and hyperthermia"),
2) neurologische Zeichen im Sinne eines psycho–motorischen Syndroms: Akinese und Stupor, Hypertonus der Muskulatur sowie Dyskinesien, wobei diese Symptome vor allem bei hirnorganisch vorgeschädigten Patienten auftreten sollen und
3) fakultative Komplikationen wie akute Stauungslunge, Lungeninfarkt, Dyspnoe und Asphyxie.

Delay und Deniker fanden 5 MNS–Fälle in einem Kollektiv von mehreren 100 mit Haloperidol behandelten Patienten und errechneten hieraus eine Inzidenzrate von 0,5–1 % [23]. In deutlicher Diskrepanz hierzu steht die Zahl der Veröffentlichungen von MNS–Kasuistiken im Verhältnis zur Anwendungshäufigkeit der Neuroleptika. Als mögliche Erklärung kommt neben der zu geringen Kenntnis – vor allem der Nicht-Psychiater – von diesem Krankheitsbild die Tatsache in Frage, daß eine Reihe von Publikationen ähnliche Symptome nach Gabe von Neuroleptika unter anderen Bezeichnungen beschreiben, wie etwa „fatale Hyperthermie unter Neuroleptika", „Neuroleptikaintoxikation", „neuroleptikabedingtes katatones Syndrom", „syndrome hyperthermie-paleur"; auch der sog. „sudden death" unter einer Neuroleptikabehandlung könnte Patienten mit einem MNS betreffen [8, 66]. Autoren aus dem Kreis der Anästhesisten beschreiben maligne Hyperthermiekrisen nach präoperativer Gabe von Neuroleptika [70, 117, 133, 148].

In den letzten Jahren läßt sich eine deutliche Zunahme von Mitteilungen über das maligne neuroleptische Syndrom feststellen. 1980 hatte Caroff eine Literaturübersicht veröffentlicht über damals 60 MNS-Fälle. Bei eingehender Durchsicht der Literatur von 1970–1985 fanden sich 89 Artikel mit insgesamt 148 Kasuistiken, wobei drei Viertel davon allein aus den letzten 5 Jahren stammen [147 a]. Seit Fertigstellung dieser Synopsis verging kaum ein Monat ohne kasuistische Mitteilungen. Dennoch dürfte es sich nach wie vor um ein „underdiagnosed syndrome" handeln [11, 16, 23].

Klinisches Bild

Unter der Einschränkung, daß die zugrunde gelegten Kasuistiken in bezug auf die Genauigkeit der geschilderten Symptomatik und Therapie von sehr unterschiedlicher Qualität waren, sollen im folgenden MNS-Symptome sowie die wichtigsten Patienten- und Medikamentenparameter dargestellt werden.

Bei etwa 80 % der Patienten wurde die Diagnose MNS gestellt, bei einer Temperatur von über 38 °C sowie einem deutlichen Hypertonus der Muskulatur, in Einzelfällen erreichte die Hyperthermie 41 °C und mehr. Die verbleibenden 20 % der als MNS diagnostizierten Patienten wiesen nur leichtere Temperaturerhöhungen auf, verbunden mit Akinese, Mutismus, Stupor und/oder anderen neuromuskulären Auffälligkeiten ohne einen ausdrücklichen Hinweis auf einen Rigor. Vier Fälle schließlich wurden als maligne Hyperthermie bei Neuroleptikagabe bezeichnet [70, 117, 133, 148].

In dieser Zusammenstellung wurden nur solche Patienten berücksichtigt, bei denen das Auftreten der Symptome in engem zeitlichen Zusammenhang mit der Gabe von Neuroleptika stand, was z. B. neuerdings beschriebene Fälle einer MNS-ähnlichen Symptomatik nach Absetzen von Antiparkinsonmedikamenten ausschloß [32 a, 137, 138, 139, 155].

Als häufige Prodromata wurden genannt eine Zunahme extrapyramidalmotorischer Auffälligkeiten, Polypnoe, Tachykardie, Hypersialorrhoe, Hyperhidrosis, eine beeinträchtigte Bewußtseinslage sowie subfebrile Temperaturen [8, 66,81]. Vor allem jede Temperaturerhöhung unter Neuroleptikatherapie, die länger als 24 h besteht und für die es keine andere medizinische Erklärung gibt, sollte zu erhöhter Aufmerksamkeit Anlaß geben.

Aus neurologisch-psychiatrischer Sicht finden sich neben einem oftmals (jedoch wie bereits erwähnt nicht immer) erhöhten Muskeltonus bzw. einem akinetisch-hypertonen Syndrom häufig katatoner Stupor, Mutismus, daneben werden genannt Dyskinesien, Katalepsie, Dysphagie, Opisthotonus, Anisokorie, ein positiver Babinski-Reflex, Tremor, Faszikulationen, Muskelkrämpfe, Myoklonien [8, 11, 23, 43, 66, 81]. Zu betonen ist, daß die Vigilanz innerhalb von Stunden wechseln kann: der Patient ist wach, dabei meist mutistisch, dann wieder stuporös oder auch komatös [14, 16, 23, 81].

Als Ausdruck einer autonomen Dysfunktion kommt es zu Tachykardie, labilen Blutdruckverhältnissen, Inkontinenz, Hypersalivation, bronchialer Hypersekretion, Tachypnoe und Dyspnoe. Die Mehrzahl der Patienten weist eine profuse Hyperhidrosis auf [3, 11, 14, 66, 81], in Einzelfällen wurde auch eine blasse, trockene Haut beobachtet [8].

Bei der klinisch-chemischen Untersuchung ergibt sich kein Hinweis für eine virale oder bakterielle Infektion, insbesondere der Liquor ist unauffällig. Die einzigen pathologischen Laborparameter sind in den meisten Fällen eine mäßige Leukozytose, eine mittelgradige Erhöhung der Leberwerte sowie ein oft erheblich erhöhter Kreatin-Phosphokinase-Spiegel. Das CCT ergibt einen Normalbefund, im EEG werden vereinzelt leichte Allgemeinveränderungen beschrieben, wie sie bei einer Behandlung mit Neuroleptika vorkommen können [8, 14, 23].

Relativ häufige, in Einzelfällen auch letale Sekundärkomplikationen sind einerseits Stauungslunge und Pneumonie, andererseits Nierenversagen bei Rhabdomyolyse und Myoglobinurie bzw. aufgrund einer Dehydratation; ganz selten wird auch eine Verbrauchskoagulopathie beschrieben [8, 13, 49].

Die Letalitätsrate wird übereinstimmend mit etwa 20 % angegeben [23, 88]. Eine hinreichende Todesursache konnte bisher nicht gefunden werden; pathophysiologisch läßt sich ein letaler Ausgang am ehesten auf ein kardiales Versagen bei Hyperthermie, Tachykardie, Hypoxie, metabolischer Azidose sowie Ionenverschiebungen zurückführen, oder aber es kommt zum Exitus aufgrund nichtbeherrschbarer Spätkomplikationen.

Nach Ausschluß infektiöser Erkrankungen des ZNS werden als häufigste Differentialdiagnosen genannt: die akute letale Katatonie mit einem nahezu identischen klinischen Bild (beschrieben bereits in der Vor-Neuroleptika-Ära) [72], der sog. „heat-stroke" (bei hohen Außentemperaturen) als Folge einer durch anticholinerg wirkende Medikamente gestörten Temperaturregulation

[27a] sowie die maligne Hyperthermie [11, 16, 23, 79, 154]; hierauf wird später (s. S. 179) noch eingegangen. Therapeutisch wird in allen Fällen auch bei nicht eindeutiger Diagnosestellung zunächst ein Absetzen der Neuroleptika empfohlen (s. auch S. 175).

Patienten

Insgesamt überwiegen bei den MNS-Patienten deutlich die jüngeren Männer, 62,5 % der Betroffenen waren bis zu 40 Jahre alt, bei einem Geschlechtsverhältnis von 2,2 : 1.

Betrachtet man die Diagnosen, so sind es etwa zur Hälfte Patienten mit einer Schizophrenie (80 % hiervon mit chronischem Verlauf), in weiteren 20 % Patienten mit einer z. T. seit Jahren bestehenden affektiven Psychose sowie auch eine Reihe von Patienten mit unspezifischen psychopathologischen Syndromen. Aus dieser Verteilung läßt sich zweierlei ableiten: Zum einen sind offensichtlich auch Patienten von einem MNS betroffen, die bereits jahrelang mit Neuroleptika behandelt wurden, ohne daß es zu Komplikationen gekommen wäre. Zum zweiten zeigt sich, daß keineswegs nur psychotische Patienten ein MNS entwickeln können, sondern daß potentiell jeder Patient nach Neuroleptikagabe so reagieren kann.

Hinweise auf eine hirnorganische Vorschädigung finden sich nur bei 15 % der Patienten (Retardierung, epileptische Anfälle in der Anamnese, Alkohol- oder Drogenmißbrauch, mäßige Atrophie im CT, Z. n. Hirninfarkt). Bei einem Patienten wird ein toxisch verändertes EEG beschrieben, ansonsten zeigen sich lediglich diskrete Hinweise auf neuroleptikabedingte Allgemeinveränderungen im EEG; bei 5 Patienten kommt es während der Neuroleptikatherapie vor der MNS-Manifestation zu einem Krampfanfall, bei einem dieser Patienten waren bereits anamnestisch Anfälle bekannt. Diese Daten stehen im Gegensatz zu der früher oft genannten Annahme, überwiegend die hirnorganisch vorgeschädigten Patienten würden ein malignes neuroleptisches Syndrom entwickeln.

Medikamente

Eine eindeutige Latenzzeit zwischen Medikamenteneinnahme und Auftreten erster Symptome ist nach Analyse der Kasuistiken nicht feststellbar, vielmehr kann es zur MNS-Krise - wie bereits erwähnt − sowohl plötzlich nach jahrelanger Behandlungszeit als auch nach erstmaliger Gabe eines Neuroleptikums kommen. Vermutungen, daß der Wechsel auf ein anderes Präparat, eine neue Medikamentenkombination, eine Dosisänderung oder die Umstellung auf eine parenterale und/oder Depotverabreichung auslösend wirken könnten, gründen sich auf Einzelbeobachtungen und sind derzeit nicht generalisierbar.

In Übereinstimmung mit anderen Literaturübersichten zum malignen neuroleptischen Syndrom waren die überhaupt am häufigsten genannten Präparate Haloperidol, Chlorpromazin, Fluphenazin, Laevomepromazin, Thioridazin und Trifluorperazin, wobei betont werden soll, daß es sich hierbei um Nennungen, nicht um eine direkte Anschuldigung dieser Medikamente handeln kann. Bei etwa einem Drittel der Patienten wurde eine Monotherapie mit einem Butyrophenon-(Haloperidol) oder einem Phenothiazinderivat (überwiegend Fluphenazin) durchgeführt; in einer Kombinationstherapie (65% der Fälle) fanden sich dann auch die eher sedierenden Neuroleptika.

10% der Patienten wurden gleichzeitig mit Lithium behandelt, die Lithiumspiegel wurden in 6 Fällen nicht, bei den übrigen Patienten mit o,8−1,5 mmol/l angegeben. 12% der Patienten erhielten neben den Neuroleptika auch trizyklische Antidepressiva. Überlegungen, inwieweit bei diesen Patienten der Neuroleptikaplasmaspiegel durch Lithium oder Antidepressiva beeinflußt, d. h. erhöht gewesen und es dadurch zur MNS-Manifestation gekommen sei, haben bisher zu keinem verwertbaren Ergebnis geführt [29, 99, 149].

Ob die Darreichungsform − speziell Depotpräparate − in ursächlichem Zusammenhang mit der Entstehung eines malignen neuroleptischen Syndroms steht, wird kontrovers diskutiert; anhand der zur Verfügung stehenden Daten kann nicht eindeutig festgestellt werden, wieviele der MNS-Patienten nur oder auch parenteral behandelt werden.

Mit unterschiedlicher zeitlicher Distanz zum Abklingen der Symptomatik wurden in Einzelfällen erneut Neuroleptika gegeben, ohne daß es wieder zu einer MNS-Manifestation gekommen wäre [14, 15, 16, 90, 111, 118], andererseits konnte nach Reexposition aber auch ein Wiederauftreten der Symptome beobachtet werden [10, 88, 96].

Die Letalitätsrate betrug 16%, nimmt man die drei letalen der vier MH-Fälle unter Neuroleptikagabe dazu, sogar 18%. In nahezu allen Fällen mit letalem Ausgang wurden Temperaturen von über 40°C erreicht; insgesamt wurden bei knapp der Hälfte der Patienten derartig hohe Temperaturwerte gemessen.

Auch ohne Umrechnung auf Chlorpromazineinheiten − dies erschien wegen der unterschiedlichen Genauigkeit der Medikamentendaten nicht sinnvoll − läßt sich feststellen, daß die Neuroleptika insgesamt im mittleren bis oberen Bereich dosiert wurden, nur vereinzelt finden sich Angaben über sehr hohe Dosierungen [8, 77].

Zusammenfassend kann aus diesen Daten lediglich die Annahme Caroffs bestätigt werden, daß Neuroleptika offenbar eine notwendige, aber keine hinreichende Triggersubstanz für die Manifestation eines malignen neuroleptischen Syndroms darstellen; weder aus der Dosis noch aus der Darreichungsform lassen sich allgemeingültige Schlüsse ziehen, lediglich scheinen eher die stark antipsychotisch wirksamen Neuroleptika beteiligt zu sein.

Therapie

Der wichtigste „therapeutische" Schritt besteht darin, überhaupt die Diagnose malignes neuroleptisches Syndrom zu erwägen: Entwickeln sich unter einer neuroleptischen Therapie die geschilderten Symptome, so sind alle Neuroleptika sofort abzusetzen. Bei Durchsicht der Kasuistiken zeigt sich, daß entsprechend der Unkenntnis über den genauen Pathomechanismus des MNS (Überlegungen zur Ätiologie S. 182) nach Diagnosestellung und Abbruch der Neuroleptikagabe in der Mehrzahl der Fälle lediglich symptomatische Therapieversuche unternommen wurden, wie Kühlung, Rehydratation, Korrektur des Säure-Basen-Haushalts und Behandlung von Sekundärkomplikationen.

Daneben gibt es aus theoretischen Überlegungen heraus einige „spezifische" Maßnahmen, die vorwiegend gegen den Rigor eingesetzt werden:

So kommen Antiparkinsonmedikamente zum Einsatz aus der Vorstellung heraus, das maligne neuroleptische Syndrom bzw. der Hypertonus der Muskulatur beim malignen neuroleptischen Syndrom sei eine besonders gravierende Ausprägung einer extrapyramidal-motorischen Symptomatik, wobei nur in einigen Fällen ein zeitlicher Zusammenhang zum Rückgang des Rigors gesehen wurde [1, 11, 33, 57, 65, 111, 154], mehrheitlich zeigte sich dagegen kein Therapieerfolg. Andererseits wird in vielen Fällen bereits vor der MNS-Manifestation von einer zusammen mit den Neuroleptika gleichzeitigen Gabe anticholinerger Substanzen wegen einer mehr oder weniger ausgeprägten extrapyramidal-motorischen Symptomatik berichtet, ohne daß sich aber hierzu exakte Angaben machen ließen. Dies steht im Einklang mit der Feststellung von Caroff, daß Anticholinergika die Entstehung eines malignen neuroleptischen Syndroms nicht verhindern [23].

Therapieversuchen mit den Dopa-Agonisten Amantadin und Bromocriptin liegen Überlegungen zugrunde, nach denen die MNS-Ursache in einem Dopaminmangel bzw. einer Störung des Dopaminsystems zu sehen ist, eine Theorie, die Unterstützung findet in der Tatsache, daß ein malignes neuroleptisches Syndrom nicht nur nach Gabe von Neuroleptika, also Dopamin-Rezeptor-Blockern, sondern daß MNS-ähnliche Symptome auch nach Gabe von Tetrabenazin und Alphamethyltyrosin [21] bzw. nach Unterbrechung einer M.-Parkinson-Therapie beobachtet wurden [79, 137, 139, 155]. Bromocriptin, dem zusätzlich auch direkt hypothermieerzeugende Eigenschaften zugesprochen werden [118], wurde insgesamt fünf mal erfolgreich eingesetzt [14, 44, 60, 118, 162], dabei einmal [14] zusammen mit, einmal im Anschluß an die Gabe von Dantrolen [60].

In 4 Fällen wurde eine Symptombesserung auf Amantadin zurückgeführt [27, 108, 123, 162], in 5 weiteren Fällen blieb dies ohne erkennbare Wirkung [37, 60, 79, 94, 101]. Dabei liegt die Zeitspanne zwischen Therapiebeginn und Symptomrückgang zwischen 2 h [162] und 5 Wochen [123], i. allg. bei einigen Tagen, so daß sicherlich auch die Möglichkeit einer Spontanremission in Betracht gezogen werden muß.

Eine weitere therapeutische Möglichkeit wird in der Gabe von Muskelrelaxanzien gesehen, aber auch hier gibt es nur wenige Fälle [53, 101, 115, 132] mit vorübergehender Besserung des Rigors nach Verabreichung von Diazepam. Lew u. Tollefson [101] bilden dabei insofern eine Ausnahme, als sie eher in der zentralen Wirkung des Diazepams auf das GABA-System als in der peripheren, muskelrelaxierenden Wirkung die Ursache der Symptombesserung sehen. Morris [115] beschreibt ein Verschwinden des Rigors nach Diazepam und Curare, ein nach Absetzen der Medikamente erneut auftretender Rigor kann anschließend weder durch Diazepam noch durch Benztropin oder Levo- bzw. Carbidopa beeinflußt werden; Dumont [46] sieht keinerlei Besserung des Rigors durch Curare.

Unter Berücksichtigung der Differentialdiagnose einer febrilen Katatonie, deren Symptome vom malignen neuroleptischen Syndrom nicht zu unterscheiden sind [14, 23, 54, 65, 77, 79, 82, 90, 131], wurde auch die Elektrokrampftherapie eingesetzt. Dies kann insbesondere als Möglichkeit angesehen werden, das sog. „katatone Dilemma" [17] – zu niedrige oder unterbrochene Neuroleptikadosierung bei Katatonie bzw. Symptomverschlechterung beim malignen neuroleptischen Syndrom durch weitere Gabe von Neuroleptika – zu umgehen [56, 72]. Bei 7 Patienten [14, 83, 90, 124] führte die Elektrokrampftherapie jeweils bereits nach wenigen Stunden zu einem erheblichen Temperaturabfall, während die katatonen und extrapyramidal-motorischen Symptome noch über Tage bzw. Wochen weiterbestehen blieben, bei einem Patienten bestanden auch nach einer Serie von 22 Elektrokrampfbehandlungen nach 4 Wochen noch eine gewisse katatone Symptomatik und subfebrile Temperaturen. Ein Patient zeigte nur vorübergehend eine diskrete Besserung, entwickelte dann sekundär eine eitrige Pneumonie, nach einer zweiten Elektrokrampftherapieserie blieb der Patient über Monate hinweg komatös [126]. Erwähnenswert ist hierbei noch, daß bei zwei der erfolgreich mit Elektrokrampftherapie behandelten Patienten Haloperidol erst im Verlauf der Elektrokrampftherapie-Serie abgesetzt wurde und anschließend Trifluoperazin gegeben wurde, ohne daß erneut Komplikationen aufgetreten wären.

Zusammenfassend kann zu all diesen über eine rein symptomatische Therapie hinausgehenden Behandlungsversuchen gesagt werden, daß sie jeweils nur vereinzelt und mit unterschiedlichem Erfolg eingesetzt wurden und eindeutige Aussagen nicht möglich sind; aber auch bei enger zeitlicher Korrelation zwischen Therapiebeginn und Symptomrückgang ist ein individueller und von anderen, unbekannten Faktoren abhängiger Eigenverlauf des malignen neuroleptischen Syndroms nicht auszuschließen.

Andererseits wurden in letzter Zeit immer häufiger auch Therapieversuche mit Dantrolen gemacht, einem ursprünglich als Antispastikum eingesetzten Medikament, welches heute das einzig spezifisch wirksame Therapeutikum bei der malignen Hyperthermie darstellt (s. S. 182).

Bei den hier untersuchten Fällen wurde es insgesamt 16mal verwendet [12, 13, 14, 30, 37, 58, 59, 60, 94, 98, 106, 113, 119, 122], wobei berücksichtigt wurde, daß 3 Fälle offenbar mehrfach mitgeteilt wurden [12, 12a, 13, 59, 113]. Dabei kam es in 14 Fällen bei unterschiedlicher Dosierung und Applikationsart im Verlauf von Stunden bis Tagen zur Symptombesserung, insbesondere zum Abfall von Temperatur und Kreatin-Phosphokinase-Serumspiegel; in einem Fall fiel die Abnahme des Rigors mit der zusätzlichen Gabe von Bromocriptin zusammen [60]. Lediglich ein Patient zeigte keine Besserung, er blieb auch nach zusätzlicher Elektrokrampftherapie subfebril und kataton [14], ein weiterer zeigte zunächst eine Besserung, verschlechterte sich aber nach Absetzen von Dantrolen erneut, auf einen zweiten Versuch mit Dantrolen zusammen mit Bromcriptin sowie einer Serie von Elektrokrampftherapien änderte sich das Zustandsbild nur im Verlauf von Wochen [14].

Diese Beobachtungen haben speziell bei französischen Autoren dazu geführt, Dantrolen als spezifische Therapie des malignen neuroleptischen Syndroms zu bezeichnen [59, 66, 81].

Es bleibt weiteren Fallbeschreibungen vorbehalten zu klären, ob tatsächlich nur bzw. überwiegend Erfolge unter Dantrolen beobachtet werden und vor allem, welche Dosierungsart und -dauer am wirkungsvollsten ist.

Exkurs: Interdisziplinäre Annäherung

Vom Leitthema dieses Buches her scheint zunächst eine Begrenzung auf die Gebiete Neurologie, Psychiatrie sowie Pharmakopsychiatrie festgelegt zu sein. Das maligne neuroleptische Syndrom stellt jedoch aus besonderen Gründen ein Bindeglied dar über die Pharmakogenetik hin zur Nachbardisziplin Anästhesie. Pharmakogenetische Erkrankungen sind definiert als genetisch angelegte, biochemische Anomalien, die in Zusammenhang mit der Verabreichung von pharmakologischen Substanzen manifest werden [98b]. Sie können mit der Rasse korreliert sein oder aber familiär gehäuft auftreten, was spezielle Forschungsmöglichkeiten eröffnet. Die „biochemische Individualität" des Patienten bleibt latent und manifestiert sich nur im Zusammenhang mit für ihn pathogenen Pharmaka [125a].

Ein in den vergangenen Jahren zunehmend bekannt gewordenes Beispiel ist die maligne Hyperthermie (MH): Wenn die zwei notwendigen Bedingungen, die genetische Anlage sowie in diesem Fall die Gabe bestimmter Narkotika zusammentreffen, kann es im Rahmen einer Allgemeinnarkose zur potentiell letalen MH-Manifestation kommen mit den Hauptsymptomen Rigor und Hyperthermie. Dabei ist die Hyperthermie nicht Folge einer Sollwertverstellung im Hypothalamus, sondern hat ihre Ursache in einer erblichen Muskelstoffwechselstörung (Übersichten in [18, 20, 64, 78, 135]).

D'Arcy u. Griffin (1979) sprechen in ihrem Buch „Iatrogenic Diseases" von einer „drogeninduzierten Störung der neuromuskulären Funktion". Die Tatsache, daß bei bestimmten Schweinerassen [34] ein ähnliches Krankheitsbild – das „Porcine Streßsyndrom" – bekannt und zunächst aus veterinärmedizinischem und ökonomischem Interesse untersucht wurde, eröffnete die Möglichkeit, Morphologie und Pathogenese der MH eingehend zu studieren [64], so daß heute sichere therapeutische und prophylaktische Maßnahmen bekannt sind.

Das maligne neuroleptische Syndrom zeigt ein der MH-Symptomatik nahezu identisches klinisches Bild. Über die Entwicklungsmechanismen des MNS gibt es jedoch bis heute nur Vermutungen. In jüngster Zeit aber deutet eine Reihe von Untersuchungsbefunden darauf hin, daß zumindest teilweise zwischen beiden Syndromen pathophysiologische Gemeinsamkeiten bestehen könnten auf dem Boden einer Störung des Muskelstoffwechsels. Deshalb sollen im folgenden Abschnitt die wichtigsten Ergebnisse der MH-Forschung kurz dargelegt werden als Basis für die nachfolgende Diskussion über die einander konträr gegenüberstehenden Hypothesen zur Ätiopathogenese des MNS.

MNS-Differentialdiagnose: Maligne Hyperthermie (MH)

Neben der akuten febrilen Katatonie wird die maligne Hyperthermie als häufigste Differentialdiagnose des MNS genannt [23]. Wie auf S. 172 bereits erwähnt, gibt es in den Fachzeitschriften der Anästhesisten andererseits Kasuistiken über MH-Manifestationen nach Neuroleptika, die deshalb auch als mögliche MH-Triggersubstanzen angesehen werden.

Klinisches Bild

Hauptsymptome sind hohes Fieber, eine meist generalisierte Rigidität der Skelettmuskulatur, Hyperventilation, tachykarde Rhythmusstörungen sowie labile Blutdruckverhältnisse; fakultative Spätsymptome sind u. a. Myoglobinurie und akutes Nierenversagen sowie in Fällen mit letalem Ausgang ein malignes irreversibles Hirnödem [135]. Laborchemisch finden sich Hypoxämie, respiratorische und metabolische Azidose, Hyperkaliämie, Erhöhung von GPT und GOT sowie ein oftmals stark erhöhter Kreatin-Phosphokinase-Serumspiegel, vereinzelt auch Zeichen einer Verbrauchskoagulopathie [20, 64, 135].

Heredität

Obwohl die pathophysiologischen Mechanismen noch nicht völlig aufgeklärt sind, ist man sich jedoch darüber einig, daß der Ort des Defektes die Muskelzelle ist und eine genetische Disposition vorliegen muß, die zusammen mit einer Triggersubstanz zur MH-Manifestation führt: Denborough [40], der 1962 das Krankheitsbild als solches anhand einer Familienstudie zum ersten Mal beschrieb − Berichte über unerklärbare Temperaturanstiege während einer Narkose gibt es seit Anfang dieses Jahrhunderts [20] −, vermutete damals, daß es sich um eine Krankheit mit autosomal-dominantem Vererbungsmuster handeln müsse. Unter Berücksichtigung neuerer Befunde scheint sich heute die Annahme durchzusetzen, daß mindestens zwei Gene zusammenwirken müssen [20, 50], deren Verhältnis zueinander bzw. deren Anteil an der MH-Manifestation aber noch unklar ist. Ein Teil oder eines dieser Gene soll nach Meinung vieler Autoren dominante Auswirkungen haben; die sporadischen Fälle werden als Mutanten erklärt [20, 64].

Epidemiologie

Die Geschlechtsverteilung zeigt eine deutliche Überrepräsentierung der Männer, wobei die Angaben in der Literatur schwanken zwischen 1,6:1 [18] und 5,4:1 [93]. Bei der Altersverteilung ergibt sich ein Überwiegen jüngerer Patienten, 75−80% sind unter 30 Jahre alt [18, 20]. Die Letalität der malignen

Hyperthermie lag bei Bekanntwerden des Syndroms bei 70 %. Bei pränarkotischer Frühdiagnostik und geeigneten Narkoseverfahren läßt sich die Mortalität heute auf Null senken [78].

Pathophysiologie

Seit Gronert et al. [62] in einer Untersuchung zeigen konnten, daß eine Spinalanästhesie mit sympathischer Denervierung die Entwicklung der charakteristischen MH-Symptome nicht verhindert, wird die primäre Störung nicht mehr in einer Entgleisung des sympathischen Systems gesehen; vielmehr geht man heute davon aus, daß der pathogenetische Ablauf auf einer Störung des Muskelstoffwechsels beruht [19].

Der zugrunde liegende Defekt wird neueren Untersuchungen zufolge in der gestörten Interaktion verschiedener Zellmembranen der quergestreiften Muskulatur gesehen, die ihre Fähigkeit verloren haben, die normale intrazelluläre Kalziumkonzentration aufrechtzuerhalten, wobei diese Störung wahrscheinlich noch weitere, den Kalziumfluß beeinflussende Membranen betrifft [135].

Bei Kontakt mit entsprechenden Effektorsubstanzen kommt es zu einem plötzlichen Anstieg der myoplasmatischen Kalziumkonzentration, der zu einer Reihe wärmeproduzierender biochemischer Veränderungen und damit zum namengebenden Leitsymptom Hyperthermie führt, welche durch eine katecholamininduzierte Vasokonstriktion noch weiter verstärkt wird [19, 20].

Der normale Ablauf der Muskelkontraktion wiederum wird bei steigender Temperatur unabhängig von der Kalziumkonzentration und ist über einen positiven Feedback-Mechanismus in zunehmendem Maße in der Lage, sich selbst zu perpetuieren [20]. Dies führt zu einem Mangel an ATP, der kontrahierte Muskel hat keine Energie mehr zur Verfügung, um wieder zu erschlaffen: es kommt zur klinisch manifesten malignen Hyperthermie, im schlimmsten Fall zu einer dem Rigor mortis vergleichbaren Starre vor Eintritt des Todes [19].

Myopathie

Da die maligne Hyperthermie also offenbar auf dem Boden einer latenten Myopathie entsteht, stellte sich die Frage nach der Möglichkeit einer präoperativen Identifizierung von Risikogruppen bzw. nach einer sicheren Nachweismethode für eine solche myopathische, evtl. familiär gehäufte Veränderung.

Bei vielen MH-empfindlichen Personen, aber auch bei ihren Verwandten wurden Muskel- und Bindegewebsanomalien gefunden [18, 89, 95]; insbesondere Patienten mit einer Central Core Disease [41, 68, 89] oder mit einer idiopathischen paroxysmalen Rhabdomyolyse [67, 69, 153] sind als MH-gefährdet anzusehen.

Harriman [73] fand bei 105 MH-empfindlichen Personen in 67 % lichtmikroskopisch nachweisbare myopathische Veränderungen, vergleichbare Untersuchungen anderer Autoren kommen zu ähnlichen Ergebnissen [18, 54, 73, 85, 87, 100, 116, 127, 151].

Eigene Untersuchungen [68, 78, 147] an 41 Muskelbiopsien von MH-Patienten sowie von einigen ihrer Angehörigen haben in 46,3 % Hinweise auf eine „Myopathie" ergeben, überwiegend in Form sog. „minimal changes", in zwei Fällen als syndromhafte Gewebsbilder (Central Core Disease, Muskeldystrophie).

Diese Ergebnisse weisen auf das häufige Vorliegen einer morphologisch nachweisbaren „subklinischen Myopathie" mit z. T. familiärem Charakter bei MH-Patienten hin. Auffallend ist hierbei die morphologische Variationsbreite, die noch unterstrichen wird durch die Tatsache, daß die Skelettmuskelveränderungen der Angehörigen ausgeprägter als die der Patienten sein können [68]; bei Kindern liegt oft ein morphologisch unauffälliger Befund vor [74].

Triggerung

Da in vielen Fällen nicht bereits der Erstkontakt mit einer Effektorsubstanz zur MH-Manifestation führt, sondern schon einige unauffällig verlaufende Narkosen vorausgingen, spricht man von Triggersubstanzen, wobei der eigentliche Triggermechanismus nicht bekannt ist. Eine wichtige Rolle für den Ausprägungsgrad des klinischen Bildes − blander Verlauf bis hin zur unbeherrschbaren Krise, wobei auch reine Hyperthermien als sog. „Non-rigid-Form" bekannt sind − sollen dabei modifizierende Faktoren wie unterschiedliche genetische Disposition, Potenz der Triggersubstanzen, Geschwindigkeit der MH-Entwicklung, Energievorräte und Kalziumkonzentrationen in der Muskelzelle spielen [20, 64, 135]. Als typische Triggersubstanzen gelten heute alle Inhalationsnarkotika sowie die depolarisierenden Muskelrelaxanzien; zur Rolle der Lokalanästhetika vom Amidtyp finden sich keine eindeutigen Aussagen [78, 135].

Der malignen Hyperthermie sehr ähnliche Symptome wurden auch nach Gabe von Neuroleptika, MAO-Hemmern und trizyklischen Antidepressiva [64, 71, 78, 150] − sowie vereinzelt nach einigen anderen Medikamenten [2] − beobachtet, so daß diese Präparate als fragliche Triggersubstanzen angesehen werden; ob, wie im Tiermodell, auch Streß als Auslöser dienen kann, wird ebenfalls diskutiert [103, 148, 161].

Diagnostik

Die Hoffnung, eindeutige nichtinvasive Diagnostikmethoden zu entwickeln, hat sich bis heute nicht erfüllt. Neben einer genauen Befragung jedes zur Operation anstehenden Patienten bezüglich Muskelkrankheiten bzw. vorangegangener Narkosen bei ihm und seinen engsten Verwandten nimmt die Bestimmung der Kreatin-Phosphokinase einen hohen Stellenwert ein, da bei MH-Disposition die Serumwerte in etwa 70 % erhöht sind, wobei ein Normalwert andererseits das Risiko nicht ausschließt [64].

Die derzeit aussagekräftigste Methode zur Ermittlung einer MH-Empfindlichkeit sind pharmakologische Kontraktionstests [91,116, 135]. Es handelt sich dabei um den Versuch einer In-vitro-Reproduktion der pathologischen Muskelkontraktion mit Hilfe von unterschiedlichen Triggersubstanzen; höchste diagnostische Sicherheit ergibt sich neuesten Untersuchungen zufolge bei Verwendung von entweder nur Koffein oder nur Halothan [128]. Diese Tests sind als invasives und sehr aufwendiges Verfahren noch nicht in der Routinediagnostik einsetzbar, bleiben aber weiterhin von größtem Interesse im Hinblick auf zukünftige Forschung.

Ein weiterer vielversprechender Test, der sich derzeit in klinischer Erprobung befindet, beruht auf der Tatsache, daß Thrombozyten über ein muskelanaloges kontraktiles System verfügen, dessen jeweils unterschiedliche Reaktion bei Halothanexposition zur Unterscheidung MH-empfindlicher von nichtempfindlichen Patienten dienen könnte [144, 145].

Therapie und Prophylaxe

Als einzige kausale Therapie der malignen Hyperthermie gilt heute das Hydantoinderivat Dantrolen, das − ursprünglich zur Behandlung von Muskelspastizität eingesetzt − sowohl prophylaktisch als auch therapeutisch allen anderen Substanzen überlegen ist [135]. Über eine Beeinflussung vor allem der Membranen des sarkoplasmatischen Retikulums verhindert diese Substanz die Kalziumfreisetzung während der Depolarisation und führt so zur Relaxation, wobei der exakte Wirkmechanismus noch nicht völlig aufgeklärt ist [20]; eine Wirkung auf das zentrale Nervensystem ist bisher nicht nachgewiesen worden [51].

Zusammenfassend kann festgestellt werden, daß der malignen Hyperthermie eine offenbar heterogen bedingte subklinische Myopathie bzw. Membranstörung zugrunde liegt, und sehr unterschiedliche Pharmaka als Triggersubstanzen verantwortlich gemacht werden, was bereits die Frage aufwarf nach einer gemeinsamen „Endstrecke", entsprechend einem „second messenger", der dann zu der uniformen Muskelzellreaktion führt [135].

MNS-Ätiologie: Zentrale vs. periphere Hypothese

Über die Ätiopathogenese des malignen neuroleptischen Syndroms gibt es bis heute kein gesichertes Wissen und als Konsequenz hieraus bei dem Verdacht einer MNS-Manifestation nur die Möglichkeit, alle Neuroleptika sofort abzusetzen und symptomatisch zu therapieren.

Die vereinzelt beobachteten Erfolge unter Anticholinergika, Dopaminagonisten, Diazepam und Elektrokrampftherapie einerseits, andererseits zuletzt immer häufiger unter Dantrolen dienten den jeweiligen Autoren zur Unterstützung entweder der klassischen „zentralen" Hypothese, wobei allerdings auch die Möglichkeit einer Spontanremission nicht völlig außer acht gelassen werden kann.

Während diese beiden Hypothesen einander primär konträr gegenüberstanden — bei einem deutlichen Überwiegen zugunsten der Annahme einer zentral ausgelösten Dysregulation —, wird neuerdings vereinzelt auch die Meinung eines „sowohl — als auch" vertreten [60, 90, 106]. Bevor hierzu Stellung bezogen werden kann, sollen die beiden Hypothesen und die für sie sprechenden Gründe kurz dargelegt werden.

MNS als neuroleptikabedingte Schädigung zentral-neuroregulatorischer Mechanismen

Die meisten Autoren nehmen an, daß die Ursache des malignen neuroleptischen Syndroms in einer neuroleptikainduzierten Veränderung zentraler neuroregulatorischer Mechanismen liegt [23, 79, 154], wofür u. a. spricht bzw. sprechen soll, daß

- offenbar überwiegend die stark antipsychotisch, d. h. antidopaminerg wirksamen Neuroleptika beteiligt sind,
- ähnliche Symptome im Rahmen entzündlicher Erkrankungen des ZNS auftreten können, aber auch bei anderen Alterationen von Hypothalamus, Basalganglien und Hirnstamm sowie idiopathisch bei Parkinson-Kranken [23, 81],
- der therapeutische Einsatz von Anticholinergika und Dopaminagonisten in den geschilderten Fällen als erfolgreich angesehen wurde,
- sich in jüngster Zeit auch Beschreibungen von MNS-ähnlichen Symptomen nach Absetzen von Antiparkinsonmedikamenten [137, 138, 139, 155] finden und schließlich
- den Neuroleptika eine direkte Beeinflussung der hypothalamischen Temperaturregulation zugeschrieben wird [66, 81, 114].

Diese Erklärungsversuche, die an anderer Stelle ausführlich diskutiert werden [3, 21, 79], gehen parallel mit den bisher gewonnenen Erkenntnissen über die Wirkungsweise der Neuroleptika an sich, sind zwar bislang auf keine Weise widerlegt worden, haben aber seit der Erstbeschreibung des malignen neuroleptischen Syndroms auch nichts von ihrem hypothetischen Charakter verloren und sind daher letztlich unbefriedigend. Insbesondere bleibt unklar, in welcher Beziehung Rigor und Hyperthermie zueinander stehen.

Muskuläre Beteiligung

Die „periphere" Hypothese für die Entstehung eines malignen neuroleptischen Syndroms beruht auf Befunden, die für eine muskuläre Beteiligung sprechen und einigen Autoren zur Postulierung einer MH-analogen Ursache dienen.

Bei der Analyse der MNS-Kasuistiken ergab sich die Schwierigkeit, daß entsprechende „muskuläre" Befunde (wie z. B. Kreatin-Phosphokinasespiegel, Myoglobinurie) nur bei einem Teil der Patienten überhaupt erhoben und mitgeteilt wurden, so daß bisher keine sicheren, generellen Aussagen möglich sind. Für künftige Falldarstellungen gilt daher unseres Erachtens, daß auch unter diesem Gesichtspunkt diagnostiziert werden sollte, damit wirklich vergleichbare Daten vorliegen.

Die Kreatin-Phosphokinase wurde bei 54% der Patienten bestimmt und war dabei jeweils erhöht, knapp die Hälfte dieser Patienten wiesen Werte bis zu 1000 E/l auf, weitere 35% zeigten Kreatin-Phosphokinase-Serumspiegel bis zu 5000 E/l, die restlichen Patienten erreichten noch wesentlich höhere Maximalwerte. Ob in den Fällen ohne Angabe zur Kreatin-Phosphokinase dieser Wert im Normbereich lag, muß unklar bleiben.

Andererseits ist eine Kreatin-Phosphokinase-Erhöhung ein relativ unspezifisches Zeichen, da dieses Enzym bei vielen Krankheiten erhöht sein kann und daher keinen speziellen diagnostischen Wert hat [157]; Rowland prägte den Begriff der „idiopathischen Hyper-CPK-ämie" als Ausdruck der Tatsache, daß ein erhöhter Kreatin-Phosphokinase-Serumspiegel ohne jegliche klinische Symptomatik vorkommen kann [129]. Meltzer [110, 112] hingegen hat – ebenso wie andere Autoren [7, 109, 146] – wiederholt Kreatin-Phosphokinase-Erhöhungen bei akuten Psychosen beschrieben und eine über eine bloße Korrelation hinausgehende Beziehung postuliert, ohne daß diese Vermutung bisher einer Klärung zugeführt werden konnte.

Beachtenswert ist ferner, daß es bei einer Reihe von MNS-Patienten zu Rhabdomyolyse und Myoglobinurie, in Einzelfällen mit nachfolgendem akuten Nierenversagen kommt [13, 48, 52, 59, 77, 96, 113, 130, 162]. Nontraumatische Rhabdomyolysen, z. T. verbunden mit Hyperthermie, sind aus der Literatur bekannt. Ursachen können sein Intoxikationen [142], aber auch Medikamente, u. a. Neuroleptika, in therapeutischer Dosis [36, 47]. Darüber hinaus wurde festgestellt, daß Patienten mit einer „idiopathischen Myoglobinurie" [153] oftmals in der Muskelbiopsie Veränderungen im Sinne einer klinisch latenten Myopathie aufweisen und daher als MH-empfindlich anzusehen sind [69, 153]. Denborough et al. [42] schließlich haben mitgeteilt, daß bei 3 Patienten mit Rhabdomyolyse (im Rahmen einer schweren Infektion, nach Alkoholexzeß sowie nach Neuroleptikagabe) sowie beim Bruder eines dieser Patienten die MH-Kontraktionstests positiv ausgefallen waren.

Diese pharmakologischen Kontraktionstests (S. 182) wurden bisher bei 12 MNS-Patienten eingesetzt (Tabelle 1). Die Vorgehensweise entsprach zwei verschiedenen Fragestellungen:

– Haben Patienten, bei denen es zu einer MNS-Manifestation kam, die Anlage zur malignen Hyperthermie, nachzuweisen im Halothan- und Koffein-Kontraktionstest?
– Wie unterscheiden sich die Kontraktionsschwellen für Neuroleptika beim In-vitro-Test für MNS-Patienten, MH-Patienten und Kontrollpersonen?

Da über die Methoden im einzelnen nichts genaues berichtet wurde und insbesondere für Fluphenazin und Haloperidol Normwerte von größeren Kon-

Tabelle 1. Kontraktionstests an Muskelfaszikeln von MNS-Patienten. (Nach [147a])

Autor (Jahr)	Patient	beim In-vitro-Test verwendete Substanz	Ergebnisse
Imaeda et al. (1981)	17 J., m 46 J., m 26 J., w	jeweils Haloperidol	– bei allen drei Patienten: Muskelkontraktion bei verschiedenen Haloperidol-Konzentrationen – Muskelfaszikel von Kontrollpatienten zeigten keine Kontraktion
Tollefson (1982)	41 J., m	Halothan, Koffein	– normale Reaktion, d. h. d. h. MH-negativ
Scarlett et al. (1983)	50 J., w	Halothan, Koffein Succinylcholin	– normale Reaktion, d. h. MH-negativ
Caroff (1983)	35 J., w	– Halothan – Koffein – Fluphenazin	– Muskelkontraktion wie bei MH-empfindlichen Patienten – normale Reaktion wie bei MH-negativen Patienten – Kontraktionsschwelle deutlich herabgesetzt im Vergleich zu 8 Kontrollpersonen – andererseits zeigen 3 MH-Patienten eine gleich hohe Kontraktionsschwelle für Fluphenazin wie die Kontrollpersonen
(1984)	? ? ? ? ? ?	jeweils Halothan	– sicher MH-positiv – fraglich MH-positiv – MH-negativ
Bond (1984)	30 J., m 22 J., w	in beiden Fällen jeweils Halothan, Succinylcholin, Fluphenazin	– normale Reaktionen wie bei MH-negativen Patienten – verstärkte Kontraktionen bei allen drei Substanzen
Denborough et al. (1984)	31 J., m	Halothan, Koffein	– Muskelkontraktion wie bei MH-empfindlichen Patienten – Muskelfaszikel vom Bruder des Patienten ebenfalls MH-positiv
Downey et al. (1984)	36 J., w	Halothan, Koffein Fluphenazin	– MH-positiv – Kontraktionsschwelle erniedrigt im Vergleich zu Kontrollpersonen

trollgruppen nicht vorliegen, können die Ergebnisse nicht wirklich miteinander verglichen werden. Sicher ist es zu früh, anhand dieser wenigen Beobachtungen auf eine eindeutige Verbindung zwischen maligner Hyperthermie und malignem neuroleptischen Syndrom schließen zu wollen bzw. die Negativresultate als Beweis für die Verschiedenartigkeit beider Krankheitsbilder anzusehen, wobei noch beachtet werden sollte, daß auch für die maligne Hyperthermie klinisches Bild und Ergebnis im Kontraktionstest vereinzelt nicht zusammenfallen [25, 116]. Trotzdem erscheint es lohnenswert und wichtig, diesen Weg weiterzuverfolgen.

Die auffallenden klinischen Ähnlichkeiten zwischen dem malignen neuroleptischen Syndrom und der malignen Hyperthermie veranlaßten Meltzer [111] bereits 1973 zu der Annahme, beiden Krankheitsbildern könne eine gemeinsame Ursache zugrunde liegen. In der Folge wurde die maligne Hyperthermie — nach Ausschluß anderer Ursachen — immer häufiger als Differentialdiagnose in die theoretischen Überlegungen miteinbezogen, ohne daß sich daraus Konsequenzen ergeben hätten. Erst als Dantrolen sich für die Prophylaxe und Therapie der malignen Hyperthermie als das einzig wirksame Medikament erwiesen hatte, wurde es ex juvantibus auch beim malignen neuroleptischen Syndrom eingesetzt.

Bei den hier geschilderten 16 Fällen — derzeit finden sich in entsprechenden Kasuistiken immer noch weitere Berichte über den Einsatz von Dantrolen — führen die Autoren die oft sehr schnelle Rückbildung der MNS-Symptomatik bei 14 Patienten auf den Einsatz dieses Medikamentes zurück, lediglich bei einem Patienten zeigt sich keine, bei einem weiteren nur eine vorübergehende Besserung; daneben gibt es einen kurzen, nicht näher erläuterten Hinweis auf drei MNS-Patienten, bei denen sowohl die Therapie mit Anticholinergika als auch mit Dantrolen fehlgeschlagen sein soll [35]. Wenn also auch nur ein geringer Prozentsatz aller MNS-Patienten bisher mit diesem Medikament behandelt worden ist, scheint sich doch sowohl gegenüber der rein symptomatischen Behandlung als auch gegenüber den Therapieversuchen mit Anticholinergika und/oder Dopaminagonisten eine gewisse Überlegenheit abzuzeichnen. Da andererseits keine schwerwiegenden Nebenwirkungen zu befürchten sind, kann der Meinung von Coons [31] — aber auch verschiedener anderer Autoren [22, 66, 136, 160] — zugestimmt werden, daß derzeit ein Behandlungsversuch durchaus gerechtfertigt ist, wobei ein Erfahrungsaustausch, insbesondere hinsichtlich Dosierung und Therapiedauer, aber auch Mitteilungen über evtl. negative Ergebnisse wichtig wären.

Abschließend soll noch einmal die auffallend ähnliche Alters- und Geschlechtsverteilung der MH- und MNS-Patienten erwähnt werden. 1973 fanden Peele u. von Loetzen interessanterweise bei einem Vergleich von 65 Phenothiazintodesfällen und 94 Fällen akuter letaler Katatonie aus der Literatur für erstere ebenfalls ein Verhältnis von 1,5 : 1 zugunsten der Männer, hinsichtlich des Alters waren 58,5 % bzw. bei der letalen Katatonie sogar 80,9 % der Fälle bis zu 40 Jahre alt [121].

Diskussion

Diese beiden Hypothesen, von denen jede für sich noch der weiteren Klärung bedarf, schließen einander auf den ersten Blick aus. Dies mag auch der Grund sein, warum in den Kasuistiken — abhängig von der Sichtweite des Autors — nur in einem Teil der Fälle Angaben zu Parametern hinsichtlich einer muskulären Beteiligung gemacht werden, was eindeutige Vergleiche bzw. Aussagen aus dem vorliegenden Material letztlich nicht zuläßt.

Die Ergebnisse der Kontraktionstests bei MNS-Patienten und insbesondere die Beobachtungen nach therapeutischer Gabe von Dantrolen, aber auch die häufig beschriebenen Myoglobinurien und die Kreatin-Phosphokinase-Erhöhungen lassen jedoch den vorläufigen Schluß zu, daß zumindest partielle Verbindungen zwischen malignem neuroleptischen Syndrom und maligner Hyperthermie zu bestehen scheinen. Als modifizierende Faktoren sind neben anderen sicherlich in Betracht zu ziehen der Ausprägungsgrad einer evtl. genetisch bedingten Disposition und die unterschiedliche Triggerpotenz von Anästhetika, Neuroleptika, aber auch trizyklischen Antidepressiva und MAO-Hemmern.

Theoretisch wäre es auch vorstellbar, daß es bei Disposition zur malignen Hyperthermie bzw. zum malignen neuroleptischen Syndrom im Rahmen eines neuroleptika-induzierten extrapyramidal-motorischen Syndroms über entsprechende biochemische Veränderungen im Muskel zur Verstärkung des Rigors und als Folge davon zur Hyperthermie kommt, d. h., daß zentrale und periphere Mechanismen parallel zueinander bzw. nacheinander ablaufen [60, 90, 106]. Diese Überlegung stünde in Einklang mit der Beobachtung, daß Dantrolen beim malignen neuroleptischen Syndrom vor allem zum Abfall von Temperatur und Kreatin-Phosphokinase-Serumspiegel führt [99 b].

MNS als Gegenstand psychiatrischer Forschung

Obwohl wir inzwischen eine nicht geringe Anzahl von Kasuistiken überblicken – nach Fertigstellung dieser Arbeit erschien in den USA eine Literaturübersicht, in der 330 Fälle genannt werden [120 b] –, gibt es auch fast 20 Jahre nach der Erstbeschreibung noch keine befriedigende Erklärung für die Entstehung des malignen neuroleptischen Syndroms.

Potentielle Letalität, fehlende sichere Therapiemöglichkeiten sowie auch das Problem der diagnostischen Unsicherheit führten zu vielfältigen theoretischen Überlegungen hinsichtlich der Pathomechanismen, deren theoretische Basis vor allem die klinischen Korrelationen einerseits zur akuten letalen Katatonie sowie andererseits zur malignen Hyperthermie waren. Die hier zusammengestellten Beobachtungen lenken die Aufmerksamkeit auf eine mögliche muskuläre Beteiligung beim MNS und führen nicht nur bei Lazarus zu der Forderung „further study is needed to develop an animal model of neuroleptic malignant syndrome and to examine the effects of neuroleptics on skeletal muscle contraction" [99 b].

In diesem Zusammenhang bedürfen insbesondere noch folgende Punkte der Klärung:

– Liegt in der Tatsache, daß Männer etwa doppelt so häufig betroffen sind wie Frauen, ein Hinweis für eine genetische Prädisposition?
– Handelt es sich beim malignen neuroleptischen Syndrom nur um den Spe-

zialfall eines allgemeinen medizinischen Problems, nämlich um eine hier durch Neuroleptika hervorgerufene und daher überwiegend bei psychiatrischen Patienten auftretende schwerwiegende Medikamentennebenwirkung bei prädispositionierten Personen [23, 55, 135]?
— Welches ist der Triggermechanismus, welche Faktoren beeinflussen ihn und welche Rolle kommt dabei insbesondere dem Kalzium zu?
— Deuten sich für Dantrolen tatsächlich therapeutische Möglichkeiten an oder handelt es sich bei den geschilderten Fällen nur um zufällige zeitliche Korrelationen und eigentlich um Spontanremissionen?
— Hierfür wäre es auch wichtig, den Wirkungsmechanismus von Dantrolen besser zu kennen und insbesondere zu wissen, ob es tatsächlich keine zentrale Wirkung hat.

Neben diesen eher pragmatischen Überlegungen erlaubt es die „verblüffende Übereinstimmung einer dreifachen Ausdrucksweise zwischen parkinsonistischen Bildern bei extrapyramidalen Erkrankungen, katatoniform-parkinsonoiden Bildern bei neuroleptischer Behandlung und kataton-parkinsonoiden Bildern bei endogenen Psychosen" [131], die Betrachtungen zum malignen neuroleptischen Syndrom abschließend in einen größeren, etwas spekulativen theoretischen Rahmen zu stellen:

Meltzer [111] hatte 1973 Vermutungen angestellt hinsichtlich vergleichbarer zugrundeliegender Prozesse für die maligne Hyperthermie, das maligne neuroleptische Syndrom und die febrile Katatonie und dabei die Frage aufgeworfen, ob nicht für die Katatonie ein endogenes (oder exogenes) Psychotomimetikum die entsprechende Wirkung am Skelettmuskel bzw. für die Kalziumfreisetzung haben könnte. 10 Jahre später formulierten Gabris u. Müller [55] die Hypothese, alle drei Erscheinungsbilder seien Ausdruck einer vergleichbaren, wenn nicht sogar identischen, unspezifischen Reaktion auf ebenso unspezifische Faktoren wie Hypoxie, Streß oder Psychopharmaka, und dies möglicherweise auf einer erblichen Basis.

Das maligne neuroleptische Syndrom ist somit nicht nur eine sehr ernstzunehmende Komplikationsmöglichkeit bei der Therapie mit Neuroleptika, nicht nur eine neuroleptikabedingte Störung der Thermoregulation [99], beschäftigt nicht nur den Psychopharmaka verordnenden Mediziner oder den speziell mit der Arzneimittelsicherheit befaßten Psychiater, vielmehr eröffnet, wie hier gezeigt werden konnte, die Parallelität zu Klinik und Forschung der malignen Hyperthermie neue und vielversprechende Möglichkeiten für Pharmakogenetik und Experimentalpsychiatrie.

Literatur

1. Allan RN, White HC (1984) Side effects of parenteral long-acting phenothiazines. Br Med J I: 221
2. Arznei-Telegramm (1984) 8:66—67
3. Aubert C (1973) Les hyperthermies dues aux neuroleptiques. Encéphale 62:126—159

4. Auzépy P, Poivet D, Nitenberg G (1977) Insuffisance respiratoire aigue chez deux schizophrenes. Role éventuel des neuroleptiques retard. Nouv Presse Méd 6:1236
5. Ayd FJ (1956) Fatal hyperpyrexia during chlorpromazine therapy. J Clin Exp Psychopathol 17:189–192
6. Bates I, Courtenay-Evans RJ (1984) Neuroleptic malignant syndrome. Br Med J 288:1913
7. Bengzon A, Hippius, H, Kanig K (1966) Some changes in the serum during treatment with psychotropic drugs. J Nerv Dis 143:369–376
8. Benoit P, Melandri P, Dupont D, Grimaud DD, Maestracci (1981) Le syndrome malin des neuroleptiques. Conc Med 103:1063–1080
9. Berman MC, Harrison GG, Bull AB et al. (1970) Changes underlying halothane-induced malignant hyperpyrexia in Landrace pigs. Nature 225:653–655
10. Bernstein RA (1979) Malignant neuroleptic syndrome: An atypical case. Psychosomatics 20:840–846
10a. Bhugra D (1984) Neuroleptic malignant syndrome. Br J Psychiatry 145:449
11. Birkheimer LJ, DeVane CL (1984) The neuroleptic malignant syndrome: Presentation and treatment. Drug Intell Clin Pharm 18:462–465
12. Bismuth C, Elkharat D (1982) Theoretical indication of dantrolene in neuroleptic malignant syndrome. Efficacy in three cases. Vet Hum Toxicol (Suppl) 52–55
12a. Bismuth C, de Rohan-Chabot P, Goulon M, Raphael JC (1984) Dantrolene – A new therapeutic approach to the neuroleptic malignant syndrome. Acta Neurol Scand 70 (Suppl) 100:193–198
13. Boles JM, Lecam B, Mialon P, Pennec Y, Garre M (1982) Hyperthermie maligne des neuroleptiques. Guerison rapide par le dantrolene. Nouv Presse Med 11:674
14. Bond WS (1984) Detection and management of the neuroleptic malignant syndrome. Clin Pharm 3:302–307
15. Bourgeois M, Tignol J, Henry P (1971) Syndromes malins et morts subites au cours des traitements par neuroleptiques simples et retard. Ann Med Psychol (Paris) 2:729–746
16. Bourgeois M, Tignol J, Villeger M, Henry P, Daubech J-F, Laforge E, Durand J (1981) Le syndrome malin des neuroleptiques. Réévaluation a propos de 2 cas. Ann Med Psychol (Paris) 2:547–556
17. Brenner I, Rheuban WJ (1978) The catatonic dilemma. Am J Psychiatry 135:1242–1243
18. Britt BA, Kalow W (1970) Malignant hyperthermia: A statistical review. Can Anaesth Soc J 17:293–315
19. Britt BA (1979) Etiology and pathophysiology of malignant hyperthermia. Fed Proc 38:44–48
20. Britt BA (1982) Malignant hyperthermia: A review. In: Handbook of experimental pharmacology, Vol 60: Pyretics and antipyretics, pp 547–615
21. Burke RE, Fahn S, Mageux R, Weinberg H, Louis K, Willner JH (1981) Neuroleptic malignant syndrome caused by dopamine-depleting drugs in a patient with Huntington disease. Neurology 31:1022–1026
22. Cameron AE, Borthwick JM (1983) Neuroleptic malignant syndrome. Br Med J 287:128–129
23. Caroff SN (1980) The neuroleptic malignant syndrome. J Clin Psychiatry 41:79–83
24. Caroff SN, Rosenberg H, Gerber JC (1983) Neuroleptic malignant syndrome and malignant hyperthermia. Lancet I:244
25. Caroff SN, Rosenberg H, Gerber JC (1983) Neuroleptic malignant syndrome and malignant hyperthermia. J Clin Psychopharmacol 3:120–121
26. Caroff SN (1984) Persönliche Mitteilung
27. Chayasirisobhon S, Cullis P, Veeramasuneni RR (1983) Occurrence of neuroleptic malignant syndrome in a narcoleptic patient. Hosp Community Psychiatry 34:548–550
27a. Clark WG, Lipton JM, (1984) Drug – related heatstroke. Pharmacol Ther 26:345–388
28. Clough CG (1983) Neuroleptic malignant syndrome. Br Med J 287:128–129
29. Cohen WJ Cohen NH (1974) Lithium carbonate, haloperidol and irreversible brain damage. JAMA 230:1283–1287
30. Coons DJ, Hillman FJ, Marshall RW (1982) Treatment of neuroleptic syndrome with dantrolene sodium. A case report. Am J Psychiatry 139:944–945

31. Coons DJ (1983) Questions about dantrolene for neuroleptic malignant Syndrome. Am J Psychiatry 140:137–139
32. Cope RV, Gregg EM (1983) Neuroleptic malignant syndrome. Br Med J 286:1938
32a. Cordt A, Schlegel U, Jerusalem F (1986) Malignes Dopa-Entzugs-Syndrom (MDES). Aktuel Neurol 13:99–102
33. Cruz FG, Thiagarajan D, Harney JH (1983) Neuroleptic malignant syndrome after haloperidol therapy. South Med J 76:684–686
34. D'Arcy PF, Griffin JP (1979) Iatrogenic diseases. Oxford University Press, New York pp 281–294
35. Deal RW, Shah C, Diamond BI, Borison RI (1984) Neuroleptic malignant syndrome. Neurology 34 (Suppl) 1:211
36. Deboscker Y, Laurent JM, Lemaire V, Dequiedt P, Tacquet A (1982) Insuffisance renale aigue par rhabdomyolyse non traumatique. Nouv Presse Med 11:131
37. Delacour JL, Daoudal P, Chapoutot JL, Rocq B (1981) Traitement du syndrome malin des neuroleptiques par le dantrolene. Nouv Presse Med 10:3572–2573
38. Delay J, Pichot P, Lemperiere T, Elissalde B, Peigne F (1960) Un neuroleptique majeur non phenothiazine et non reserpinique L'haloperidol dans le traitement des psychoses. Ann Med Psychol (Paris) 118:145–152
39. Delay J, Deniker P (1968) Drug-induced extrapyramidal syndroms. In: Vinken PJ, Bruyn GW (eds) Handbook of clinical neurology. diseases of the basal ganglia, Vol 6. Elsevier, Amsterdam, pp 248–266
40. Denborough MA, Lovell RRH (1962) Anaesthetic deaths in a family. Br J Anaesth 34:395–396
41. Denborough MA, Dennett X, Anderson RMD (1973) Central-core disease and malignant hyperpyrexia. Br Med J I:272–273
42. Denborough MA, Collins SP, Hopkinson KC (1984) Rhabdomyolysis and malignant hyperpyrexia. Br Med J 288:1878
43. Destee A, Montagne B, Rousseaux M, Petit H, Warot P (1980) Incidents et accidents des neuroeptiques (110 hospitalisations en neurologie) Lille Med 25:291–295
44. Dhib-Jalbut S, Hesselbrock R, Brott T, Silbergeld D (1983) Treatment of the neuroleptic malignant syndrome with bromocriptine. JAMA 250:484–485
45. Dillon JB (1972) Parenteral long-acting phenothiazines. Br Med J I:807
45a. Downey GP, Rosenberg M, Caroff S et al. (1984) Neuroleptic malignant syndrome. Patient with unique clinical and physiology. Features Am J Med 77:338–341
45b. Duke M (1984) Neuroleptic malignant syndrome. Med J Aust 141:198–199
46. Dumont A, Minjat M, Blanc JL, Vignon H (1978) Le syndrome malin aux neuroleptiques. A propos de trois observations. Ann Anesth Franc 19:777–782
47. Durocher A, Chopin C, Gosselin B, Wattel F (1980) Rhabdomyolyses toxiques et médicamenteuses. Rev Med Interne 1:223–226
48. Eiser AR, Neff MS, Slifkin RF (1982) Acute myoglobinuric renal failure. A consequence of the neuroleptic malignant syndrome. Arch Intern Med 142:601–603
49. Eles GR, Songer JE, DiPette DJ (1984) Neuroleptic malignant syndrome complicated by disseminated intravascular coagulation. Arch Intern Med 44 144:1296–1297
50. Ellis FR, Cain PA, Harriman DGF (1978) Multifactorial inheritance of malignant hyperthermia susceptibility. In: Aldrete JA, Britt BA (eds) Second International Symposium on Malignant Hyperthermia. Grune & Stratton, New York, pp 329–338
51. Ellis KO, Carpenter JF (1972) Studies on the mechanism of action of dantrolene sodium, a skeletal muscle relaxant. Naunyn Schmiedebergs Arch Pharmacol 275:83–92
52. Fabre S, Gervais C, Manuel C, Vic-Dupont V (1977) Le syndrome malin des neuroleptiques: A propos de 7 cas. Encephale 3:321–326
53. Feibel JH, Schiffer RB (1981) Sympathoadrenomedullary hyperactivity in the neuroleptic malignant syndrome: A case report. Am J Psychiatry 138:1115–1116
54. Frank JP, Harati Y, Butler IJ, Nelson TE, Scott CI (1980) Central core disease and malignant hyperthermia syndrome. Ann Neurol 7:11–17
55. Gabris G, Müller C (1983) La catatonie dite „pernicieuse". Encephale 9:365–385
56. Gaertner HJ, Hörner W, Bartels M (1983) Katatonieforme Symptome als Nebenwirkung neuroleptischer Behandlung. Nervenarzt 54:250–254

57. Geller B, Greydanus DE (1979) Haloperidol – Induced comatose state with hyperthermia and rigidity in adolescence: Two case reports with a literature review. J Clin Psychiatry 40:102–103
58. Goekoop JG, Carbaat PAT (1982) Treatment of neuroleptic malignant syndrome with dantrolene. Lancet II:49–50
59. Goulon M, Rohan-Chabot P, Elkharrat D, Gajdos P, Bismuth C, Conse F (1983) Beneficial effects of dantrolene in the treatment of neuroleptic malignant syndrome: A report of two cases. Neurology (Cleveland) 33:516–518
60. Granato JE, Stern BJ, Ringel A, Karim AH, Krumholz A, Coyle J, Adler S (1983) Neuroleptic malignant syndrome: Successful treatment with dantrolene and bromocriptine. Ann Neurol 14:89–90
61. Grant R (1984) Neuroleptic malignant syndrome. Br Med J 288:1690
62. Gronert GA, Milde JH, Theye RA (1977) Role of sympathetic activity in porcine malignant hyperthermia. Anesthesiology 47:411–415
63. Gronert GA, Heffron JJA, Milde JH et al. (1977) Porcine malignant hyperpyrexia: Role of skeletal muscle in increased oxygen consumption. Can Anaesth Soc J 24:103–109
64. Gronert GA (1980) Malignant hyperthermia. Anesthesiology 53:395–423
65. Grunhaus L, Sancovici S, Rimon R (1979) Neuroleptic malignant syndrome due to depot fluphenazine. J Clin Psychiatry 40:99–100
66. Guérin JM (1982) Syndrome malin des neuroleptiques. Med Interne 17:365–368
67. Gullotta F, Wierich W, Dieckmann J (1976) Maligne Hyperthermie, chronischer Alkoholismus und tubuläre Aggregate. Prakt Anästh 11:410–415
68. Gullotta F, Spieß-Kiefer C (1983) Muskelbioptische Untersuchungen bei maligner Hyperthermie. Anästh Intensivther Notfallmed 18:21–27
69. Gullotta F, Spieß-Kiefer C (1983) Idiopathische paroxysmale Rhabdomyolyse und klinisch latente Myopathie. Fortschr Neurol Psychiat 51:355–358
70. Haberman ML (1978) Malignant hyperthermia. An allergic reaction to thioridazine therapy. Arch Intern Med 138:800–801
71. Hackl JM, Engl J, Hofstädter F, Bonelli S, Rumpl E, Dworzak E, Puschendorf B (1981) Fragliche maligne Hyperthermie – Krise bei Medikamentenintoxikation. Wien Klin Wochenschr 93:475–479
72. Häfner H, Kasper S (1982) Akute lebensbedrohliche Katatonie. Nervenarzt 53:385–394
73. Harriman DGF, Ellis FR, Franks AJ, Sumner DW (1978) Malignant hyperthermia myopathie in man: An investigation of 75 families. In: Aldrete JA, Britt BA (eds) Second International Symposium on Malignant Hyperthermia. Grune & Stratton, New York, pp 67–87
74. Harriman DGF (1979) Preanesthetic investigation of malignant hyperthermia: Microscopy. Anesth Clin 17:97–117
75. Harrison GG, Saunders SJ, Biebuyck JF et al. (1969) Anaesthetic – induced malignant hyperpyrexia and a method for its prediction. Br J Anaesth 41:844–855
76. Harrison GG (1975) Control of the malignant hyperpyrexic syndrome in MHS swine by dantrolene sodium. Br J Anaesth 47:62–65
77. Hashimoto F, Sherman CB, Jeffery WH (1984) Neuroleptic malignant syndrome and dopaminergic blockade. Arch Intern Med 144:629–630
78. Helpap B, Gullotta F, Schulte am Esch J (1983) Maligne Hyperthermie. In: Intensivmedizin, Notfallmedizin, Anaesthesiologie, Bd. 42. Thieme, Stuttgart
79. Henderson VW, Wooten GF (1981) Neuroleptic malignant syndrome: A pathogenetic role for dopamine receptor blockade? Neurology (NY) 31:132–137
80. Henry P, Barat M, Bourgeois M, Tignol P (1971) Syndrome malin mortel succédant a une injection d'emblée d'oénanthate de fluphénazine. Presse Med 79:1350
81. Hilpert F, Cohen A, Auzepy P (1984) Le syndrome malin des neuroleptiques. Neuroleptiques 34:633–639
82. Hirsch J-F, Ohayon H, Pichard S (1982) Le syndrome malin des neuroleptiques. Gaz Med France 89:3711–3718
83. Imaeda M, Sakai M, Misugi N, Fujiwara T (1981) „Syndrome malin" due to neuroleptics – Clinical and muscle studies of three cases. Yokohama Med Bull 32:57–69

84. Ingraham MR, Ioo CJ, Tovin K (1982) The neuroleptic malignant syndrome: A case report. Int J Psychiat Med 12:43–47
85. Isaacs H, Barlow MB (1970) Malignant hyperpyrexia during anaesthesia: Possible association with subclinical myopathy. Br Med J I:275–277
86. Isaacs H, Frere G, Mitchell J (1973) Histological, histochemical and ultramicroscopic findings in muscle biopsies from carriers of the trait for malignant hyperpyrexia. Br J Anaesth 45:860–868
87. Isaacs H, Barlow MB (1973) Malignant hyperpyrexia – Further muscle studies in asymptomatic carriers identified by creatinine phosphokinase screening. J Neurol Neurosurg Psychiatry 36:228–243
88. Itoh H, Ohtsuka N, Ogita K, Yagi G, Miura S, Koga Y (1977) Malignant neuroleptic syndrome – Its present status in Japan and clinical problems. Folia Psychiatr Neurol Jpn 31:565–576
89. Jerusalem F (1979) Muskelerkrankungen. Thieme, Stuttgart
90. Jessee SS, Anderson GF (1983) ECT in the neuroleptic malignant syndrome: Case report. J Clin Psychiatry 44:186–188
91. Kalow W, Britt BA, Peter P (1978) Rapid simplified techniques for measuring caffeine contraction for patients with malignant hyperthermia. In: Aldrete JA, Britt BA (eds) Second International Symposium on Malignant Hyperthermia. Grune & Stratton, New York pp 339–351
92. Kammerer T, Singer L, Patris M, Finance F, Tempe J-D, Rey G (1972) Syndrome neuroleptique malin au surdosage neuroleptique (pipothiazine) – A propos d'une observation. Ann Med Psychol (Paris) 2:550–554
93. Kikuchi H, Morio M, Shinozaki M, Ishihara S (1978) Statistical considerations of malignant hyperthermia in Japan. In: Aldrete JA, Britt BA (eds) Second International Symposium on Malignant Hyperthermia. Grune & Stratton, New York, pp 483–499
94. Kimsey LR, Gibbs JT, Glen RS, Markette JR, Kosted E (1983) The neuroleptic malignant syndrome. Texas Med 79:54–55
95. King JO, Denborough MA, Zapf PW (1972) Inheritance of malignant hyperpyrexia. Lancet I:365–370
96. Kleinknecht D, Parent A, Blot P, Bochereau G, Lallement PY, Pourriat JL (1982) Rhabdomyolyses avec insuffisance renale aigue et syndrome malin des neuroleptiques. Ann Med Interne 133:549–552
97. Knezevic W, Mastaglia FL, Lefroy RB, Fisher A (1984) Neuroleptic malignant syndrome. Med J Aust 140:28–30
98. Kobayashi Y, Suso K, Suganuma Y, Yamashita K (1983) Two cases of malignant syndrome in the field of psychiatry in which dantrolene sodium (i. v.) was effective. Abstracts, 7th Malignant Hypertemperature Study Assembly, Osaka, Japan
98a. Konikoff F et al. (1984) Neuroleptic malignant syndrome induced by a single injection of haloperidol. Br Med J 289:1228
98b. Kümmerle HP, Garrett ER, Spitzy KH (1978) Klinische Pharmakologie und Pharmakotherapie, 3. Aufl. Urban & Schwarzenberg, München
99. Langer G, Heimann H (1983) Psychopharmaka. Grundlagen und Therapie. Springer, Berlin Heidelberg New York Tokyo
99a. Lazarus A (1985) Neuroleptic malignant syndrome and amantadine withdrawal. Am J Psychiatry 142:142
99b. Lazarus A (1986) Therapy of neuroleptic malignant syndrome. Psychiatr Develop 4 (1):19–30
100. Lenard HG, Kettler D (1975) Malignant hyperpyrexia and myopathy. Neuropädiatrie 6:7–12
100a. Levenson JL (1985) Neuroleptic malignant syndrome. Am J Psychiatry 142:1137–1145
101. Lew TY, Tollefson G (1983) Chlorpromazine – Induced neuroleptic malignant syndrome and its response to diazepam. Biol Psychiatry 18:1441–1446
102. Lievre JA, Guillien P, Boccara M (1971) Accident par fluphenazine – retard. Presse Med 79:1757
103. Lister D, Hall GM, Lucke JN (1975) Malignant hyperthermia: A human and porcine stress syndrome. Lancet I:519

104. Lotstra F, Linkowski P, Mendlewicz J (1983) General anesthesia after neuroleptic malignant syndrome. Biol Psychiatry 18:243–247
105. Martin RD (1981) Mutism, akinesis and fever – A review. Arizona Med 38:268–270
106. May DC, Morris SW, Stewart RM, Fenton BJ, Gaffney FA (1983) Neuroleptic malignant syndrome: Response to dantrolene sodium. Ann Intern Med 98:183–184
107. Mc Allister RG (1978) Fever, tachycardia and hypertension with acute catatonic schizophrenia. Arch Intern Med 183:1154–1156
108. McCarron MM, Boettger ML, Peck JJ (1982) A case of neuroleptic malignant syndrome successfully treated with amantadine. J Clin Psychiatry 43:381–382
109. Melica AM, Belodi L, Negri F, Sacchetti E (1976) Serum creatine kinase in acute psychosis. Br J Psychiatry 129:191
110. Meltzer HY (1969) Muscle enzyme release in the acute psychoses. Arch Gen Psychiatry 21:102–112
111. Meltzer HY (1973) Rigidity, hyperpyrexia and coma following fluphenazine enanthate. Psychopharmacologia 29:337–346
112. Meltzer HY, Ross-Stanton J, Schlessinger S (1980) Mean serum creatine kinase activity in patients with functional psychoses. Arch Gen Psychiatry 37:650–655
113. Mialon P, Boles JM, Abgrall JF, Garre M (1982) Malignant hyperthermia due to neuroleptic treatment. Quick recovery with dantrolene sodium therapy. Intensive Care Med 8 (5):249
114. Modestin J (1971) Die Beeinflussung der Körpertemperatur durch Neuroleptika. Schweiz Arch Neurol Neurochir Psychiatr 108:159–167
115. Morris HH, McCormick WF, Reinarz JA (1980) Neuroleptic malignant syndrome. Arch Neurol 37:462–463
116. Mortier W, Biesel C (1982) Pharmacological in-vitro studies in malignant hyperthermia in childhood. Brain Dev 4:347–352
117. Moyes DG (1973) Malignant hyperpyrexia caused by trimeprazine. Br J Anaesth 45:1163–1164
118. Mueller PS, Vester JW, Fermaglich J (1983) Neuroleptic malignant syndrome. Successful treatment with bromocriptine. JAMA 249:386–388
119. Naganuma H, Toho M, Fujii K, Oda S, Honda Y, Honda N (1983) One case of neuroleptic malignant syndrome – Case of dantrolene effectiveness. Abstracts, 7th Malignant Hypertemperature Study Assembly, Osaka, Japan
120. Neseman ME, Michels JT, Pollei SR (1984) Neuroleptic malignant syndrome. Wisconsin Med J 83:12–14
120a. Parini M, Archambeaud-Mouveroux F, Vincent D, Papapietro P, Dallet A (1984) Association d'une crise aigue thyrotoxique et d'un syndrome malin des neuroleptiques. Presse Med 13:1902
120b. Pearlman CA (1986) Neuroleptic malignant syndrome: A review of the literature. J Clin Psychopharmacol 6:257–273
121. Peele R, Loetzen IS von (1973) Phenothiazine deaths: A critical review. Am J Psychiatry 130:306–309
122. Pera J, Decoux M, Guyon M, Sage M (1982) Reflexions sur le syndrome malin des neuroleptiques. Nouv Presse Med 11:2230
123. Pirovino M, Meier J, Meyer M, Waldmeier P, Schmid M (1984) Malignes Neuroleptika-Syndrom. Dtsch Med Wochenschr 109:378–381
124. Powers P, Douglas TS, Waziri R (1976) Hyperpyrexia In catatonic states. Dis Nerv Syst 37:359–361
125. Preston J (1959) CNS reactions to small doses of tranquilizers. Am Pract Dig Treatm 10:627–630
126. Regestein QR, Alpert JS, Reich P (1977) Sudden catatonic stupor with disastrous outcome. JAMA 238:618–620
127. Reske-Nelsen E, Haase J, Kelstrup J (1975) Malignant hyperthermia in a family. Acta Path Microbiol Scand 83:651–660
128. Rosenberg H, Reed S (1983) In vitro contracture tests for susceptibility to malignant hyperthermia. Anesth Analg 62:415–420
128a. Rosse R, Ciolino C (1985) Dopamine agonists and neuroleptic malignant syndrome. Am J Psychiatry 142:270–271

129. Rowland PL, Willner J, Cerri C, di Mauro S, Miranda A (1980) Approaches to the membrane theory of Duchenne muscular dystrophy. In: Angelini C, Danieli GA, Fontanari D (eds) Muscular dystrophy research. Excerpta Medica, Amsterdam, pp 3–14
130. Samii K, Bagnat E, Glaser P, Nollet D, Simoni G (1976) Syndrome malin des neuroleptiques avec anurie d'évolution favorable. Nouv Presse Med 5:1538
131. Sass H (1981) Probleme der Katatonieforschung. Nervenarzt 52:373–382
132. Scarlett JD, Zimmermann R, Berkovic SF (1983) Neuroleptic malignant syndrome. Aust NZ J Med 13:70–73
133. Schneider H, Krahn J (1978) Maligne Hyperthermie – Ein kasuistischer Beitrag einer möglicherweise nicht narkosebedingten Form der malignen Hyperthermie. Prakt Anästh 13:59–62
134. Schrader G, Wong C, Russell R, Goldney RD (1981) The neuroleptic malignant syndrome. Med J Aust 2:494
135. Schulte-Sasse U, Eberlein HJ (1983) Die maligne Hyperthermie. Anaesthesist 32:141–157
136. Scott J (1984) Dantrolene for neuroleptic malignant syndrome. Br J Psychiatry 143:98
137. Sechi GP, Tanda F, Mutani R (1984) Fatal hyperpyrexia after withdrawal of levodopa. Neurology (Cleveland) 34:249–251
138. Sechi GP, Becciu S, Demontis G, Rosati G (1984) Neuroleptic malignant syndrome in Parkinson's disease. Book of Abstracts, Collegium Internationale Neuro – Psychopharmacologicum 14th Congress, Florence, p 603
138a. Shaler A, Aizenberg D, Munitz H (1984) The aftercare of the patient with the neuroleptic malignant syndrome. Biol Psychiatry 19:317–318
138b. Shibuya K, Ohta H, Ikeda H (1984) Treatment of neuroleptic malignant syndrome with dantrolene sodium. Proc. Seventh Jap. Symposium on Malignant Hyperthermia. Hiroshima J Anesth 20 (Suppl):9–14
139. Simpson DM, Davis GC (1984) Case report of neuroleptic malignant syndrome associated with withdrawal from amantadine. Am J Psychiatry 141:796–797
140. Singh G (1981) The malignant neuroleptic syndrome (A review with report of three cases) Indian J Psychiatry 23:179–183
141. Singh T (1984) Neuroleptic malignant syndrome. Br J Psychiatry 144:98
142. Skjoto J, Reikvam A (1979) Hyperthermia and rhabdomyolysis in self-poisoning with paracetamol and salicylates. Acta Med Scand 205:473–476
143. Smith JA, Carter JH (1984) Neuroleptic malignant syndrome with a positive Weil-Felix Test. Am J Psychiatry 141:609
144. Solomons CC, Masson NC (1982) A platelet – Halothane bioassay for malignant hyperthermia. Anesthesiology 57:A 225
145. Solomons CC, Masson NC (1984) Platelet model for halothane – Induced effects on nucleotide metabolism applied to malignant hyperthermia. Acta Anaesthesiol Scand 28:185–190
146. Soni SD (1976) Serum creatine phosphokinase in acute psychosis. Br J Psychiatry 128:181–183
147. Spieß-Kiefer C (1982) Morphologische und pathogenetische Betrachtungen über die maligne Hyperthermie. Inaugural-Dissertation, Bonn
147a. Spieß-Kiefer C, Hippius H (1986) Malignes neuroleptisches Syndrom und maligne Hyperthermie – ein Vergleich. Fortschr Neurol Psychiatry 54:158–170
148. Sporn P, Steinbreithner K, Sluga E, Linsmayer H, Schenk E (1980) Tödliche maligne Hyperthermiekrise in der Prämedikationsphase – „Humanes Streßsyndrom" oder Promethazin als Triggeragens? Anaesthesist 29:85–88
149. Spring G, Frankel M (1981) New data on lithium and haloperidol incompatibility. Am J Psychiatry 138:818–821
150. Stanley B, Pal NR (1964) Fatal hyperpyrexia with phenelzine and imipramine. Br Med J II:1011
151. Steers AJW, Tallack JA, Thompson DEA (1970) Fulminating hyperpyrexia during anaesthesia in a member of a myopathic family. Br Med J II:341–343
152. Sybesma W, Eikelenboom G (1969) Malignant hyperthermia syndrome in pigs. Neth J Vet Sci 2:155–160

153. Terwellen M (1978) Die paroxysmale Myoglobinurie. Inaugural-Dissertation, Bonn
154. Tollefson G (1982) A case of neuroleptic malignant syndrome: In vitro muscle comparism with malignant hyperthermia. J Clin Psychopharmacol 2:266–270
155. Toru M, Matsuda O, Makiguchi K, Sugano K (1981) Neuroleptic malignant syndrome – Like state following a withdrawal of Antiparkinsonian drugs. J Nerv Ment Dis 169:324–327
156. Ungvari G, Pethö B (1979) Reversal of neuroleptic – Induced stupor by procyclidin. Pharmacopsychiatria 12:257–260
157. Vinken PJ, Bruyn GW, Ringel SP (1979) Clinical presentations: Enzyme elevation (CPK). In: Vinken PJ, Bruyn GW (eds) Handbook of clinical neurology, Vol 40: Diseases of the muscle. Elsevier, Amsterdam, pp 340–348
157a. Wang RT, Aftergood DE, Carlson HE (1985) Hypercalcemia in the neuroleptic malignant syndrome. Arch Intern Med 145:143–144
158. Wedzicha JA, Hoffbrand BJ (1984) Neuroleptic malignant syndrome and hyponatriaemia. Lancet I:963
159. Weinberger DR, Kelly MJ (1977) Catatonia and malignant syndrome: A possible complication of neuroleptic administration. J Nerv Ment Dis 165:263–268
160. White PD (1984) Treatment of neuroleptic malignant syndrome. Br J Psychiatry 144:437
161. Wingard DW (1974) Malignant hyperthermia: A human stress syndrome? Lancet II:1450–1451
161a. Yasukawa M, Jasukawa K, Hatakeyama Y, Chiba S, Suzuki T, Takami T (1983) A case study of neuroleptic malignant syndrome with myoglobinuria. Jpn J Anesthesiol 32:876–882
162. Zubenko G, Harrison GP (1983) Management of a case of neuroleptic malignant syndrome with bromocriptine. Am J Psychiatry 140:1619–1620

Klinik der Spätdyskinesien

J. TEGELER

Einleitung

Die zunehmende Verbreitung der Neuroleptika, die Ausweitung ihres Indikationsspektrums, neuere Erkenntnisse über Begleitwirkungen und die verstärkte Sensibilität von Patienten und Angehörigen gegenüber medikamentösen Nebenwirkungen machen es notwendig, Nutzen und Risiken der Langzeitbehandlung mit Neuroleptika kritisch gegeneinander abzuwägen (Gardos u. Cole 1976; Helmchen 1978; Davis et al. 1980; Gottfries 1981; Hippius u. Klein 1983; Kane 1984; Johnson 1985; Tegeler 1987).

Spätdyskinesien (späte extrapyramidale Hyperkinesen) nehmen eine Sonderstellung unter den extrapyramidal-motorischen Begleitwirkungen ein, da sie meistens erst nach einer langfristigen Behandlung, manchmal auch erst nach Absetzen der Neuroleptika sichtbar werden, oft nicht frühzeitig erkannt werden, relativ häufig auftreten und z. T. irreversibel sein können. Spätdyskinesien sind bereits einige Jahre nach Einführung der Neuroleptika von verschiedenen deutschen Autoren kasuistisch beschrieben worden. In den 60er Jahren sind hier mehrere systematische Untersuchungen durchgeführt worden, z. B. von Haddenbrock (1964), Degkwitz u. Luxemburger (1965), Degkwitz et al. (1966), Heinrich et al. (1968), Hippius u. Lange (1970).

In den folgenden Jahren nahm das Interesse an der Erforschung dieser Bewegungsstörungen deutlich ab, während im angelsächsischen Sprachraum eine große Anzahl umfangreicher Publikationen erschienen ist, u. a. von Crane (1968), Marsden et al. (1975), Gerlach (1979), Task Force Report (1980), Fann et al. (1980), Jeste u. Wyatt (1982), Kane u. Smith (1982), Klawans (1983), Casey et al. (1985).

Erst in den letzten Jahren sind auch hier einige Übersichtsreferate vorgelegt worden, z. B. von Rüther et al. (1978), Seeler u. Kulhanek (1980), Brücher (1983), Tegeler u. Wöller (1983), Wöller u. Tegeler (1983), Christensen et al. (1986).

Mitteilungen über Prävalenzraten und Spätdyskinesien unter neuroleptischer Langzeitmedikation bis zu 70 % bei vorherrschender Irreversibilität einerseits und Berichte, daß derartige Bewegungsstörungen bei chronisch Schizophrenen ohne Medikation angeblich gleich häufig seien als unter kontinuierlicher Neuroleptikagabe andererseits, haben zur Verunsicherung beigetragen. Es soll deshalb versucht werden, einen kritischen Überblick des gegenwärtigen Kenntnisstands vorzulegen.

Symptomatik

Bei den Spätdyskinesien handelt es sich um vielfältige choreiforme, athetoide und dystone Bewegungsstörungen der Zunge, des Mundes und der Kau- und Wangenmuskulatur (bucco-linguo-masticatorisches Syndrom). Bei leichterer Ausprägung findet sich eine Bewegungsunruhe der Zunge, die nur bei geöffnetem Mund sichtbar ist, während bei stärkerer Ausprägung Vorstreck- und Wälzbewegungen der Zunge und Leck-, Schnauz-, Saug-, Schmatz- und Mümmelbewegungen des Mundes zu beobachten sind. Im Bereich der Extremitäten finden sich häufig Klavierspielbewegungen der Finger und iterative Bewegungen der Zehen. Bei schwerer Ausprägung der Symptomatik kommt es zu Schleuderbewegungen der Arme sowie choreiformen und athetoiden Bewegungsstörungen des Oberkörpers und des Beckens (Beckenschaukeln).

Spätdyskinesien zeigen folgende Besonderheiten: Es handelt sich um überwiegend unwillkürliche, stereotyp ablaufende Bewegungsstörungen, die im Schlaf sistieren und bei gesteigerter Vigilanz und emotionaler Anspannung zunehmen. Bei intentionalen Bewegungen kommt es zu einer Abschwächung der Symptomatik in den entsprechenden Muskelgruppen. Spätdyskinesien können nur sehr kurzfristig willentlich unterdrückt werden und können im Längsschnitt erhebliche Fluktuationen in der Ausprägung aufweisen. Bei einer leichteren Symptomatik werden sie häufig von den Patienten selbst nicht bemerkt (Alexopoulos 1979; Rosen et al. 1982).

Als Komplikationen sind eine Hypertrophie der Zungenmuskulatur und bukkale Ulzerationen beschrieben worden. Häufiges Verschlucken kann zu Aspiration und Pneumonien führen. Vereinzelt sind respiratorische Dyskinesien mit Dyspnoe, Zyanose und Dysarthrie beobachtet worden (Weiner et al. 1978; Faheem et al. 1982; Chiang et al. 1985).

Als Folge der ständigen Bewegungsunruhe können manche Patienten beim Essen, Gehen und Sich-Ankleiden schwer behindert sein. Zwischen einzelnen Autoren bestehen erhebliche Meinungsverschiedenheiten darüber, welche Symptome zum Syndrom der Spätdyskinesie zu zählen sind. Insbesondere wird die Abgrenzung zum Parkinson-Syndrom und zur tardiven Akathisie unterschiedlich gehandhabt. Während in früheren Jahren häufig die Ansicht vertreten worden ist, daß Symptomatik und Pathophysiologie des Parkinson-Syndroms und der Spätdyskinesien sich wechselseitig ausschließen und ein Händetremor nicht zum Krankheitsbild der Spätdyskinesie gezählt wird, haben neuere Untersuchungen dagegen gezeigt, daß beide Syndrome gleichzeitig bei 10–20% der Patienten auftreten können (Crane 1972; Gerlach 1977; Richardson u. Craig 1982).

Beide Syndrome kommen innerhalb einer bestimmten topographischen Region kaum gleichzeitig vor. Für den Längsschnitt ist charakteristisch, daß zunächst ein Syndrom und dann das andere Syndrom vorherrschend ist. In einer retrospektiven Studie haben Hansen et al. (1986) bei 10% der Patienten mit einer Spätdyskinesie einen Tremor, in erster Linie an den Händen, festgestellt. Nach Ansicht der Autoren zeigt der Parkinson-Tremor eine Frequenz von 3–6 Zyklen/s, während die Bewegungsstörungen der Spätdyskinesie mit einer Frequenz von 2—3/s deutlich langsamer sind. Munetz u. Cornes (1982) und Barnes u. Braude (1984) haben über Patienten berichtet, die gleichzeitig Symptome einer tardiven Akathisie und einer Spätdyskinesie aufwiesen. Ein Bewegungsdrang soll eigentlich nur bei der Akathisie vorkommen.

Die Spätdyskinesie stellt kein einheitliches Krankheitsbild dar (Granacher 1981; Kidger et al. 1980; Marsden 1985). Klassifikationsversuche mit Hilfe multivariater statistischer Methoden (Kennedy et al. 1971; Kidger et al. 1980) kamen zu dem Ergebnis, daß nach der Lokalisation eine zentrale Gruppe von einer peripheren Gruppe unterschieden werden kann und daß darüber hinaus ein „Akathisie-Faktor" und ein „Parkinson-Syndrom-Faktor" identifiziert werden können. Auch Gerlach u. Korsgaard (1983) haben in ihrer Klassifikation der Bewegungsstörungen betont, daß bei einigen Patienten Frühsyndrome (Frühdyskinesie, Parkinson-Syndrom, Akathisie) gemeinsam mit einem Spätsyndrom (Spätdyskinesie, tardive Akathisie) oder einer alters- bzw. krankheitsbedingten Dyskinesie auftreten können.

Von besonderer Bedeutung sind die von Schooler u. Kane (1982) vorgeschlagenen Forschungsdiagnosen für Spätdyskinesien, weil damit Einschlußkriterien und Diagnosen definiert werden und der Verlauf der Bewegungsstörungen mitberücksichtigt wird. Als Voraussetzungen für die Diagnose einer Spätdyskinesie werden gefordert:

1) Neuroleptikamedikation von mindestens 3 Monaten Dauer.
2) Vorliegen einer Bewegungsstörung mittleren Schweregrades in einer Körperregion oder einer Bewegungsstörung leichter Ausprägung in zwei Regionen. Die Untersuchung sollte unter standardisierten Bedingungen mit Hilfe einer Fremdbeurteilungsskala durchgeführt werden.
3) Ausschluß anderer Bewegungsstörungen.

Für eine präzise Diagnostik ist es wichtig, in fortlaufenden Untersuchungen zu dokumentieren, ob die Bewegungsstörungen neu aufgetreten sind, unverändert geblieben sind oder sich zurückgebildet haben, ob die Dosis des Neuroleptikums geändert worden ist, wie lange die Bewegungsstörungen schon existieren und wie lange Neuroleptika verabreicht worden sind.

Im Laufe mehrerer Untersuchungen können dann folgende Diagnosen gestellt werden:

1) Wahrscheinliche Spätdyskinesien.
2) Maskiert wahrscheinliche Spätdyskinesien: die Bewegungsstörung ist unter der Verabreichung von Neuroleptika innerhalb von 2 Wochen maskiert.
3) Vorübergehende Spätdyskinesie: die Bewegungsstörung hat sich innerhalb von 3 Monaten zurückgebildet, ohne daß erneut Neuroleptika verabreicht worden sind oder eine Dosisänderung vorgenommen worden ist.
4) Absetz-Dyskinesie: 2 Wochen nach dem Absetzen eines Kurzzeitneuroleptikums oder 5 Wochen nach dem Absetzen eines Depotneuroleptikums sind Dyskinesien erstmalig aufgetreten, die sich dann aber innerhalb von 3 Monaten wieder zurückgebildet haben.
5) Persistierende Spätdyskinesie: die Bewegungsstörungen sind während der 3monatigen Untersuchungsperiode konstant geblieben, unabhängig da-

von, ob in dieser Zeit Neuroleptika verabreicht worden sind oder diese Medikamente abgesetzt wurden.
6) Maskiert persistierende Spätdyskinesie: eine persistierende Bewegungsstörung verschwindet innerhalb von 3 Wochen nach einer Erhöhung der neuroleptischen Dosis oder dem erneuten Ansetzen der Medikation.

Diese Forschungsdiagnosen können dazu beitragen, einheitlich definierte und damit homogenere Patientenpopulationen für unterschiedliche Untersuchungen zusammenzustellen, auch wenn auf diese Weise eine Abgrenzung der Spätdyskinesien von alters- oder krankheitsbedingten Bewegungsstörungen nicht möglich ist.

Dokumentation

In den letzten Jahren sind eine ganze Reihe von Fremdbeurteilungsskalen und apparativen Meßmethoden entwickelt worden (Gardos et al. 1977; Fann et al. 1977).

Die bekanntesten Fremdbeurteilungsskalen sind die Abnormal Involuntary Movement Scale (AIMS) vom National Institute of Mental Health, die auch in deutscher Übersetzung (SKAUB) vorliegt (Seeler u. Kulhanek, 1980) und die Tardive Dyskinesia Rating-Scale (TDRS) von Simpson et al. (1979), die im Original 43 Items umfaßt und auch als Kurzfassung mit 17 Items in deutscher Übersetzung vorliegt. Weitere Fremdbeurteilungsskalen wurden von Smith et al. (1979), Gerlach u. Korsgaard (1983), Kalachnik et al. (1984) und Sprague et al. (1984) entwickelt. Die Interrater-Reliabilität der genannten Skalen gilt nach entsprechendem Training als gut. Apparative Methoden, wie z. B. die Elektromyographie oder eine pneumatische Kanüle zwischen den Fingern sind nur für spezielle wissenschaftliche Untersuchungen relevant. Von zunehmend größerer Bedeutung sind Videoaufzeichnungen mit zeitblinder Evaluation (Barnes u. Trauer 1982; Bergen et al. 1984; Firth u. Ardern 1985).

Differentialdiagnosen

Spätdyskinesien sollten von folgenden Bewegungsstörungen unterschieden werden (Marsden et al. 1975; Granacher 1981; Wöller u. Tegeler 1983):

Bewegungsstörungen nach langfristiger neuroleptischer Medikation

Bei der Spätdystonie kommt es zu einem häufig fixierten, meistens irreversiblen Tortikollis oder Retrokollis (Burke et al. 1982; Bartels et al. 1982). Die Prävalenz liegt bei 1−2 % aller Bewegungsstörungen unter Neuroleptikamedikation (Yassa et al. 1986). Im Gegensatz zur Spätdyskinesie sind vorwiegend jüngere Patienten betroffen, möglicherweise Männer häufiger als Frauen. Meistens liegt eine hirnorganische Vorschädigung vor. Die Prognose gilt als ungünstig.

Das Pisa-Syndrom (Ekbom et al. 1972) ist durch eine Schiefhaltung von Kopf, Hals und oberem Rumpf mit Neigung zu einer Seite charakterisiert. Die meist älteren Patienten klagen über innere Unruhe und Schlaflosigkeit.

Beim Rabbit-Syndrom (Villeneuve 1972) findet sich ein Tremor der Lippen und des Kiefers. Im Vergleich zur Spätdyskinesie sollen diese Bewegungen regelmäßiger und schneller ablaufen mit einer Frequenz von 5/s, wobei auch die Zunge miteinbezogen ist. Wegen der Persistenz in der Einschlafphase und einer Besserung unter Anticholinergika wird dieses Krankheitsbild dem Parkinson-Syndrom zugerechnet.

Hyperkinesen ohne neuroleptische Medikation

Schon lange vor Einführung der Neuroleptika hat Kraepelin (1913) choreoathetoide Bewegungsstörungen sowohl im oralen und perioralen Bereich, als auch an den Extremitäten als „athetoide Ataxie" beschrieben. Die katatone Schizophrenie ist häufig durch Stereotypien, Manierismen und Tics gekennzeichnet. Nach Ansicht der meisten Autoren sind diese Bewegungsstörungen bei Schizophrenien den neuroleptika-induzierten Spätdyskinesien phänomenologisch sehr ähnlich. Es sollte aber auch bedacht werden, daß ein nicht unerheblicher Anteil dieser Bewegungsstörungen nicht erkannte neurologische Krankheitsbilder, z. B. Chorea-Huntington, Enzephalitis, Neurolues, waren, die eine schizophreniforme Symptomatik geboten haben (Marsden 1985).

Bei älteren Menschen werden häufig spontane Hyperkinesen der orolinguofazialen Region beobachtet, die phänomenologisch von den Spätdyskinesien nicht zu unterscheiden sind. Derartige Bewegungsstörungen stehen möglicherweise mit einem progressiven Zellverlust im Nigrostriatum und einer verminderten Enzymsynthese im höheren Lebensalter in Zusammenhang. Hysterische Krankheitsbilder können Hyperkinesen imitieren, sind aber eher zielgerichteter. Weiterhin sollte auch an eine schlecht sitzende Zahnprothese gedacht werden.

Hyperkinesen bei genetisch determinierten Krankheitsbildern

Bei der Chorea Huntington dominieren Bewegungsstörungen im Bereich der Schulter, des Rumpfes und der Extremitäten, während die orale Region erst in 2. Linie betroffen ist. Der Verlauf dieser Erkrankung ist eher progredient, verbunden mit Dysarthrie, respiratorischen Störungen und einem dementiven Abbau. Vereinzelt wurden Hyperkinesen beim M. Wilson, bei der Hallervorden-Spatz-Krankheit und bei der Dystonia musculorum deformans beschrieben.

Hyperkinesen bei internistischen und neurologischen Erkrankungen

In seltenen Fällen sind Hyperkinesen bei Endokrinopathien, z. B. beim Hyperthyreoidismus und beim M. Addison, beschrieben worden. Vereinzelt können derartige Bewegungsstörungen auch bei infektiösen zerebralen Prozessen, nach Schädel-Hirn-Traumen, Durchblutungsstörungen und Hirntumoren auftreten.

Durch andere Pharmaka ausgelöste Hyperkinesen

Unter einer längerfristigen L-Dopa-Behandlung bei M. Parkinson werden häufig Hyperkinesen, in erster Linie an den Extremitäten, beobachtet. Vereinzelt sind derartige Bewegungsstörungen nach einem chronischen Amphetaminabusus und nach der langfristigen Einnahme von Antihistaminika, Antikonvulsiva, vor allem von Phenytoinpräparaten, trizyklischen Antidepressiva und Lithiumsalzen sowie Metoclopramid beobachtet worden.

Prävalenz

Umfassende Übersichten über die Studien zur Prävalenz von Spätdyskinesien sind in den letzten Jahren u. a. von Tepper u. Haas (1979), Task Force Report (1980), Jeste u. Wyatt (1981), Kane u. Smith (1982), Wöller u. Tegeler (1983), Baldessarini (1985), Casey (1985a) und Kane et al. (1985) vorgelegt worden. Die Angaben über die Prävalenzraten von Spätdyskinesien unter Neuroleptika variieren zwischen 1% und 70% wobei als Durchschnittswerte von den genannten Autoren 20–25% angegeben werden. Nach Ansicht von Kane u. Smith (1982) und Jeste u. Wyatt (1982) ist in den letzten Jahren möglicherweise – auch unabhängig davon, ob standardisierte Beurteilungsverfahren eingesetzt worden sind – ein Anstieg der Prävalenzraten zu verzeichnen. Im allgemeinen überwiegen die leichten Ausprägungsgrade mit einer Häufigkeit von 60–70% gegenüber den mittleren Ausprägungen mit einer Häufigkeit von 30–35% und einer schweren Ausprägung mit einer Häufigkeit von 5–10%.

Die erheblichen Diskrepanzen der Prävalenzraten dieser Stichtagsuntersuchungen sind u. a. auf unterschiedliche Patientenpopulationen (Geschlechts- und Altersverteilung, stationäre oder ambulante Behandlung), Unterschiede der Medikamentenanamnese, vor allem der Neuroleptika und Antiparkinsonmittel (Art, Dosis und Dauer), Uneinheitlichkeiten der Falldefinitionen und der differentialdiagnostischen Abgrenzung, Verwendung einer globalen Beurteilung oder von Fremdbeurteilungsskalen und auf die Zustandsabhängigkeit der Symptomausprägung von Vigilanz und Affekt zurückzuführen.

Von besonderer Bedeutung sind deshalb erste Ergebnisse eines 5jährigen Follow-up der prospektiv angelegten Untersuchung von Kane et al. (1984). In die Untersuchung wurden 851 Patienten (Durchschnittsalter 27 Jahre, durchschnittliche Dauer der Neuroleptikamedikation bei Untersuchungsbeginn 10 Monate) mit unterschiedlichen Diagnosen aufgenommen. Die Patienten wurden alle 3 Monate standardisiert untersucht. Mit Hilfe der Lebenstafelmethode wurde nach einer 4jährigen Neuroleptikamedikation eine Inzidenz von 14 ∓ 4% und nach einer 7jährigen Neuroleptikaexposition eine Inzidenz von 24% Spätdyskinesien errechnet. Von diesen insgesamt 74 Patienten mit einer Spätdyskinesie hatten nach den obengenannten Forschungsdiagnosen (Schooler u. Kane 1982) 35 Kranke mindestens 3 Monate persistierende Dyskinesien (16 ohne Neuroleptika, 15 unter Neuroleptika, 4 nicht spezifiziert), 17 Patienten vorübergehende, 11 wahrscheinliche, 4 maskiert wahrscheinliche und 2 Spätdyskinesien nach Absetzen. 49% der Bewegungsstörungen waren leicht ausgeprägt, 24% mittel und 8% schwer. Im Laufe der Zeit war es bei den meisten Patienten nicht zu einer Verschlechterung der Symptomatik gekommen.

Ein Überblick der Studien von „spontanen" Hyperkinesen im höheren Lebensalter ohne Neuroleptika zeigt, daß die Prävalenzraten im Bereich von 1–30% variieren (Tepper u. Haas 1980; Kane u. Smith 1982; Wöller u. Tegeler 1983; Casey 1985a). Die höheren Prävalenzraten beziehen sich auf gerontopsychiatrische Patienten. Im allgemeinen wird die mittlere Prävalenzrate mit 6–8% angegeben. Lieberman et al. (1984) fanden bei gesunden Altenheimbewohnern ohne Neuroleptika eine Prävalenzrate von 1,2% und bei körperlich Kranken ohne Neuroleptika 4,8% Spätdyskinesien, während bei körperlich Kranken die Prävalenzrate 16,5% betrug und bei mit Neuroleptika behandelten gerontopsychiatrischen Patienten auf 66,7% anstieg.

Für psychiatrische Patienten, die keine Neuroleptika erhalten hatten, wurden Prävalenzraten von 4–53%, im Mittel 6–8%, angegeben. Owens et al. (1982) haben bei chronisch Schizophrenen ohne neuroleptische Medikation eine vergleichbare Prävalenzrate gefunden wie bei Kranken mit Neuroleptika. Die Autoren haben daraus gefolgert, daß die Bewegungsstörungen eher mit der chronisch schizophrenen Symptomatik als mit der neuroleptischen Medikation in Verbindung gebracht werden könnten. Es muß allerdings erwähnt werden, daß die nicht neuroleptisch behandelte Gruppe durchschnittlich 10 Jahre älter war und daß in der anderen Gruppe nicht berücksichtigt wurde, daß Neuroleptika Spätdyskinesien unterdrücken können. Nach Ansicht der meisten Autoren gilt als gesichert, daß die Prävalenzrate unter neuroleptischer Langzeitmedikation 3mal höher ist als bei Patienten, die nicht mit Neuroleptika behandelt worden sind.

Risikofaktoren

Höheres Lebensalter gilt als der wichtigste prädisponierende Faktor für die Entstehung von Spätdyskinesien. Es soll auch der Schweregrad der Bewegungsstörungen mit dem höheren Lebensalter korrelieren. Orale und periorale Hyperkinesen finden sich häufiger bei älteren Menschen, Bewegungsstörungen im Bereich der Extremitäten dagegen häufiger bei jüngeren Kranken und bei Kindern. Einer erhöhten Vulnerabilität mit einem progressiven Zellverlust und einer verminderten Enzymaktivität der Neurotransmitter im Nigrostriatum kommt dabei eine besondere Bedeutung zu.

Im jüngeren und mittleren Lebensalter sollen Männer und Frauen in etwa gleich häufig betroffen sein, während im höheren Lebensalter Spätdyskinesien häufiger und dann meistens auch mit einer stärkeren Ausprägung bei Frauen zu finden sind (Heinrich et al. 1968; Smith et al. 1979; Kane u. Smith 1982). Der Östrogenmangel im Klimakterium sowie die damit verbundene geringere dopaminerge Aktivität und differente Behandlungsmodalitäten für Frauen werden als Ursachen diskutiert.

Spätdyskinesien können grundsätzlich bei allen psychiatrischen Erkrankungen auftreten. Patienten mit einem psychoorganischen Syndrom und möglicherweise auch Kranke mit einer affektiven oder schizoaffektiven Psychose sollen besonders gefährdet sein (Davis et al. 1976; Rosenbaum et al. 1977; Kane et al. 1984).

Eine hirnorganische Vorschädigung gilt als prädisponierender Faktor. Die Ergebnisse der CT-Untersuchungen sind widersprüchlich. Bartels u. Themelis (1983), Owens et al. (1985) und Waddington et al. (1985) fanden eine signifikante Vergrößerung der VBR bei Schizophrenen mit Spätdyskinesien im Vergleich zu Kranken ohne derartige Bewegungsstörungen. In einer eigenen Untersuchung (Tegeler et al. 1988a) wurden keine morphologischen Veränderungen in CTs von 20 schizophrenen Patienten mit Spätdyskinesien im Vergleich zu einer Kontrollgruppe ohne derartige Bewegungsstörungen festgestellt. Die CT-Parameter VBR und maximale Weite des III. Ventrikels korrelierten nicht mit dem psychopathologischen Befund (BPRS-Gesamtscore) und der Minussymptomatik der SANS (Andreasen 1981). Es konnte aber ein signifikanter Zusammenhang zwischen dem Schweregrad der Spätdyskinesien (SKAUB-Globalscore) und dem psychopathologischen Befund, vor allem hinsichtlich der Ausprägung der Minussymptomatik, festgestellt werden. Gelenberg (1976), Famuyiwa et al. (1979), Jeste et al. (1980) und Williams et al. (1985) haben ebenfalls im CT keine morphologischen Veränderungen bei Schizophrenen mit Spätdyskinesien gefunden. Es mehren sich die Hinweise, daß Patienten mit derartigen Bewegungsstörungen häufiger eine Minussymptomatik, entsprechend dem Schizophrenietyp II, und kognitive Störungen haben (Struve u. Willner 1983; Jeste et al. 1984; Waddington et al. 1985; Wegner et al. 1985; Tegeler et al. 1988b).

Eine besondere Bedeutung kommt einer nicht näher spezifizierten Individualdisposition zu. Inwieweit bei dieser „reduzierten biologischen Pufferkapazität" (Gerlach 1985) genetische Faktoren eine Rolle spielen, ist bisher unklar.

Mit Ausnahme von Clozapin können Spätdyskinesien unter einer längerfristigen Behandlung mit nahezu allen Neuroleptika auftreten. Hinweise aus retrospektiven und deshalb methodisch anfechtbaren Studien, klinische Erfahrungen und tierexperimentelle Befunde, die darauf hinweisen, daß das Risiko bei einem Medikament größer sein soll als bei einem anderen Präparat, sollten kritisch beurteilt werden. Es fehlen bis heute prospektiv angelegte kontrollierte Studien.

Ob es unter einer langfristigen Behandlung mit Depotneuroleptika häufiger zu Spätdyskinesien kommt als nach der Verabreichung von Kurzzeitneuroleptika, wird kontrovers diskutiert (Tegeler 1987). Einige Autoren haben nach der Umstellung von Kurzzeit- auf Depotneuroleptika einen Anstieg der Inzidenzrate beobachtet (Gibson 1981) bzw. eine positive Korrelation zwischen der Häufigkeit verabreichter Depotneuroleptika mit der Prävalenzrate von Spätdyskinesien errechnet (Chouinard et al. 1979; Ezrin-Waters et al. 1981; Csernansky et al. 1981).

In diesen Studien wurden wichtige Variablen, wie Vorbehandlung, Dauer der Erkrankung und Alter nicht berücksichtigt. Levine et al. (1980) und Goldberg et al. (1982) kamen in ihren Studien eher zu gegenteiligen Schlußfolgerungen. Klinische Befunde und tierexperimentelle Daten lassen vermuten, daß das häufige abrupte An- und Absetzen der Neuroleptika, z. B. auch bei „drug holidays", im Sinne eines Triggereffektes besonders riskant sein könnte. Demgegenüber soll ein sehr langsames Ausschleichen der Neuroleptika weniger problematisch sein (Jus et al. 1979; Jeste et al. 1979; Branchey et al. 1983).

Auch die Befunde der Plasmaspiegelbestimmungen sind inkonsistent (Jeste et al. 1979; Nasrallah et al. 1980; Fairbairn et al. 1983).

Nach Ansicht der meisten Autoren, z. B. Tepper u. Haas (1980), Kane u. Smith (1982), Jeste u. Wyatt (1982), Wöller u. Tegeler (1983), Casey (1985b) besteht zwischen der kumulativen Neuroleptikadosis und der Häufigkeit von Spätdyskinesien kein linearer Zusammenhang. Die Widersprüche in der Literatur sind z. T. auf die methodischen Mängel dieser retrospektiven Studien zurückzuführen. Kane et al. (1984) kamen in ihrer prospektiven Untersuchung zu dem Ergebnis, daß Patienten mit einer Spätdyskinesie, die sich innerhalb von 2 Jahren entwickelt hatte, niedrigere Maximaldosen von Neuroleptika erhalten hatten, im Vergleich zu den Patienten, bei denen die Bewegungsstörung erst nach 2 Jahren aufgetreten war. Die Autoren leiteten daraus die Vermutung ab, daß bei Patienten mit einer individuellen Disposition zur Entwicklung einer Spätdyskinesie schon niedrige Neuroleptikadosen problematisch sein könnten, während für Patienten ohne eine entsprechende Vulnerabilität auch höhere Dosen nicht zu einem Anstieg der Prävalenzrate von Spätdyskinesien führen müßten.

Nach Ansicht der meisten Autoren besteht auch keine lineare Beziehung zwischen neuroleptischer Behandlungsdauer und Prävalenzrate. Ein entsprechendes Risiko soll in den ersten 2–5 Jahren besonders hoch sein (Kane u. Smith 1982; Toenniessen et al. 1985; Haag et al. 1987).

Die Berichte über einen evtl. Zusammenhang zwischen extrapyramidalmotorischen Frühsyndromen und Spätdyskinesien sind widersprüchlich. Kane et al. (1984) haben in ihrer prospektiven Untersuchung festgestellt, daß ein Parkinson-Syndrom signifikant mit einem frühen Beginn einer Spätdyskinesie korreliert war. Frühdyskinesien sollen nach Ansicht der meisten Experten in der Vorgeschichte nicht häufiger aufgetreten sein.

Inwieweit Antiparkinsonmittel das Auftreten von Spätdyskinesien begünstigen, ist nicht eindeutig geklärt (Mallya et al. 1979; Gardos u. Cole 1983). Auch wenn kein kausaler Zusammenhang zwischen einer gleichzeitigen, längerfristigen Antiparkinsonmedikation und der Manifestation von Spätdyskinesien nachweisbar ist, gilt andererseits als eindeutig belegt, daß Antiparkinsonmittel eine schon bestehende Symptomatik verstärken (Gerlach u. Thorsen 1976) und daß es nach dem Absetzen dieser Präparate zu einer Rückbildung der Bewegungsstörungen kommen kann (Greil et al. 1984; Haag et al. 1987).

Verlauf

In der Literatur finden sich Remissionsraten nach dem Absetzen der Neuroleptika, abhängig von Patientenkollektiv und Hyperkinesendauer, zwischen 0% und 90%. Nach Ansicht verschiedener Autoren (Task Force Report 1980; Jeste u. Wyatt 1982; Wöller u. Tegeler 1983; Casey 1985b) liegen die Remissionsraten innerhalb eines Jahres im Durchschnitt bei 22–30% und nach 3–5 Jahren bei 60–70% (Marsden 1985). Bei jüngeren Patienten ist häufiger eine Reversibilität der Bewegungsstörungen festzustellen, während die Spätdyskinesien bei älteren Patienten und Kranken mit einer hirnorganischen Vorschädigung eher persistieren. Häufig wird die Ansicht vertreten, daß in erster Linie die reversiblen Bewegungsstörungen mit einer Hypersensitivität der postsynaptischen Dopaminrezeptoren in Verbindung stehen, während bei den irreversiblen Formen eher altersbedingte strukturelle Veränderungen im nigrostriären Bereich vermutet werden.

In einer 5-Jahres-Katamnese stellte Casey (1985b) fest, daß es auch unter einer kontinuierlichen niedrigdosierten neuroleptischen Medikation bei 76% der Patienten zu einer deutlichen Rückbildung der Bewegungsstörungen gekommen war. Es wird daraus gefolgert, eine Spätdyskinesie erst dann als irreversibel zu bezeichnen, wenn es entweder nach dem Absetzen der Neuroleptika oder auch unter kontinuierlicher Behandlung nicht innerhalb von 1–2 Jahren zu einer Rückbildung gekommen ist.

Schlußfolgerung

Spätdyskinesien können nicht als Krankheitseinheit angesehen werden. Neuere Untersuchungen haben zu wichtigen Erkenntnissen über die Symptomatik, Differentialdiagnostik und Häufigkeit dieser Bewegungsstörungen beigetragen. Hinsichtlich der Risikofaktoren, abgesehen von der wesentlichen Bedeutung des höheren Lebensalters, ist vieles noch unbekannt. Besonders wichtig ist es, die individuelle Disposition besser charakterisieren zu können. Die langfristige Verabreichung von Neuroleptika kann nicht als alleinige Ursache der Entstehung von Spätdyskinesien angesehen werden. Der Verlauf ist meistens nicht progredient, Irreversibilität ist wohl seltener als früher angenommen.

Literatur

Alexopoulos GS (1979) Lack of complaints in schizophrenics with tardive dyskinesia. J Nerv Ment Dis 167:125–127

Andreasen NC (1981) Scale for the Assessment of Negative Symptoms (SANS). The University of Iowa, Iowa City

Baldessarini RJ (1985) Clinical and epidemiologic aspects of tardive dyskinesia. J Clin Psychiatry 46:8–13

Barnes TRE, Braude WM (1984) Persistent akathisia associated with early tardive dyskinesia. Postgrad Med J 60:359–361

Barnes TRE, Trauer T (1982) Reliability and validity of a tardive dyskinesia videotape rating technique. Brit J Psychiatry 140:508–515

Bartels M, Themelis (1983) Computerized tomography in tardive dyskinesia. Arch Psychiatr Nervenkr 233:371–379

Bartels M, Riffel D, Stöhr M (1982) Tardive Dystonie: Eine seltene Nebenwirkung nach Neuroleptika-Langzeitbehandlung. Nervenarzt 53:674–676

Bergen JA, Griffiths DA, Rey JM, Beumont JV (1984) Tardive dyskinesia: Fluctuating patient or fluctuating rater. Br J Psychiatry 144:498–502

Branchey MC, Branchey LB, Richardson MA (1981) Effects of neuroleptic adjustment on clinical condition and tardive dyskinesia in schizophrenic patients. Am J Psychiatry 138:608–612

Brücher K (1982) Die Spätdyskinesien – Eine Übersicht über Klinik, Pathogenese, Prophylaxe und Therapie eines späten neuroleptischen Seiteneffekts. Fortschr Neurol Psychiat 50:138–199

Burke RE, Fahn S, Lankowic J (1982) Tardive dystonia: Late onset and persistent dystonia caused by antipsychotic drugs. Neurology 32:1335–1346

Casey DE (1985 a) Spontaneous and tardive dyskinesia: Clinical and laboratory studies. J Clin Psychiatry 46:42–47

Casey DE (1985 b) Tardive dyskinesia: Reversible and irreversible. In: Casey DE, Chase TN, Christensen AV, Gerlach J (eds) Dyskinesia research and treatment. Psychopharmacology, Suppl 2. Springer, Berlin Heidelberg New York Tokyo

Casey DE, Chase TN, Christensen AV, Gerlach J (1985) Dyskinesia research and treatment. Psychopharmacology, Suppl 2. Springer, Berlin Heidelberg New York Tokyo

Chiang E, Pitts WM, Rodriguez-Garcia M (1985) Respiratory dyskinesia: Review and case reports. J Clin Psychiatry 46:232–234

Chouinard G, Annable L, Ross-Chouinard A, Nostores JN (1979) Factors related to tardive dyskinesia. Am J Psychiatry 136:79–83

Christensen AV, Greil W, Haag H et al. (1986) Animal models for assessing extrapyramidal-motor side-effects of neuroleptics. Pharmacopsychiatria 19:149–151

Crane G (1968) Tardive dyskinesia in patients treated with major neuroleptics: A review of the literature. Am J Psychiatry 124:40–48

Crane G (1972) Pseudoparkinsonmism and tardive dyskinesia. Arch Neurol 27:426–430

Csernansky JG, Grabowski K, Cervantes J, Kaplan J, Yesavage JA (1981) Fluphenazine decanoate and tardive dyskinesia: A possible association. Am J Psychiatry 138:1362–1365

Davis JM, Schaffer CM, Killian GA, Kinard C, Chan C (1980) Important issues in the drug treatment of schizophrenia. Schizophr Bull 6:70–87

Davis KL, Berger PA, Hollister LE (1976) Tardive dyskinesia and depressive illness. Psychopharmacol Commun 2:125–130

Degkwitz R, Luxemburger O (1965) Das terminale extrapyramidale Insuffizienz- bzw. Defektsyndrom infolge chronischer Anwendung von Neuroleptika. Nervenarzt 36:173–175

Degkwitz R, Binsack KF, Herkert H, Luxemburger O, Wenzel W (1966) Zum Problem der terminalen extrapyramidalen Hyperkinesen anhand von 1600 langfristig mit Neuroleptika Behandelten. Arzneimittelforsch 16:276–279

Ekbom K, Lindholm H, Ljundberg L (1972) New dystonic syndrom associated with butyrophenone therapy. J Neurol 202:94–103

Ezrin-Waters C, Seeman MV, Seeman P (1981) Tardive dyskinesia in schizophrenic outpatients: Prevalence and significant variables. J Clin Psychiatry 42:16–22

Faheem AD, Brightwell DR, Burton GC, Struss A (1982) Respiratory dyskinesia and dysarthria from prolonged neuroleptic use: Tardive dyskinesia? Am J Psychiatry 139:517–518

Fairbairn AF, Rowell FJ, Hui SM, Hassanyeh F, Robinson AJ, Eccleston D (1983) Serum concentration of depot neuroleptics in tardive dyskinesia. Br J Psychiatry 142:579–583

Famuyiwa OO, Eccleston D, Donaldson AA, Garside RF (1979) Tardive dyskinesia and dementia. Br J Psychiatry 135:500–504

Fann WE, Stafford JR, Malone RL, Frost JD, Richman BW (1980) Clinical research techniques in tardive dyskinesia. Am J Psychiatry 134:759–762

Firth WR, Ardern MH (1985) Measuring abnormal movement in tardive dyskinesia: A pilot study. Brit J Psychiatry 147:723–726

Gardos G, Cole JO (1976) Maintenance antipsychotic therapie: Is the cure worse than the disease? Am J Psychiatry 133:32–36

Gardos G, Cole JO (1983) Tardive dyskinesia and anticholinergic drugs. Am J Psychiatry 140:200–202

Gardos G, Cole JO, La Brie R (1977) The assessment of tardive dyskinesia. Arch Gen Psychiatry 34:1206–1212

Gelenberg AJ (1976) Computerized tomography in patients with tardive dyskinesia. Am J Psychiatry 133:578–579

Gerlach J (1975) Pathophysiological mechanism underlying tardive dyskinesia. In: Casey DE, Chase TN, Christensen AV, Gerlach J (eds) Dyskinesia research and treatment. Psychopharmacology, Suppl 2. Springer, Berlin Heidelberg New York

Gerlach J (1977) The relationship between parkinsonism and tardive dyskinesia. Am J Psychiatry 134:781–784

Gerlach J (1979) Tardive dyskinesia. Dan Med Bull 26:209–245

Gerlach J, Korsgaard S (1983) Classification of abnormal involuntary movements in psychiatric patients. Neuropsychiatr Clin 2:201–208

Gerlach J, Thorsen K (1976) The movement pattern of oral tardive dyskinesia in relation to anticholinergic and antidopaminergic treatment. Int Pharmacol Psychiatry 11:1–7

Gibson AC (1981) Incidence of tardive dyskinesia in patients receiving depot neuroleptic injection. Acta Psychiat Scand (Suppl 291) 63:111–114

Goldberg SC, Shenoy RS, Julius D, Hamer RM, Ross B, Minton T, Spiro M (1982) Do long-acting injectable neuroleptics protect against tardive dyskinesia? Psychopharmacol Bull 18:177–179

Gottfries CG (1981) Long-term neuroleptic treatment benefits and risks. Acta Psychiat Scand (Suppl 291) 63:75–88

Granacher RP (1981) Differential diagnosis of tardive dyskinesia: An overview. Am J Psychiatry 138:1288–1297

Greil W, Haag H, Rossnagl G, Rüther E (1984) Effect of anticholinergics on tardive dyskinesia. Br J Psychiatry 145:304–310

Haag H, Greil W, Rüther E (1987) Zusammenhang zwischen Spätdyskinesie und verschiedenen Variablen der neuroleptischen Behandlung. In: Heinrich K, Klieser E (Hrsg) Probleme der neuroleptischen Dosierung. Schattauer, Stuttgart

Haddenbrock S (1964) Hyperkinetische Dauersyndrome nach hochdosierter und Langstreckenbehandlung mit Neuroleptika. In: Kranz H, Heinrich K (Hrsg) Begleitwirkungen und Mißerfolge der psychiatrischen Pharmakotherapie. Thieme, Stuttgart

Hansen TE, Glazer WM, Moore DC (1986) Tremor and tardive dyskinesia. J Clin Psychiatry 47:461–464

Heinrich K, Tegeler J (1983) Dyskognitive, apathische und extrapyramidale Syndrome bei Langzeit-Neurolepsie. In: Hippius H, Klein HE (Hrsg) Therapie mit Neuroleptika. Perimed, Erlangen

Heinrich K, Wegener I, Bender HJ (1968) Späte extrapyramidale Hyperkinesen bei neuroleptischer Langzeittherapie. Pharmacopsychiatria 1:169–195

Helmchen H (1978) Forschungsaufgaben bei psychiatrischer Langzeitmedikation. Nervenarzt 49:534–538

Hippius H, Klein HE (1983) Therapie mit Neuroleptika. Perimed, Erlangen

Hippius H, Lange G (1970) Zur Problematik der späten extrapyramidalen Hyperkinesen nach langfristiger neuroleptischer Therapie. Arzneimittelforsch 20:888–889

Jeste DV, Wyatt RJ (1981) Changing epidemiology of tardive dyskinesia: An overview. Am J Psychiatry 138:297–309

Jeste DV, Wyatt RJ (1982) Understanding and treating tardive dyskinesia. Guilford, New York

Jeste DV, Potkin SG, Sindha S, Feder S, Wyatt RJ (1979) Tardive dyskinesia: Reversible and persistent. Arch Gen Psychiatry 36:585–590

Jeste DV, Rosenblatt JE, Wagner RL, Wyatt RJ (1979) High serum neuroleptic levels in tardive dyskinesia? N Engl J Med 301:1184–1186

Jeste DV, Wagner RL, Weinberger DR, Rieth KJ, Wyatt RJ (1980) Evaluation of CT scans in tardive dyskinesia. Am J Psychiatry 137:247–249

Jeste DV, Karson CN, Iager AC, Bigelow LB, Wyatt RJ (1984) Association of abnormal involuntary movements and negative symptoms. Psychopharmacol Bull 20:380–381

Johnson DAW (1985) Antipsychotic medication: Clinical guidelines for maintenance therapy. J Clin Psychiatry 46:6–15

Jus A, Jus K, Fontaine P (1979) Longterm treatment of tardive dyskinesia. J Clin Psychiatry 40:72–77

Kalachnik JE, Young RC, Offerman D (1984) A tardive dyskinesia evaluation and diagnosis form for applied facilities. Psychopharmacol Bull 20:303–307

Kane JM (1984) The use of depot neuroleptics: Clinical experience in the United States. J Clin Psychiatry 45:5–12

Kane JM, Smith JM (1982) Tardive dyskinesia prevalence and risk factors, 1959 to 1979. Arch Gen Psychiatry 39:473–481

Kane JM, Woerner M, Lieberman J (1985) Tardive dyskinesia: Prevalence, incidence and risk factors. In: Casey DE, Chase TN, Christensen AV, Gerlach J (eds) Dyskinesia research and treatment. Psychopharmalogy, Suppl 2. Springer, Berlin Heidelberg New York Tokyo

Kane JM, Woerner M, Weinhold P, Wegner J, Kinon B (1984) Incidence of tardive dyskinesia: Five-year data from a prospective study. Psychopharmacol Bull 20:39–40

Kennedy PF, Hershon HJ, McGuire RJ (1971) Extrapyramidal disorders after prolonged phenothiazine therapy. Br J Psychiatry 118:509–518

Kidger T, Barnes RE, Trauer T, Taylor PJ (1980) Sub-syndromes of tardive dyskinesia. Psychol Med 10:513–520

Klawans HL (1983) Symposium on tardive dyskinesia. Clin Neuropharmacol 6:75–168

Klawans HL, Goetz CG, Perlik S (1980) Tardive dyskinesia. Review and update. Am J Psychiatry 137:900–908

Kraepelin E (1913) Psychiatrie, 8. Aufl. Barth, Leipzig

Levine J, Schooler NR, Severe J et al. (1980) Discontinuation of oral and depotfluphenazine in schizophrenic patients after one year of continuous medication. Adv Biochem Psychopharmacol 22:483–493

Lieberman J, Kane JM, Woerner M, Weinhold P, Basavaraju N, Kurucz J, Bergmann K (1984) Prevalence of tardive dyskinesia in elderly samples. Psychopharmacol Bull 20:382–386

Mallya A, Jose C, Baig M, Williams R, Cho D, Mehta D, Volavka J (1979) Antiparkinsonics, neuroleptics and tardive dyskinesia. Biol Psychiatry 14:645–649

Marsden CD (1985) Is tardive dyskinesia a unique disorder? In: Casey DE, Chase TN, Christensen AV, Gerlach J (eds) Dyskinesia research and treatment. Psychopharmacology, Suppl 2. Springer, Berlin Heidelberg New York Tokyo

Marsden CD, Tarsy D, Baldessarini RJ (1975) Spontaneous and drug-induced movement disorders in psychotic patients. In: Benson DF, Blumer D (eds) Psychiatric aspects of neurologic disease. Grune & Stratton, New York

Munetz MR, Cornes CL (1982) Akathisia, pseudoakathisia and tardive dyskinesia: Clinical examples. Compr Psychiatry 23:345–348

Nasrallah HA (1980) Neuroleptic plasma levels and tardive dyskinesia: A possible link? Schizophr Bull 6:4–7

Owens DGC, Johnstone EC, Frith CD (1982) Spontaneous involuntary disorders of movement in neuroleptic treated and untreated chronic schizophrenics. Arch Gen Psychiatry 39:452–461

Owens DGC, Johnstone EC, Crow DJ, Frith CD, Jagon JR, Kreel L (1985) Lateral ventricular size in schizophrenia: Relationship to the disease process and its clinical manifestations. Psychol Med 15:27–41

Richardson MA, Craig TJ (1982) The coexistence of parkinsonismlike symptoms and tardive dyskinesia. Am J Psychiatry 139:341–343

Rosen AM, Mukherjee S, Olarte S, Varia V, Cardenas C (1982) Perception of tardive dyskinesia in outpatients receiving maintenance neuroleptics. Am J Psychiatry 139:372–373

Rosenbaum KM, Niven RG, Hanson NP, Swanson DW (1977) Tardive dyskinesia: Relationship with primary affective disorder. Dis Nerv Syst 38:423–427

Rüther E, Bindig R, Ther P (1978) Neuropharmakotherapie dyskinetischer Syndrome. Pharmakotherapie 1:200–210

Rüther E, Haag M, Oefele K von, Kettler E, Haag H (1987) Späte extrapyramidale Hyperkinesen (Spätdyskinesien): Risiko der Neurolepsie? In: Pichot P, Möller HJ (Hrsg) Neuroleptika Rückschau 1952–1986. Künftige Entwicklungen. Springer, Berlin Heidelberg New York Tokyo

Schooler NR, Kane JM (1982) Research diagnoses for tardive dyskinesia. Arch Gen Psychiatry 39:86–87

Seeler W, Kulhanek F (1980) Späte extrapyramidale Hyperkinesen. Schwarzeck, München

Simpson GM, Lee JH, Zoubak B, Gardos G (1979) A rating scale for tardive dyskinesia. Psychopharmacology 64:171–179

Smith JM, Baldessarini RJ (1980) Changes in prevalence, severity and recovery in tardive dyskinesia with age. Arch Gen Psychiatry 37:1368–1373

Smith JM, Kucharski LT, Eblen C, Knutsen E, Linn C (1979) An assessment of tardive dyskinesia in schizophrenic outpatients. Psychopharmacology 64:99–104

Sprague RL, Kalachnik JE, Breuning SE et al. (1984) The dyskinesia identification system – Coldwater (Dis-Co): A tardive dyskinesia rating scale for the developmentally disabled. Psychopharmacol Bull 20:318–338

Struve FA, Willner AE (1983) Cognitive dysfunction and tardive dyskinesia. Br J Psychiatry 143:597–600

Task Force Report (1980) Task Force on the late neurological effects of antipsychotic drugs: Tardive dyskinesia: Summary of a Task Force Report of the American Psychiatric Association. Am J Psychiatry 137:1163–1172

Tegeler J (1987a) Depot-Neuroleptika und späte extrapyramidale Hyperkinesen. In: Heinrich K, Sieberns S (Hrsg) Internationales Fluanxol-Depot-Symposium. Das Ärztliche Gespräch. pmi-Verlag, Frankfurt

Tegeler J (1987b) Nutzen und Risiken der neuroleptischen Langzeitmedikation schizophrener Erkrankungen. In: Kretschmar C (Hrsg) Fragen zur Schizophrenie. Organon, München

Tegeler J, Wöller W (1983) Therapeutische Maßnahmen bei späten extrapyramidalen Hyperkinesen. Fortschr Neurol Psychiat 51:203–226

Tegeler J, Bogerts B, Wurthmann C (1988a) CT-Untersuchungen an schizophrenen Patienten mit späten Hyperkinesen. In: Beckmann H, Laux D (Hrsg) Biologische Psychiatrie. Springer, Berlin Heidelberg New York Tokyo

Tegeler J, Strauss WH, Lüthcke H, Bertling R (1988b) Cognitive functions in schizophrenic patients with tardive dyskinesia. Pharmacopsychiatria 21:308–309

Tepper S, Haas J (1979) Prevalence of tardive dyskinesia. J Clin Psychiatry 40:508–516

Toenniessen LM, Casey DE, McFarland BH (1985) Tardive dyskinesia in the aged. Arch Gen Psychiatry 42:278–284

Villeneuve A (1972) The rabbit-syndrome: A peculiar extrapyramidal reaction. Can Psychiatr Ass J (Suppl 2) 17:69–72

Waddington JL, Youssef HA, Molloy AG, O'Boyle KM, Pugh MT (1985) Association of intellectual impairment, negative symptoms, and aging with tardive dyskinesia: Clinical and animal studies. J Clin Psychiatry 46:29–33

Wegner JT, Kane JM, Weinhold P, Woerner M, Kinon B, Lieberman J (1985) Cognitive impairment in tardive dyskinesia. Psychiat Res 16:331–337

Weiner WJ, Goetz CG, Nausieda PA, Klawans HL (1978) Respiratory dyskinesias: extrapyramidal dysfunction and dyspnea. Ann Int Med 88:327–331

Williams AO, Reveley MA, Kolakowska T, Ardern M, Mandelbrote BM (1985) Schizophrenia with good and poor outcome. II: Cerebral ventricular size and its clinical significance. Br J Psychiatry 146:239–246

Wöller W, Tegeler J (1983) Späte extrapyramidale Hyperkinesen, Klinik – Prävalenz – Pathophysiologie. Fortschr Neurol Psychiat 51:131–157

Yassa R, Nair V, Dimitry R (1986) Prevalence of tardive dystonia. Acta Psychiat Scand 73:629–633

Untersuchungen zur Entstehung und Behandlung von Spätdyskinesie

W. GREIL, H. HAAG und E. RÜTHER

Einleitung

In Zusammenarbeit zwischen der Psychiatrischen Klinik der Universität München und dem Bezirkskrankenhaus Haar, einem akademischen Lehrkrankenhaus der Universität, wurden Untersuchungen zur Spätdyskinesie durchgeführt.

Bei der Spätdyskinesie, einem Syndrom von abnormalen, unwillkürlichen Bewegungen vor allem im oralen Bereich, handelt es sich um eine besonders schwerwiegende unerwünschte Wirkung einer Langzeitmedikation mit Neuroleptika (Casey et al. 1985). In vielen Fällen persistiert die Spätdyskinesie auch nach Absetzen der Neuroleptika über einen längeren Zeitraum hinweg oder erweist sich sogar als irreversibel. Nach wie vor sind die therapeutischen Möglichkeiten zu einer therapeutischen Beeinflussung der Spätdyskinesie nicht befriedigend. Entscheidend ist daher die Prävention von Spätdyskinesien.

Untersuchungen mit der Fragestellung, welche spezifischen therapieabhängigen Variablen und welche patientenabhängige Variablen besonders zum Risiko einer Spätdyskinesieentwicklung beitragen, sind daher von Bedeutung.

Es wurden drei Studien zur Spätdyskinesie durchgeführt:
- Eine epidemiologische Studie (eine Prävalenzstudie), in der die Häufigkeit von Spätdyskinesien bei Patienten des Bezirkskrankenhauses Haar ermittelt wurde und auch geprüft wurde, welche Faktoren bei der Entstehung von Spätdyskinesien beteiligt sind (Haag 1983; Haag et al. 1985). Bei der Durchführung dieser Studie stellten wir fest, daß mehr als 50% der Patienten, die mit Neuroleptika behandelt werden, zusätzlich Anticholinergika erhalten.
- In einer zweiten Untersuchung haben wir eine placebokontrollierte Studie durchgeführt, bei der die zusätzlich zu Neuroleptika verabreichten Anticholinergika unter Doppelblindbedingungen abgesetzt wurden. Es wurde untersucht, ob durch Absetzen von Anticholinergika eine Besserung der Spätdyskinesie erreicht werden kann (Roßnagl 1982; Greil et al. 1984).
- Die dritte Studie war eine Therapiestudie, in der die Wirksamkeit von Tiaprid geprüft wurde (Auberger 1984; Auberger et al. 1985; Greil et al. 1985). Tiaprid gilt als eine Substanz mit besonders ausgeprägter antidyskinetischer Eigenschaft.

Prävalenz der Spätdyskinesie

In der Prävalenzstudie wurden alle Patienten untersucht, die in den sog. „chronischen Häusern" im Bezirkskrankenhaus Haar behandelt werden, insgesamt 910 Patienten. Von diesen waren 814 Patienten langfristig mit Neuroleptika behandelt, 96 hatten bisher keine Neuroleptika erhalten oder höchstens für einige Monate (Tabelle 1).

Die Häufigkeit der Spätdyskinesie bei den langfristig neuroleptisch behandelten Patienten lag bei 21,3%. Bei 173 der 814 Patienten, die Neuroleptika erhalten hatten, zeigten sich nach 2maliger Untersuchung eindeutig Dyskinesien, die nach SKAUB, einer Skala für abnorme unwillkürliche Bewegungen (Guy 1976), einen globalen Schweregrad von mindestens „zwei" aufwiesen. Bei den Patienten, die nicht oder nur sehr kurz neuroleptisch behandelt waren, fanden sich ebenfalls Störungen, die einer Spätdyskinesie gleichen: in 13,5% (bei 13 der 96 Patienten). Hierbei ist hervorzuheben, daß die Patienten dieser Gruppe im Durchschnitt älter waren und häufiger an organischen Psychosen litten. Trotz dieser Selektion, die mit einem erhöhten Risiko für spontane Hyperkinesen verbunden ist, zeigte die Gruppe der nichtneuroleptisch behandelten Patienten eine wesentlich niedrigere Prävalenz von Hyperkinesen (Tabelle 1).

Ein Zusammenhang mit den diagnostischen Untergruppen – Schizophrenie, affektive Störungen, Persönlichkeitsstörungen oder organischen Psychosen – bestand nicht. Die beobachteten Hyperkinesen sind somit nicht Ausdruck der Krankheit Schizophrenie, sondern müssen als neuroleptikabedingte Spätdyskinesien gewertet werden.

Die festgestellte Häufigkeit von Spätdyskinesien – ca. 20% bei den mit Neuroleptika behandelten Patienten – entspricht weitgehend dem Durchschnittswert der in bisherigen Studien ermittelten Prävalenzen (Jeste u. Wyatt 1982; Kane u. Smith 1982).

Der Unterschied zwischen den beiden Gruppen, neuroleptisch und nichtneuroleptisch behandelte Patienten, wird noch deutlicher, wenn nur die Hyperkinesen des Rumpfes und der Extremitäten beurteilt werden (z. B. Hyperkinesen der Finger, der Zehen oder der Fußgelenke). Nur einer der 96 nichtneuroleptisch behandelten Patienten wies diese Symptomatik auf, dagegen

Tabelle 1. Prävalenz der Spätdyskinesie – Neuroleptikabehandlung

	langfristig (n = 814)	keine oder < 12 Monate (n = 96)	X^2-Test $p <$
Dyskinesie			
gesamt	21,3%	13,5%	0,05
Rumpf, Extremitäten	12,8%	1,1%	0,001

Tabelle 2. Subjektive Bewertung der Spätdyskinesie (n = 102, Patienten mit Spätdyskinesie der Gruppe „endogene Psychosen")

SKAUB (Item Nr. 10)	Anzahl der Patienten (Rel. %)
0 = nicht bewußt	59
1 = bewußt, nicht quälend	25
2 = bewußt, etwas quälend	10
3 = bewußt, mäßig quälend	7
4 = bewußt, sehr quälend	0

Tabelle 3. Spätdyskinesie: Relative Häufigkeit der Einzelsymptome (n = 102, vgl. Tabelle 2)

Kopf	
Zunge	91%
Unterkiefer	80%
Perioral	24%
Extremitäten	
Finger	40%
Fußgelenke	30%
Rumpf	
Beckenschaukeln	8%
Zwerchfell	8%

13% der neuroleptisch behandelten Patienten (Tabelle 1). Die Dyskinesien bei den neuroleptisch nicht oder nur geringfügig behandelten Patienten waren fast ausschließlich auf den oralen Bereich beschränkt.

Die subjektive Bewertung der Hyperkinesen durch die Patienten selbst zeigt die Tabelle 2.

Etwa 60% der Patienten war die Spätdyskinesie nicht bewußt, in weiteren 25% wurde die Spätdyskinesie zwar bemerkt, jedoch nicht als störend empfunden. Nur 17% der Patienten mit Spätdyskinesien gaben an, daß sie ihre Störung bemerkten und sie als etwas oder mäßig quälend empfanden. Wenn wir diesen Prozentsatz auf alle mit Neuroleptika behandelten Patienten übertragen, bedeutet dies, daß ca. 3% aller langfristig mit Neuroleptika behandelten Patienten eine Spätdyskinesie aufweisen, die sie bemerken und von der sie sich irgendwie gestört fühlen.

Die topographische Zuordnung der beobachteten abnormen Bewegungen (relative Häufigkeit der Einzelsymptome) zeigt die Tabelle 3.

In 98% und somit praktisch in allen Fällen fanden sich orale und periorale Dyskinesien, insbesondere Hyperkinesen der Zunge und des Unterkiefers. In 40 bzw. 30% bestanden zusätzlich Bewegungsstörungen der Finger und der Fußgelenke. Hyperkinesen des Rumpfes, wie Beckenschaukeln, waren dagegen seltener (8%).

Es besteht eine eindeutige Altersabhängigkeit: Während in der Gruppe der 30- bis 40jährigen in 6 % der Fälle eine Spätdyskinesie beobachtet wurde, fanden sich bei den 70- bis 80jährigen in ca. 40 % Hyperkinesen.

Der Einfluß des Geschlechtes ist weniger deutlich. In der Altersgruppe der 60- bis 80jährigen bestand eine Tendenz zu häufigeren Spätdyskinesien bei den Frauen.

Spätdyskinesie und anticholinerge Medikation

Den Zusammenhang der anticholinergen Begleitmedikation mit der Spätdyskinesie zeigt Tabelle 4.

In der Gesamtpopulation der 814 neuroleptisch behandelten Patienten erhielten 64 % der Spätdyskinesiepatienten zum Untersuchungszeitpunkt Anticholinergika. Bei den Vergleichspatienten dagegen, die auch neuroleptisch behandelt waren, aber keine Spätdyskinesie aufwiesen, betrug dieser Anteil nur 48 %. Der Unterschied ist statistisch signifikant. Die Patienten, die eine Spätdyskinesie zeigten, hatten somit zum Untersuchungszeitpunkt häufiger eine anticholinerge Begleitmedikation als Patienten ohne Spätdyskinesie.

Bei einer Stichprobe von 100 Patienten wurde die Medikamentenanamnese über die gesamte bisherige Behandlungszeit genau erhoben. Fast alle Patienten hatten im Laufe der Behandlung Anticholinergika erhalten (ca. 90 %). Die verabreichte Gesamtmenge an Anticholinergika unterschied sich in den beiden Gruppen mit bzw. ohne Spätdyskinesie nicht (Tabelle 4) (Haag et al. 1985).

Tabelle 4. Spätdyskinesie und anticholinerge Medikation

Anticholinergika	Patienten mit Spätdyskinesie	Patienten ohne Spätdyskinesie
Gegenwärtige Medikation (n = 814, Gesamtpopulation)	64 %	48 %*
Frühere Medikation (n = 100, Stichprobe)	90 %	86 %
Gesamtdosis pro Patient (n = 100, Stichprobe)	12,7 g ± 10,6	11,3 g ± 12,4

* $p < 0{,}0005$, X^2-Test

Diese Ergebnisse sprechen dafür, daß die anticholinerge Medikation nicht ursächlich für das Entstehen der Spätdyskinesie verantwortlich ist. Anticholinergika können aber den Ausprägungsgrad einer Spätdyskinesie verstärken oder dazu beitragen, daß eine klinisch noch nicht erkennbare Spätdyskinesie manifest werden kann.

Absetzen von Anticholinergika

Aus diesen Überlegungen leitete sich die zweite Studie ab, in der die therapeutische *Wirksamkeit des Absetzens von Anticholinergika* geprüft wurde.

Bei Patienten mit Spätdyskinesie, die ausgeprägte und stabile Hyperkinesen über mehrere Monate gezeigt hatten, wurden die Anticholinergika unter Doppelblindbedingungen abgesetzt; die Behandlung mit Neuroleptika wurde unverändert fortgesetzt.

In die Studie wurden insgesamt 10 Patienten einbezogen. Bei einer Gruppe wurden zunächst für 4 Wochen die Anticholinergika weitergegeben, dann für 3 Wochen auf Placebo umgesetzt. Die Patienten der zweiten Gruppe erhielten nur in der 1. Woche Anticholinergika, anschließend für 6 Wochen Placebo. Den beiden Untersuchern war das Untersuchungsdesign nicht bekannt. Deshalb konnten die Ergebnisse nicht durch eine Erwartungshaltung der Untersucher, wann mit einer Befundänderung zu rechnen ist, beeinflußt werden.

Die Untersuchungen auf Spätdyskinesien und auf Parkinsonoid wurden wöchentlich durchgeführt. Nach Abschluß der Studie blieb es den behandelnden Ärzten überlassen, wieder Anticholinergika zu geben oder weiter die Behandlung ohne Anticholinergika fortzusetzen.

Abbildung 1 zeigt das Ergebnis der Studie für das BLM-Syndrom (buccolinguo-mastikatorisches Syndrom), d. h. für die oralen und perioralen Dyskinesien, unter dem Anticholinergikum Biperiden und nach Umsetzen auf Placebo. Bei 9 der 10 Patienten trat nach Absetzen der Anticholinergika eine deutliche Befundbesserung der Spätdyskinesie auf. Diese Besserung stellte sich bereits 1–2 Wochen nach Absetzen der Anticholinergika ein. Bei einem Teil der Patienten entwickelten sich aber ein Tremor oder andere Zeichen eines Parkinsonoids, so daß bei diesen Patienten nach Beendigung der Studie von den behandelnden Ärzten wieder Biperiden verabreicht wurde. Bei die-

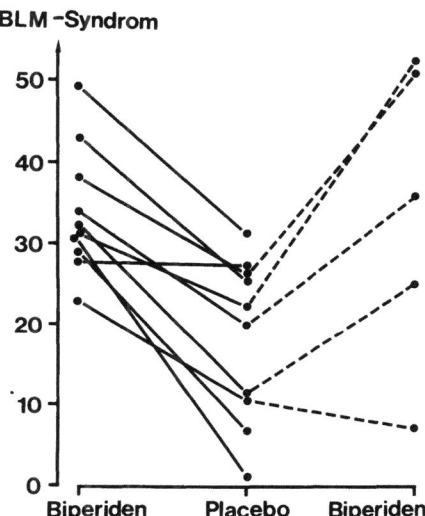

Abb. 1. Einfluß des Absetzens von Biperiden auf die Spätdyskinesie. (Aus Greil et al. 1984) BLM-Syndrom: Bucco-linguo-mastikatorisches Syndrom (Werte einer eigenen Spätdyskinesie-Skala). (– – – – –) Nachuntersuchung nach Wiedereinsetzen von Biperiden bei 5 Patienten

sen Patienten, die wieder Biperiden erhielten, trat prompt eine erneute Verschlechterung der Spätdyskinesie auf. Bei den Patienten dagegen, die weiter ohne Anticholinergika behandelt wurden, blieb die Befundbesserung der Spätdyskinesie bestehen (Roßnagl 1982; Greil et al. 1984).

Ein Zusammenhang zwischen der Befundbesserung der Spätdyskinesie nach Absetzen der Anticholinergika und dem Auftreten eines Parkinsonoids bestand nicht. Die Besserung der Spätdyskinesie ist also nicht Folge eines Rigors, sondern unabhängig davon (Greil et al. 1984).

Aus diesen Ergebnissen wird deutlich, daß das Absetzen der Anticholinergika eine therapeutische Strategie bei der Spätdyskinesie darstellen kann. Sie ist aber für eine Reihe von Patienten nicht praktikabel. Denn das Auftreten eines Parkinsonoids wird von den Patienten oft als wesentlich störender empfunden als die Spätdyskinesie, die von ihnen selbst häufig gar nicht wahrgenommen wird.

Spätdyskinesie: Wirkung von Tiaprid

In einer weiteren Studie prüften wir die therapeutische Wirkung von Tiaprid auf die Spätdyskinesie.

Tiaprid, welches als Tiapridex im Handel ist, gehört zur Gruppe der Benzamide und ähnelt strukturchemisch und pharmakologisch dem Neuroleptikum Sulpirid.

21 Patienten mit Spätdyskinesien wurden in die Studie aufgenommen. Eine Gruppe der Patienten (Gruppe A) erhielt 12 Wochen Tiaprid in einer Dosierung von 600 mg pro Tag, anschließend für 4 Wochen Placebos. Bei der anderen Gruppe (Gruppe B) wurden zunächst für 12 Wochen Placebos gegeben, dann für 4 Wochen Tiaprid. Wiederum wurden in regelmäßigen Abständen die Spätdyskinesie und die Parkinsonsymptomatik geprüft.

In beiden Untergruppen trat in der 12wöchigen Untersuchungsperiode eine Befundbesserung ein. Die Besserung des BLM-Syndroms war unter Tiaprid zu fast allen Untersuchungszeitpunkten ausgeprägter als unter Placebo. Statistisch signifikant war dieser Unterschied allerdings nur in der 6. Behandlungswoche mit Tiaprid. Ab diesem Zeitpunkt scheint die Wirkung von Tiaprid nachzulassen, so daß der Unterschied zwischen Placebo und Tiaprid geringer wird. Nach Umsetzen von Tiaprid auf Placebo zeigte sich eine Befundverschlechterung, bei Umsetzen von Placebo auf Tiaprid eine geringe Befundbesserung (Auberger et al. 1985; Greil et al. 1985).

Diese Ergebnisse weisen darauf hin, daß Tiaprid anscheinend bei Patienten mit Spätdyskinesie eine antidyskinetische Eigenschaft aufweist, daß dieser Effekt aber nicht über eine 6- bis achtwöchige Behandlungszeit anzuhalten scheint. Damit ähnelt dieses Ergebnis Befunden, wie sie auch mit „klassischen" Neuroleptika erhalten werden können.

Beide untersuchten Behandlungsstrategien — das Absetzen von Anticholinergika wie auch die Gabe von Tiaprid — brachten keine Erfolge, die für alle

Patienten von Nutzen waren. Wegen der unbefriedigenden therapeutischen Möglichkeiten kommt der Prävention der Spätdyskinesie eine entscheidende Bedeutung zu (Bartels et al. 1985).

Spätdyskinesie: Entstehungsbedingungen

Für die Prävention der Spätdyskinesie ist es von großer Bedeutung, Faktoren zu erkennen, die mit der Entstehung dieser Störung im Zusammenhang stehen. In unserer ersten Studie, der Prävalenzstudie, wurden auch Variablen der Behandlung mit der Häufigkeit der Spätdyskinesie in Beziehung gesetzt (Haag 1983).

In Abb. 2 ist die Häufigkeit der Spätdyskinesie (in %) in Zusammenhang mit der Dauer der Hospitalisation, also der Gesamtdauer der Aufenthalte im Krankenhaus, angegeben. Man kann erkennen, daß kein Unterschied besteht zwischen den Patienten, die 5 oder 10 Jahre im Krankenhaus behandelt werden, daß aber in den ersten 4 Jahren ein deutlicher Anstieg der Häufigkeit der Spätdyskinesie zu beobachten ist (Haag et al. 1985). Die genaue Medikamentenanamnese bei einer Stichprobe von 100 Patienten ergab ebenfalls, daß Patienten mit einer Behandlungsdauer von weniger als 4 Jahren eine niedrigere Prävalenz für Spätdyskinesie aufweisen als die übrigen Patienten (5% vs. 20%), wobei eine längere Behandlungsdauer mit keiner weiteren Steigerung der Spätdyskinesiehäufigkeit mehr verbunden war. Zwischen der Dauer der neuroleptischen Behandlung und dem Auftreten einer Spätdyskinesie scheint somit kein einfacher linearer, sondern ein kurvilinearer Zusammenhang zu bestehen. Diese Ergebnisse sprechen dafür, daß vor allem in den ersten Jahren

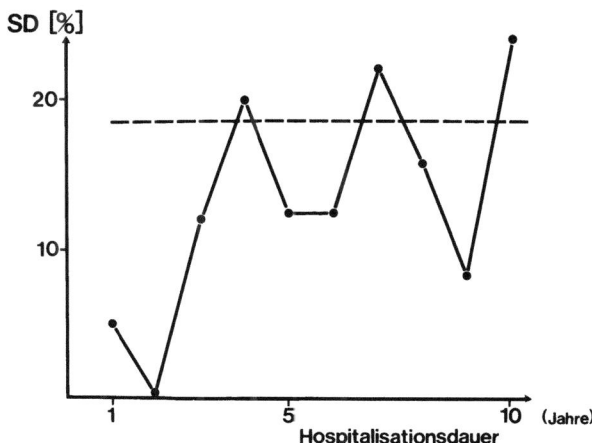

Abb. 2. Spätdyskinesie (SD)-Prävalenz (%) und Hospitalisationsdauer (Aus Haag et al. 1985). (------) Durchschnittliche Spätdyskinesieprävalenz in der Population (nur endogene Psychosen)

einer neuroleptischen Therapie geprüft werden sollte, ob eine Dauerbehandlung tatsächlich erforderlich ist. Denn die meisten Fälle von Spätdyskinesie treten anscheinend innerhalb der ersten 5 Behandlungsjahre auf (Kane u. Smith 1982). Wenn aber eine neuroleptische Langzeitbehandlung unumgänglich ist, stellt sich die Frage nach der Dosierung.

In Abb. 3 ist das neuroleptische Gesamtwirkungsquantum in Relation zur Spätdyskinesie dargestellt. Es wurde die Dosis an Neuroleptika für die gesamte Behandlungszeit ermittelt, ausgedrückt als Chlorpromazindosis (Neuroleptikadosis umgerechnet auf Chlorpromazinäquivalente). Für die verschiedenen Altersgruppen (30–39 Jahre bis 70–79 Jahre) ist die Neuroleptikagesamtdosis für die Patienten mit Spätdyskinesie (ausgezogene Linie) und für die Patienten ohne Spätdyskinesie (gestrichelte Linie) dargestellt. In beiden Gruppen nimmt die Gesamtmenge der verabreichten Neuroleptika mit zunehmendem Alter ab. Obwohl die älteren Patienten (70–79 Jahre) doppelt so lange stationär behandelt waren wie die jungen Patienten zwischen 30 und 39 Jahren, hatten die jungen Patienten bereits ca. 4mal soviel Neuroleptika insgesamt erhalten wie die älteren Patienten. Dies hängt damit zusammen, daß diese Medikamente heute wesentlich höher dosiert werden als früher (s. unten). Die Patienten mit Spätdyskinesie weisen in allen Altersgruppen höhere Gesamtdosierungen von Neuroleptika auf als die Patienten ohne Spätdyskinesie (Haag et al. 1987).

Aus diesen Ergebnissen kann nicht auf einen kausalen Zusammenhang zwischen höherer Neuroleptikadosis und höherer Prävalenz an Spätdyskinesie geschlossen werden. Es wäre ebenfalls denkbar, daß Patienten, die nicht auf die Therapie ansprechen, mit höheren Dosen an Neuroleptika behandelt werden, und daß diese Patienten auch eine erhöhte Vulnerabilität für das Auftre-

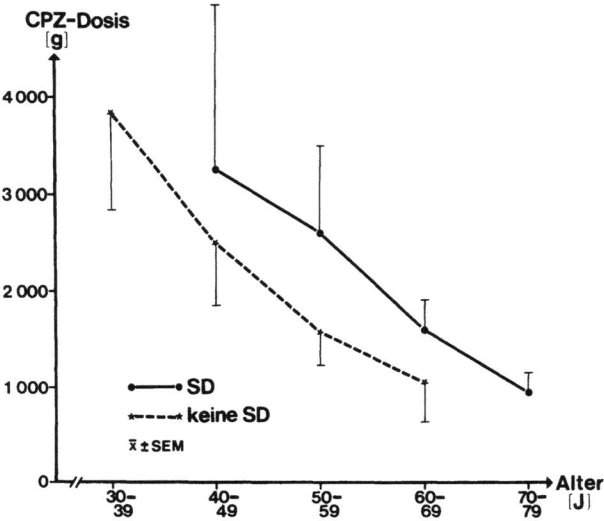

Abb. 3. Neuroleptische Gesamtdosis (CBZ-Dosis) von Patienten mit und Patienten ohne Spätdyskinesie (n = 100, Stichprobe). CBZ-Dosis: Chlorpromazin-Äquivalente.

Tabelle 5. Korrelation zwischen Spätdyskinesie (Schweregrad, SKAUB) und Gesamtmenge an Neuroleptika (n = 100, Stichprobe)

Gesamtmenge an Neuroleptika (NL) (CPZ-Äqu.)	Partial Korrelation*	
> 1 500 g	0,09	n. s.
≤ 1 500 g	0,36	< 0,01

* konstante Faktoren: Alter, aktuelle NL-Dosis

ten von Spätdyskinesien aufweisen. Dennoch sprechen die Ergebnisse dafür, daß zur Vermeidung von Spätdyskinesien die Dosierung von Neuroleptika möglichst niedrig gehalten werden sollte, um ein hohes neuroleptisches Gesamtwirkungsquantum im Laufe der Behandlung zu vermeiden.

Die Tabelle 5 zeigt eine korrelationsstatistische Analyse zwischen der Gesamtmenge an verabreichten Neuroleptika und dem Auftreten einer Spätdyskinesie.

Bis zu einer Gesamtmenge an Neuroleptika von 1 500 g Chlorpromazinäquivalenten fand sich in der Partialkorrelation eine Beziehung zwischen der verabreichten Menge und dem Auftreten bzw. dem Schweregrad der Hyperkinesen. Über einer Gesamtmenge von 1 500 g Chlorpromazinäquivalenten dagegen war kein Zusammenhang mehr nachweisbar.

Diese Befunde weisen darauf hin, daß in einem niedrigen Dosisbereich an Neuroleptika ein Zusammenhang zwischen der Gesamtmenge an Neuroleptika und dem Auftreten der Spätdyskinesie besteht, über einen bestimmten

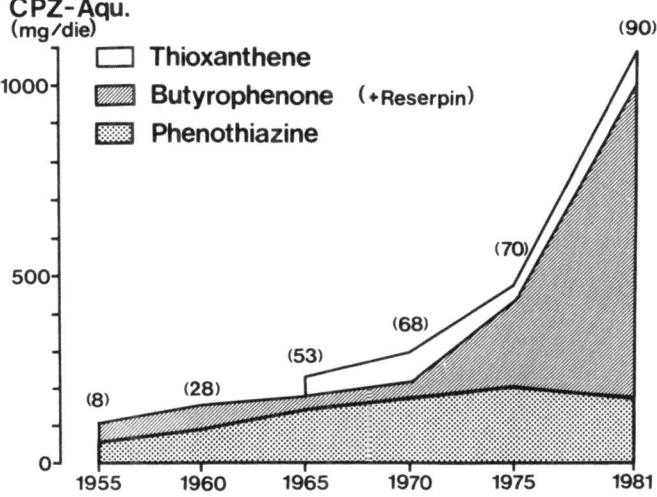

Abb. 4. Durchschnittliche neuroleptische Tagesdosis (CBZ-Äqu = Chlorpromazin-Äquivalente) in den Jahren 1955–1981. In Klammern: Anzahl der Patienten (mit neuroleptischer Behandlung im jeweiligen Jahr)

Schwellenwert hinaus die Gesamtmenge der Neuroleptika jedoch keinen Einfluß mehr auf das Auftreten von Spätdyskinesien zeigt. Somit scheint, ähnlich wie bei der Behandlungsdauer, auch zwischen der Gesamtmenge an Neuroleptika und der Häufigkeit von Spätdyskinesien eine kurvilineare Beziehung zu bestehen (Owens et al. 1982; Haag et al. 1987).

Abbildung 4 zeigt, daß die tatsächlichen Dosierungsgewohnheiten dem Vorschlag einer möglichst niedrigdosierten Neuroleptikatherapie nicht entsprechen. Es ist die durchschnittliche Tagesdosis an Neuroleptika – ausgedrückt in Chlorpromazinäquivalenten – für die Jahre 1955 bis zum Untersuchungszeitpunkt im Jahre 1981 angegeben: für Phenothiazine, für hochpotente Butyrophenone und für Thioxanthene. Aus Abb. 4 wird deutlich, daß zwischen 1970 und 1981, also im letzten Jahrzehnt, die Tagesdosis an Neuroleptika erheblich angestiegen ist (Anstieg um etwa das 5fache). Die Butyrophenone haben die Phenothiazine nicht verdrängt, sondern werden zusätzlich zu den Phenothiazinen gegeben. Dieses Dosierungsverhalten ist sicher nicht spezifisch für das Bezirkskrankenhaus Haar. Für das Landeskrankenhaus Weinsberg wurden ähnliche Ergebnisse – deutlicher Anstieg der Dosierung von Neuroleptika in den letzten 10 Jahren – berichtet (Reimer et al. 1985). Es dürfte sich um eine allgemeine Änderung der Dosierungsgewohnheiten handeln. Für die Verhütung einer Spätdyskinesie wäre es aber wahrscheinlich wünschenswert, wenn zukünftig die Dosierung von Neuroleptika wieder niedriger würde.

Literatur

Auberger S (1984) Tiaprid zur Behandlung der Spätdyskinesie. Eine Placebo-kontrollierte Doppelblindstudie. Dissertation, München
Auberger S, Greil W, Rüther E (1985) Tiapride in the treatment of tardive dyskinesia. A double-blind study. Pharmacopsychiatry 18:61–62
Bartels M, Greil W, Haag H, Hippius H, Rüther E, Pflug B (1985) Neuroleptika als Ursache für Spätdyskinesie: Klinische Relevanz und Prävention. Dtsch Ärztebl 23:1787–1790
Casey DE, Chase TN, Christensen AV, Gerlach J (eds) (1985) Dyskinesia: Research and treatment. Psychopharmacology, Suppl. 2. Springer, Berlin Heidelberg New York Tokyo
Greil W, Auberger S, Haag H, Rüther E (1985) Tiapride: Effects on tardive dyskinesia and on prolactin plasma concentrations. Neuropsychobiology 14:17–22
Greil W, Haag H, Rossnagl G, Rüther E (1984) Effect of anticholinergics on tardive dyskinesia. A controlled discontinuation study. Br J Psychiatry 145:304–310
Guy W, ECDEU (1976) Assessment Manual for Psychopharmacology. Department of Health, Education and Welfare, Washington DC, pp 534–537
Haag H, (1983) „Spätdyskinesie". Eine epidemiologische Studie. Dissertation, München
Haag H, Greil W, Haag M, Bender W, Rüther E (1985) Tardive dyskinesia and medication history. Pharmacopsychiatry 18:35–36
Haag H, Greil W, Rüther E (1987) Zusammenhang zwischen Spätdyskinesie und verschiedenen Variablen der neuroleptischen Behandlung. In: Heinrich K, Klieser E (Hrsg) Probleme der neuroleptischen Dosierung. 6. Düsseldorfer Symposium 18./19.5.84. Schattauer, Stuttgart
Jeste DV, Wyatt RJ (1982) Understanding and treating tardive dyskinesia. Guilford, New York
Kane JM, Smith JM (1982) Tardive dyskinesia: Prevalence and risk factors, 1959–1979. Arch Gen Psychiatry 39:473–481

Owens DGC, Johnstone EC, Frith CD (1982) Spontaneous involuntary disorders of movement. Arch Gen Psychiatry 39:452−461

Reimer F, König W, Kunow J, Kniehl R (1985) Neuroleptika in der Therapie der Schizophrenie: Gibt es einen Wandel der Dosierungsgewohnheiten? Vortrag beim 14. AGNP-Symposium, 2.−5. 10. 1985 in Nürnberg

Roßnagl G (1982) Besserung der Spätdyskinesie durch Absetzen von Anticholinergika. Eine Placebo-kontrollierte Doppelblindstudie. Dissertation, München

Sachverzeichnis

Abhängigkeitspotential 102
Abläufe, motorische 121
Abnormal Involuntary Movement Scale (AIMS) 200
Absetz-Dyskinesie 199
Abwehr 41
Abwehrreaktion, reflexhafte 37
action patterns 13
Adjustierungen, posturale 117
Adoleszenz 56
Adrenalin 134
Affekt 41, 91, 202
Afferenzen, propriozeptive 150
Aggression, ritualisierte 36
Aggressivität 42, 96, 157
Agranulozytosegefahr 160
Akathisie 135
–, tardive 198, 199
Akinese 77, 86, 172
Aktionseinheit 34
Aktivität, dopaminerge 204
–, mimische 30
–, motorische 55
–, unwillkürliche motorische 118
Algorithmus 110
Alkohol 151
Alkoholexzeß 184
Alkoholmißbrauch 174
Allgemeinnarkose 178
Alphamethyltyrosin 176
Altenheimbewohner 203
Alter 205
Altersabhängigkeit 216
Altersgruppen 220
Altersverteilung 179, 186, 202
Amantadin 176
Ambivalenz 42
Ambivalenzkonflikte 103
AMDP 91, 111
American Psychiatric Association 166
Amnesie 96
Amphetaminabusus 202
Anästhesie 178
Anästhetika 187
Anfälle, epileptische 174
–, hysterische 153

–, komplexe fokale 153
–, tonische 153
Angst 53
Angstpsychose 79
Angstsyndrom 58
Anlage, genetische 178
Anorexia, nervosa 9
Anspannung, emotionale 198
Anticholinergika 135, 159, 160, 182, 183, 186, 201, 213, 217, 218
Antidepressiva 101, 102, 160
–, trizyklische 99, 175, 181, 187, 202
Antihistaminika 202
Antikonvulsiva 202
Antipartkinsonmedikament 173, 176, 183, 202, 205
Antipsychiatrie 168
Antispastikum 177
Antriebsdefizit 158
Anxiolyse 158
Arbeitstherapie 78
Arc de Cercle 41
Arzneimittelsicherheit 188
Aspiration 198
Assoziationsbahnen 88
Assoziationsfelder 17
Ataxie, athetoide 201
Athetose 138
–, bilaterale 139
–, familiäre 139
ATP, Mangel an 180
Attackendauer 152
Attonität 86
Affälligkeit, motorische 55
Auffälligkeiten, neuromuskuläre 172
Aufmerksamkeitsstörungen 133
Aufmerksamkeitszuwendung 23
Aufregung 138
Auftreten, episodisches 98
Augenmuskelparesen 136
Aura 149, 151, 152, 153
Ausdrucksbewegungen 75
Ausdruckscharakter 76
Ausdrucksmuster, mimisches 37
Auslösbarkeit 153
Auslöser 149, 150, 181

Sachverzeichnis

–, spezieller 152
Auslösung 150
Ausprägungsgrad 216
Ausschleichen, langsames 205
Ausschlußkriterien 91
Außenreiz 41
Autoaggression 49
Automatismus, motorischer 51
Autopsie 87, 152
Azetylcholinesterase 5

Babinski-Reflex 173
Baclofen 133
Basalganglien 1 ff., 16, 127, 131, 150, 183
Basalganglienerkrankungen 117, 123
Bedeutung, prognostische 50
Beeinflussung, therapeutische 213
Befehlsautomatismus 96, 98, 157
Befundbesserung 217, 218
Befunde, tierexperimentelle 204
Befundverschlechterung 218
Begleitmedikation, anticholinerge 216
Begleitwirkungen 197
–, neuroleptische 91
Behandlung, anxiolytische 59
–, konfliktzentriert-übende 44
–, neuroleptische 99, 100, 160, 171
–, spezifische 160
–, symptomatische 186
Behandlungsdauer 219, 222
–, neuroleptische 205
Behandlungskonzept, medikamentöses 157
Behandlungszeit 216
Behinderung, geistige 51
Beidseitigkeit 153
Belastung, erbliche 73, 74, 81, 101
–, soziale 57
Bemühungen, psychotherapeutische 133
Benzodiazepine 59, 102, 150, 158
Benztropin 177
Besserung 97, 131, 135, 186
–, spontane 57
Besserungstendenz 59
Betrachtung, psychoanalytische 41
Bevölkerungswachstum 65
Bewegungen, abnormale unwillkürliche 213
–, athetotische 138
–, choreo-athetoide 134
–, intentionale 198
–, mimische 27
–, rotierende 127
–, unwillkürliche 55, 138
Bewegungsablauf 76
Bewegungsarmut 80
Bewegungsdauer 123
Bewegungsentwurf 15

Bewegungslosigkeit 77
Bewegungsplanung 123
Bewegungsstereotypie 87, 157
Bewegungsstörung 43, 150, 197, 198, 203, 205, 206
Bewegungsstörungen, choreoathetoide 201
–, psychogene 42
–, seelisch bedingte 41
–, unwillkürliche 115
Bewegungsstürme 149
Bewegungstherapie 52
Bewegungsunruhe 152
Bewegungsverlangsamung 117, 123
Bewegungszeiten, verlangsamte 122
Bewertung, subjektive 215
Bewußtsein 149, 150
Bewußtseinsstörung 153
Bewußtseinstrübung 160
Biofeedback 44, 128, 138
Biologie 85
Biperiden 217, 218
Blepharospasmus 130
Blut-Hirn-Schranke 9
Blut-Liquor-Schranke 9
Botulinumtoxin 130
BPRS 204
Bradykinese 7
Bromazepam 59
Bromocriptin 176, 177
Butyrophenone 175, 222

Carbamazepin 140, 148, 150, 152
Carbidopa 177
Central Core Disease 180
Charakter, psychogener 103
Chlorpromazin 174
Chlorpromazinäquivalent 221, 222
Chlorpromazindosis 220
Chlorpromazineinheiten 175
Cholezystokinin-8 5 ff.
Cholinazetyltransferase 5
Chorea 115
Chorea Huntington 117, 201, 121
Choreoathetose 139, 140, 149, 150
Chromosom 4 118
Chronifizierung 136
Chronizität 43
Clomipramin 146
Clonazepam 59, 146, 148, 152
Clonidin 133, 134
Clozapin 135, 160, 204
Computertomogramm 174, 204
Cortex, prämotorischer 150
CRH 5
Curare 148, 176

D_2-Rezeptor-Affinität 135

Dantrolen 160, 177, 182, 186, 187, 188
Daten, tierexperimentelle 205
Dauerbehandlung 220
Deanol 130
Defekt 78
Defektsyndrom 72
Definition, operante 91
Degenerationspsychose 71
Dehnungsreiz 23
Dehnungswiderstand, plastischer 21
Delirium acutum 96
Démence précoce 61
Dementia paranoides 89, 114
Dementia praecox 61, 64, 89, 97, 100, 114
Denervierung, selective 138
-, sympathische 180
Denervierungsüberempfindlichkeit 131
Depolarisation 182
Depotneuroleptikum 199, 205
Depotpräperate 175
Depotverabreichung 174
Depression 9, 97
-, monopolare 79
-, wahnhafte endogene 167
Deskription, symptomatologische 96
Dezerebrationsstarre 148
Diagnosehäufigkeit 90
Diagnosestatistik 109
Diagnostik, prognostische 71, 73
-, psychiatrische 47
Diagnostikmethoden, nichtinvasive 181
Diazepam 138, 146, 148, 176, 182
Dilemma, katatones 102, 159, 177
Disposition, genetische 179, 181, 187
-, individuelle 205, 106
Dopa-Agonisten 176
Dopamin 7 ff., 134
Dopamin-Rezeptor-Blocker 176
Dopaminagonisten 182, 183
Dopaminblockade 59
Dopaminhypothese 158
Dopaminmangel 176
Dopaminneurone 4
Dopaminrezeptor 58, 206
Dopaminsystem 176
Doppelblinduntersuchung 128, 130, 133, 135, 136, 140, 167, 213, 217
Dosierung 175, 220, 221
Dosierungsgewohnheiten 222
Dosis 199
Dosisänderung 199
Drogenmißbrauch 174
Drug holidays 205
DSM-III 91, 97, 98, 109, 158
Durchblutungsstörungen 202
Dysarthrie 128, 198, 201
Dysfunktion, autonome 173

-, paroxysmale 150
Dyskinesie, altersbedingte 199
Dyskinesien 150, 172
-, senile orale 134
-, tardive 135
Dysregulation, dienzephale 99
-, zentral ausgelöste 183
Dystonia musculorum deformans 201
Dystonie 20, 127, 135, 138
-, oromandibuläre 130

Echolalie 56, 98
Echophänomen 91, 96
Echopraxie 56, 98
Economo-Encephalitis 100
EEG 58, 150, 153, 173, 174
Effekt, antidepressiver 167
Effektorsubstanz 181
Eigenschaft, antidyskinetische 213, 218
Einfluß, psychogener 58
Einflüsse, kulturelle 82
-, psychosoziale 80
Eingriff, stereotaktischer 22, 58
Einschlußkriterien 91, 199
Einteilungsprinzipien, ätiologische 92
Einzelkontraktion, schnellstmögliche 119
Elektrokrampftherapie 72, 78, 101, 102, 160, 160, 177, 182
-, Anwendungsbereich der 166
-, simulierte 166
-, unilaterale 165
EMG 19, 21, 116, 118, 136, 147, 148, 200
EMG-Aktivität 122, 123
Emotion 27, 33, 35, 37
Emotionen, basale 38
Endokrinopathien 202
Endzustände 146
-, schizophrene 88
Energie 180
Entgleisung, vegetative 162
Entspannungsmethoden 44
Entwicklung 55, 133
-, psychogene 95
Entwicklungsalter 57
Entwicklungsländer 82
Entwicklungsstörung, zerebrale 58
Enzephalitiden, tuberkulöse 100
Enzephalitis 90, 97, 99, 139, 201
Enzymaktivität 204
Epidemiologie 100, 179
Epilepsie 152
-, fokale 149
Erbgang 88, 127
-, autosomal dominanter 117
Erblichkeit 65, 153
Erblichkeitsfaktor 62
Erfolgsrate 134

Ergotherapie 52
Erkrankung, affektive 90, 157
–, bipolare affektive 98
–, degenerative 139
–, organische 130
Erkrankungen, extrapyramidal-motorische 115
–, pharmakogenetische 178
Erkrankungsformen, extrapyramidale 117
Erlebnis, psychotisches 96
Erlebnisbereich, sexueller 41
Erlebnisphase, paranoide 157
Erregung 91, 107, 158
–, affektive 96, 102
–, zentralnervöse 35
Erregungszustand, katatoner 48, 52, 158
Erscheinungen, vegetative 145
Erschrecken 149
Erstarrung 77
Erstdiagnosen 102
Erstmanifestation 100
Erwachsenenalter 127
Erwartungshaltung 217
Erwartungspotential 150
Ethologie 33
Evolution 36
Experimentalgruppe 167
Experimentalpsychiatrie 188
Experimente, psychopharmakologische 95
Exzitotoxin 118

F(acial) A(ction) C(oding) S(ystem) 29
Faktor, genetischer 204
–, prädisponierender 203
–, somatogener 57
Familie 82
Familientherapie 58
Faszikulationen 173
Fazialisparese 130
Feedback-Mechanismus, neuronaler 18
Fehlhaltung, fixierte 136
Feinmotorik 25
Filamente, kontraktile 19
Filterung 17
Flexibilitas cerea 48, 86, 96, 157, 160
Flexions-Extensions-Bewegungen 118
Fluchtbewegung 42
Fluperlapin 135
Fluphenazin 134, 174, 184
Formen, familiäre 150
Forschung 182
–, psychiatrische 171, 187
Forschungsdiagnosen 200, 203
Forschungsmöglichkeiten 178
Fragen, transkulturelle 82
Fremdbeurteilungskalen 199, 200, 202
Frühbehandlung 165

Frühdyskinesie 199, 205
Frühsyndrome 205
Funktion, höhere psychische 41
–, neuromuskuläre 178
–, posturale 13
–, vegetataive 14
Funktionseinheiten, neuroanatomische 88
Funktionskreis, übergeordneter 16
Funktionsstörungen, seelische 88
–, vegetative 160
Fusimotorentonus 21

GABA 8ff.
GABA-System 176
Geburtserlebnis, traumatisches 42
Gemeinsamkeit, semantische 37
Gemeinsamkeiten, pathophysiologische 178
Gen 118, 179
Genealogie 85
Generalisierbarkeit 108, 112
Genese, organische 133
Genetik 109
Gesamtmenge 216, 222
Gesamtmotorik, Störungen der 107
Gesamtwirkungsquantum, neuroleptisches 220, 221
Geschlechtsverteilung 146, 174, 179, 186, 202, 216
Geschwister 81, 82
Gespanntheit, katatone 96
Gestaltwandel 165
–, pathoplastischer 90
–, pharmakogener 91, 100
Gesten 76
Gestik 13
Gilles-de-la Tourette-Syndrom 57, 133
Gleichförmigkeit, starre 78
Gleichgewicht 16
Globus pallidus 1
Glutarsäureämie 139
Greifbewegung, grobe 24
Grimassen 151
Grimassieren 75, 135
Großstadt 82
Grundaktivität 147
Grunderkrankung, manische 157

Hallervorden-Spatz-Krankheit 201
Halluzinationen 87, 96, 158
Haloperidol 59, 133, 134, 136, 138, 140, 150, 158, 172, 174, 177, 184
Halothan 99, 182, 184
Halsmarkstimulation 128
Haltung, bizarre 138, 149
–, dystonische 136
Haltungsstereotypien 157
Haltungsverharren 87

Sachverzeichnis 229

Handlung, intendierte 55
-, ritualisierte 51
Hautwiderstand 35
Händetremor 198
Häufigkeit 100, 214, 219, 222
Häufung, familiäre 178, 180, 589
Heat-stroke 173
Hebephrenie 63, 64, 75, 86, 89
Heilung 77
Hemiparese 128
Hemmung 107
-, antagonistische 147
Heredität 87, 179
Heredodegenerationen 88
Heroin 99
Heterogenität 102
Hippokampus 3
Hirndurchblutung, regionale 15
Hirnerkrankung 97, 98
Hirnödem, malignes irreversibles 179
Hirnschädigung, residuale 150
Hirnstamm 14, 17, 183
Hirnstammbahnen 13
Hirntumor 202
Hospitalisation, Dauer der 219
Hospitalisierungsartefakte 100
Huntington-Patienten 123
Hyper-CPK-ämie, idiopathische 184
Hyperkinesen 48, 75, 121, 136, 150, 157, 217
-, choreiforme 115
-, extrapyramidale 197
-, pharmakologisch-induzierte 134
-, rhythmische 117
-, spontane 203
Hyperkinesendauer 206
Hyperkinesie, psychomotorische 72
Hyperkinesien, Schweregrad der 221
Hypersensität 206
Hyperthermie 96, 99, 158, 160, 165, 183, 184, 187
-, fatale 172
-, katatone 99
-, maligne 99, 171, 172, 174, 177, 178, 179 ff.
Hyperthyreoidismus 202
Hypertonie 22
Hypertonus 172
Hypertrophie 198
Hypokalzämie 150
Hypoparathyreoidismus, idiopathischer 152
Hypopomimie 145
Hypothalamus 17, 178, 183
Hypothese 183
Hypotonie 22
-, muskuläre 20
Hypoxie, perinatale 139

Hysterie 90

ICD 8 101
ICD 9 91, 101, 158
ICD 10 98
Ich-Leistung 41
Ich.Regression 43 ff.
Identifizierung, präoperative 180
Idiotie 49
Impulse, neuronale 33
Indikationsspektrum 197
Individualdisposition 204
Industrieländer 82
Infektion 173
Inhalationsnarkotika 181
Initialdosis 135
Initialmelancholie 86
Inkohärenz 73
Innervation, dopaminerge 117
-, extrapyramidale 41
-, kortikale 41
Innervationsmuster 18
Instinktbewegungen 14
Insult 139
Integration 17
Intensivpflege 160
Intensivstation 165
-, psychiatrische 100
Intention, sexuelle 41
Interrater-Reliabilität 200
Intervention, supportive 44
Intoxikationen 184
Inzidenz 109, 172, 203
IPSS (International Pilot Study of Schizophrenia) WHO 110
Irresein, manisch-depressives 64, 89
Irreversibilität 197
Isaacs-Merten-Syndrom 147
Isochronie 121, 123
In-vitro-Reproduktion 182

Kalzium 188
Kalziumfreisetzung 182, 188
Kalziumkonzentration 180, 181
Katalepsie 1, 91, 96, 98, 157, 173
-, maligne 1
-, schizophrene 48
Katamnese 206
Kataphasie 81
-, periodische 50
Katastrophenreaktion 97
Katatonie 47, 64, 71, 72, 85, 86, 87, 89, 90, 95, 97, 103, 107, 109, 110, 112, 114
Katatonie als Diagnose 113
Katatonie als Krankheit 113
Katatonie, akute febrile 96, 101, 165, 167, 173, 177, 179, 186

–, kindliche 49
–, manierierte 78, 80
–, negativistische 80
–, periodische 50, 73, 74, 75, 76, 77, 80, 81, 88, 100
–, perniziöse 75, 91, 99, 158, 160, 165, 168
–, proskinetische 80
–, starre 79
–, systematische 78, 88
Kinderzahl 82
Kindesalter 56
Kindheit 47, 127
Kindheitskatatonie 47
Kindheitsschizophrenie 47, 52
Kinematographie 27
Klassifikation, Leonhardsche 50
Klassifikationsproblem 48
Klassifikationsschema, multiaxiales (MAS) 48
Klassifikationsversuche 85, 88, 199
Kleinhirn 16
Klimakterium 204
Knabenwendigkeit 56
Kofaktoren, organische 92
Koffein 182, 184
Kombination 167
Kombinationstherapie 166, 175
Kommunikation, nonverbale 36
Komplikationen, internistische 165
Kompromiß, neurotischer 42
Kompromißbildung 45
Konflikt, sexueller 41
Konfliktabwehr 42
Konfliktspannung, seelische 41
Konnotation 32
Konstitution, psychomotorische 103
Kontraktion, hyperkinetische 121
–, isometrische 119, 121
–, unwillkürliche 127
Kontraktionen, athetoid-dystone 131
Kontraktionskraft 21
Kontraktionsschwellen 184
Kontraktionstest, pharmakologischer 182, 184, 186, 187
Kontraktionszeiten 121, 122
Kontraktur 42
Kontrollgruppe 166, 167, 204
Kontrollpersonen 184
Konversion 41
Koordination, bimanuelle 15
Koprolalie 56
Kortex, assoziativer 25
Körperhaltung 16
–, aufrechte 13
Kraftamplituden 121
Kraftimpuls 119
Krampfanfall 174

Kranke, körperlich 203
Krankheit, manisch-depressive 71
–, phasische 71
Krankheitsbilder, hysterische 201
Krankheitseinheit 52, 63, 64, 85, 87, 90, 95, 102, 109, 113, 206
Krankheitsgewinn, sekundärer 43
Krankheitsprozeß 95
Krankheitsursachen, organische 97
Kreatin-Phosphokinase 173, 177, 179, 181, 184, 187
Kulturbereiche 82
Kurzzeitneuroleptika 199, 205

L-Dopa 133, 134, 139, 150, 202
Laevomepromazin 174
Langzeitbehandlung, analytische 44
–, neuroleptische 220
–, Risiken der 197
Langzeitmedikation, neuroleptische 203, 213
Langzeitstudien 157
Langzeitverlauf 107, 112
Latenz 22
Latenzzeit 174
Längsschnitt 98, 198
Längsschnittvergleich 69
Läsion, supraspinale 148
–, zentrale 20
Lebensalter 203
Lebenserwartung 149, 150
Lebenstafelmethode 203
Leberwerte 173
Leistung, bimanuelle 24
Leitungsblock 22
Letalitätsrate 173, 175, 179, 187
Leukozytose 173
Levodapa 177
Liquor 9, 173
Lisurid 128, 133, 136, 138
Lithium 101, 102, 133, 160, 175, 202
Lithiumspiegel 175
Lokalanästhetika 181
Lokomotion 13
Longitudinalverlauf 48

Manie 61, 75
–, verworrene 157
Manifestationsalter 150
MAO-Hemmer 181, 187
Maßnahme, lebensrettende 168
Mathemathik 110
Maximaldosen 205
Mechanogramm 20
Medikamentenanamnese 202, 216, 219
Meige-Syndrom 130, 131
Melancholie 61

-, katatone 89
Membranstörung 182
Menstrualpsychose 74
Meßmethoden, apparative 200
Methodenkritik 91
Metoclopramid 202
MH-Empfindlichkeit 182
Mienenspiel 76
Migräneäquivalent 136
Mikroelektrodenableitung, transkutane 19
Mimik 13, 27, 33, 34
Minussymptomatik 204
Mittelhirn 58
Mittelwert 111
Monomanie 61
Morbus Addison 202
-, Alzheimer 7, 9
-, Huntington 7, 9, 117, 118, 121
-, Parkinson 7, 9, 118, 123, 202
-, Parkinson-Therapie 176
-, Wilson 127, 139, 201
Mortalität 180
Morbus Parkinson 117
Motilitätspsychose 72, 73, 75, 80, 81, 82, 88, 97
-, akinetische 76, 80
-, erregte 74
-, hyperkinetische 77
Motorik 13, 16
Motorkortex 14
Musiktherapie 52
Muskel 187
Muskelbewegung, einzelne 27
Muskelbiopsie 184
Muskeldystrophie 181
Muskelgruppen 116, 198
Muskelkontraktion 180
Muskelkontraktion, pathologische 182
Muskelkontrakturen 167
Muskelkrankheiten 181
Muskelkrämpfe 173
Muskelkrämpfe, schmerzlose 152
Muskelrelaxanzien 176
-, depolarisierende 181
Muskelspasmen 145
Muskelspindelafferenz 19
Muskelsteifigkeit, flukturierende 145
Muskelstoffwechsel, Störung des 178, 180
Muskeltonus 16, 117
Muskelzelle 179
Muskulatur, mimische 27, 37
Muster, triphasisches 7
Mutismus 86, 96, 98, 99, 172
Myoglobinurie 173, 179, 184, 187
Myoklonien 173
Myopathie, subklinische 180, 181, 182, 184
Myositis fibrosa generalisata 148

NADPH-Diaphorase 5
Naloxon 1, 160
Narkose 147, 181
National Institut of Mental Health 200
Nebenwirkungen 1, 128, 133, 138, 139, 166, 188
-, extrapyramidalmotorische 59
-, psychische 59
Negativismus 48, 89, 91, 96, 98, 99
Neostriatum 150
Nervenblockaden 148
Nervenfaser, propriozeptive 19
Nervensystem, zentrales 182
Nervus facialis 27
Nervus glossopharyngicus 35
Nervus vagus 35
Neuroleptika 52, 59, 101, 102, 134, 138, 165, 176, 181, 182, 184, 187, 197, 202, 204, 205, 213, 214, 217, 218, 222
-, Anwendungshäufigkeit der 172
-, atypische 135
-, Einführung der 166
Neuroleptikadosis, kumulative 205
Neuroleptikaexposition 203
Neuroleptikagabe, kontinuierliche 197
-, langjährige 135
Neuroleptikagesamtdosis 220
Neuroleptikaintoxikation 172
Neuroleptikaplasmaspiegel 175
Neuroleptikaspiegel 160
Neurolues 100, 201
Neuromyotonie 147
Neuropathologie 95
Neuropeptid Y 5 ff.
Neuropeptide 1, 9
Neurosen 81
Neurotensin 5
Neurotransmitter 1, 41, 118, 131, 204
Nigrostriatum 201, 204
Nomenklatur, Leonhardsche 49
Non-rigid-Form 181
Noradrenalinfasern 6
Nosographie 85, 95
Nosologie 71
Nucleus subthalamicus 1
Nucleus, ruber 13

Oligophrenie 51
Operation 168, 181
Operation, stereotaktische 138
Opiate 1
Oxazepam 152
Ödipuskomplex 42
Östrogenmangel 204

Palilalie 56
Pallidum 3 ff., 123

Paranoia 64
Paraphrenie, phantastische 79
Parese, spastische 20
Parkinson-Patient 25, 102, 183
Parkinson-Starre 77
Parkinson-Syndrom 20, 130, 145, 198, 199, 201, 205
Parkinsonoid 135, 138, 217, 218
Parkinsonsymptomatik 218
Pathomechanismus 176
Patient, schizophrener 108
Patienten, gerontopsychiatrische 203
–, hirnorganisch vorgeschädigte 174
–, manische 98
–, persönlichkeitsgestörte 102
–, psychiatrische 203
–, psychotische 174
Patientenkollektiv 206
Periodik, endogene 14
Periodizität 100
Persistenz 135
Personen, prädispositionierte 188
Persönlichkeit 78
–, agressionsgehemmte 43
–, hysterische 42
–, passiv-abhängige 42
–, passiv-aggressive 42
Persönlichkeitsleistungen 103
Persönlichkeitsstörung, hysterische 97
Persönlichkeitsstörungen 214
Phantasie, aggressive 42
Pharmakogenetik 178, 188
Pharmakopsychiatrie 178
Pharmakotherapie 168
Phänomen, katatones 50, 91, 100
–, motorisches 90
–, psychogenes katatonieformes 52
Phänomenologie 48
Phenobarbital 150, 152
Phenothiazine 139, 175, 222
–, chlorierte 99
Phenothiazintodesfälle 186
Phenytoin 148, 150, 152, 202
Phonationstic 57
Phylogenese 16
Pimozid 59, 133, 134
Pisa-Syndrom 201
Placebo 217, 218
Plasmakonzentrationen 150
Plasmaspiegelbestimmungen 205
Platysma 37
Pneumonie 198
Porcine Streßsyndrom 178
Prädisposition, genetische 187, 188
Prämenstruum 74
Prämotorkortex 15
Präpubertät 56

Prävalenz 57, 133, 197, 200, 202, 205
Prävalenzstudie 213, 214
Prävention 213, 219
Präzisionsgriff 25
Primaten 1, 5, 15, 25, 27, 36, 81, 123
Primärpersönlichkeit 92
Progredienz 127
Prophylaxe 186
Provokationstest 147
Prozesse, infektiöse zerebrale 202
Prozeß, degenerativer 7
–, neuronaler 1, 4
PSE 91
Psychiatrie 85
–, repressive 168
Psychomotorik 48, 96, 157
Psychopathologie 44, 95, 107, 110, 112
Psychopharmaka 188
Psychopharmaka, antriebsstimulierende 158
Psychose, juvenile 48
–, affektive 108, 160, 166, 174, 204
–, akute 158, 184
–, endogene 48, 64, 65, 71, 80, 81, 82, 157
–, exogene 90
–, funktionelle 97, 107
–, kindliche 48
–, körperlich begründbare 157
–, organische 214
–, phasische 78
–, progressive 78
–, psychomotorische 74, 80
–, schizoaffektive 97, 101, 167, 204
–, schizophrene 1, 107, 166
–, therapierefraktäre 166
–, wahnhafte 100
–, zykloide 50, 71, 72, 73, 74, 75, 80
Psychosen, manisch-depressive 166
Psychosomatik, analytische 41, 44
Psychotherapie, stützende 52
Psychotomimetika 103, 188
Ptose 130
Pubertät 47
Puerperalpsychose 73
Puerperium 74
Putamen 123

Querschnittsbefund 113
Querschnittssymptomatik 108
Querschnittsuntersuchungen 107
Querschnittsvergleich 69
Quinolinsäure 118

Rabbit-Syndrom 201
Randpsychose 71
Rasse 178
RDC 98

Reafferenz, sensorische 121
Reaktion, frühe kinästhetische 22
Reaktionen, katatone 160
Reaktionszeiten 123
Reaktivbewegungen 75
Reexposition 175
Reflex 13, 33, 45
–, frühkindlicher 43
Reflexantwort 23
Reflexbogen, spinaler 16
Reflexepilepsie 139
Reflexerregbarkeit 19
Reflexlatenz 18
Refraktärperiode 149
Region, supplementär motorische 153
Registrierungen, polygraphische 116
Regression 42
Rehabilitation 109
Reiz 34, 146
–, auslösender 32
–, elektrischer 166
Rekrutierung, alternierende 118
Relaxation 182
Remissionsrate 98, 206
Retardierung 49
Retikulum, sarkoplasmatisches 182
Retrocollis 136, 200
Reversibilität 206
Rezeptorempfindlichkeit 19
Rezeptoren, dopaminerge 131
Rhabdomyolyse 173, 180, 184
Rigidität 158
–, generalisierte 179
Rigor 20 ff., 96, 160, 172, 176, 178, 183, 187, 218
Rigor mortis 180
Rindenfelder, motorische 14
Risiko 213, 214
–, therapeutisches 162
Risikofaktoren 203
Risikogruppen 180
Ritualisierung 37
Royal College of Psychiatrists 166
Rückbildung 146, 186, 206
Rückenmark 14
Rückmeldekreis, sensomotorischer 16
Rückresorption, Blockade der 134

SANS 204
Säugetiere 5, 32
Säugling 43
Schablone, motorische 103
Schädel-Hirn-Traumen 202
Schäden, hirnorganische 103
Schädigungen, perinatale 127
Schichten, niedrigere soziale 101
Schiefhals 41 ff.

–, arthrogener 136
–, muskulärer 136
Schiefhaltung 201
Schizophasie 72, 81
Schizophrene, chronisch 197, 203
Schizophrenie 4, 9, 61, 65, 71, 97, 109, 174, 214
–, Einheit der 113
–, katatone 95, 98, 99, 101, 157, 158, 165, 201
–, paranoid-halluzinatorische 79, 101
Schizophreniebegriff, heutiger 62, 71
Schizophreniebehandlung 167
Schizophrenien, systematische 47, 49, 73, 78, 80, 82, 97
–, unsystematische 78, 80, 88, 97
–, Unterformen der 90
Schizophrenietyp 204
Schlaf 55, 139, 147, 148, 151, 152, 198
Schlüsselreiz 17
Schnauzkrampf 87
Schrecksituation 37
Schreibkrampf 41, 43, 44
Schreibmotorik 121
Schriftzeiten 122
Schwellenwert 222
Schwerkraft 13, 14, 16, 17
Second messenger 182
Sekundärkomplikationen 173, 176
Selbstwertgefühl 44
Semantik 30, 37
Sensibilität 197
Serotonin 134
Serotoninfasern 6
Silent-period 148
Sinnestäuschungen 61, 79
Situation, soziale 31
SKAUB 214
SKAUB-Globalscore 204
Skelettmuskel 188
Skelettmuskelveränderungen 181
Sklerose, multiple 150
Somatopathologie 90
Somatostatin 5 ff., 118
Sozialpsychiater 80, 81
Sozialpsychiatrie 100
Soziotherapie 52, 78
Spannung, ängstliche 57, 58
–, emotionale 55
Spannungen 77
Spannungsirresein 86
Spannungszustand, muskulärer 42
Spasmen 96, 145
Spastik 20 ff.
Spätdyskinesien 116, 133, 197, 213 ff.
Spätdystonie 200
Sperrung 87

Spezifität, diagnostische 97
Spinalanästhesie 148, 180
Spindelentladung 20
Spontanmotorik 55
Spontanremission 134, 136, 149, 176, 183, 188
Spontanverlauf 59, 127, 131
Sprache 149
Standardabweichung 111
Starrheit 80
Stauungslunge, akute 172
Stereotypie 51, 79, 89, 96, 98, 201
Steuerung, extrapyramidale 41
Stichprobengewinnung 112
Stickstoffhaushalt 100
Stiff-man-Syndrom 145
Stiffness 18, 21
Stimulation, elektrische 130
Störung, affektive 98, 214
–, drogeninduzierte 178
–, emotionale 58
–, hysteriforme psychomotorische 103
–, narzißtische 45
–, zwanghafte 58
Störungen, kognitive 204
–, psychogene 148
–, respiratorische 201
–, vegetative 165
Streckstarre 146
Streß 152, 181, 188
Striatum 1, 58, 117, 139
Studie, placebokontrollierte 213
Studien 213
–, kontrollierte 204
–, retrospektive 205
Stupor 48, 52, 91, 98, 99, 101, 157, 158, 172
–, benigner depressiver 97
–, depressiver 77, 157
–, erregter 99
–, gehemmter 101
–, gereizter 101
–, katatoner 77, 173
–, maligner schizophrener 97
Stützmotorik 13
Substantia nigra 1, 117, 153
Substanz P 5
Substanz, psychotrope 97
Substanzen, anticholinerge 176
–, neuroleptische 103
Subtyp, katatoner 158
Sudden death 172
Suizidalität 157
Sukzinylcholin 99, 148
Sulpirid 135, 218
Switch-Mechanismus 100
Symbolisierung 41

Symptom, katatones 79, 90, 96, 99, 107, 108
–, primäres 65
–, psychomotorisches 71
Symptomatik, chronisch schizophrene 203
–, extrapyramidal-motorische 176
–, schizophrene 49
Symptombildung 41, 42, 45
Symptome ersten Ranges 98
Symptomenkatalog 91
Symptomenkomplex, ätiologieunabhängiger 92
Symptomrückgang 177
Syndrom akinetisch-hypertones 173
–, bucco-linguo-masticatorisches 198, 217, 218
–, hypokinetisch-hypertones 117
–, katatones 48, 95, 97, 98, 157, 165
–, malignes neuroleptisches 91, 99, 102, 160, 165, 171 ff.
–, neuroleptikabedingtes katatones 172
–, psychoorganisches 204
Syndrome, hyperkinetisch-hypotone 117
–, parkinsonoide 135
–, unspezifische psychopathologische 174
Syndromverlaufseinheiten 89
System, diagnostisches 109
–, extrapyramidales 41
–, kontraktiles 182
–, limbisches 1, 17, 41
–, motorisches 14
–, nosologisches 109
–, sensomotorisches 13
Systematik 64
–, psychiatrische 85

Tagesdosis 222
Tardive Dyskinesia Rating-Scale 200
Temperaturabfall 177
Temperaturen, subfebrile 177
Temperaturregulation, gestörte 173
–, hypothalamische 183
Tetanus 146
Tetanus, chronischer 148
–, lokalisierter 148
Tetrabenazin 128, 130, 133, 134, 140, 176
Thalamotomie 128
Thalamus 2 ff., 17, 58
Therapie 109
–, psychoanalytische 138
–, somatische 78
Therapiebeginn 177
Therapieerfolg 176
Therapieresistenz 162
Therapiestudie 213
Therapieversager 43, 130
Therapieversuche, symptomatische 176

Sachverzeichnis

Thermoregulation 171
Thioridazin 174
Thioxanthene 222
Thrombozyten 182
Thymoleptika 138
Tiaprid 59, 213, 218
Tic 55f., 130, 201
-, kindlicher 13
-, muskulärer 57
-, organischer 57
-, psychogener 57
-, vokaler 57
Tic-Symptome 56
Tiermodell 181
Tiotixen 134
Todesfälle 146
Tonusverlust, plötzlicher 22
Torticollis 42, 200
Torticollis spasmodicus 136, 138
Torticollis, paroxysmaler 136
Transmitter 5
Transmitterstörungen 158
Tremor 96, 117, 173, 198, 201
TRH 7
Triebimpulse, verdrängte 51
Trifluoperazin 134, 177
Triggereffekt 205
Triggermechanismus 188
Triggerpotenz 187
Triggersubstanz 99, 175, 179, 182
Triggersubstanzen, Potenz der 181
Triggerung 181
Trihexyphenidyl 128, 130, 133, 138

Umgebungseinfluß 58
Umwelteinflüsse 38
Unruhe, psychomotorische 58
Unsicherheit, diagnostische 187
Unspezifität 102
Untergruppe, katatone 102
Untergruppen, diagnostische 214
Untergruppendiagnose 110
Untersuchung, prospektive 205
Untersuchungen, tierexperimentelle 166
Untersuchungsdesign 217
Unverträglichkeitszeichen 135
Ursache, medikamentöse 139
Urteil, klinisches 112
Überempfindlichkeit, dopaminerge 131
Übererregbarkeit 147

Valproinsäure 140, 150
Variable, patientenabhängige 213
-, spezifisch therapieabhängige 213
Vasokonstriktion 180
Vasopressin 7

Ventrikel, dritter 204
Veränderungen, biochemische 187
Verbigeration 87
Verbrauchskoagulopathie 173, 179
Vererbungsmuster, autosomal-dominantes 179
Verfahren, operatives 138
Verfassung, manische 99
Verflachung, affektive 72
Verhalten, katatones 92
Verhaltensauffälligkeiten 56
Verhaltensmuster, reflexähnliches 38
Verhaltensstörungen 160
Verhältnisse, erbliche 80
Verlauf 97, 109, 157, 199
-, chronischer 78
-, febriler 100
-, zyklischer 89
Verlaufskriterien 65
Verlaufsmerkmal 91
Verlaufsuntersuchung 98, 107, 108
Verrücktheit, katatone 89
-, primäre 61
Verschlechterung 203
Verwirrtheitspsychose 77, 80
Vesania typica 86, 87
Videoaufzeichnung 27, 200
Vigilanz 173, 198, 202
VIP 7
Virusenzephalitis 100
Vollremission 167
Vorbehandlung 205
Vordehnung, passive 19
Vorkommen, familiäres 58
-, ubiquitäres 97
Vorkontraktion 19
Vorschädigung, hirnorganische 174, 201, 204, 206
Vulnerabilität 204, 205, 220
-, psychomotorische 103

Wahn 61, 87, 103
Wahnideen 158
Wahnphänomene 96
Wahnvorstellungen 79
Wahrnehmungsverzerrung 96
Wiederholungstendenz 107
Willensstörung 96
Willkürantwort 23
Willkürbewegungen 55, 138
Willkürkontraktion, verlangsamte 121
Willkürkraft 20
Willkürmotorik 14, 41, 55, 117, 118
Wirkmechanismus 182
Wirkung, spasmenprovozierende 146
-, unerwünschte (siehe auch: Nebenwirkungen) 213

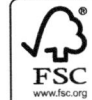

MIX
Papier aus verantwortungsvollen Quellen
Paper from responsible sources
FSC® C105338

If you have any concerns about our products,
you can contact us on
ProductSafety@springernature.com

In case Publisher is established outside the EU,
the EU authorized representative is:
**Springer Nature Customer Service Center GmbH
Europaplatz 3, 69115 Heidelberg, Germany**

Printed by Libri Plureos GmbH
in Hamburg, Germany